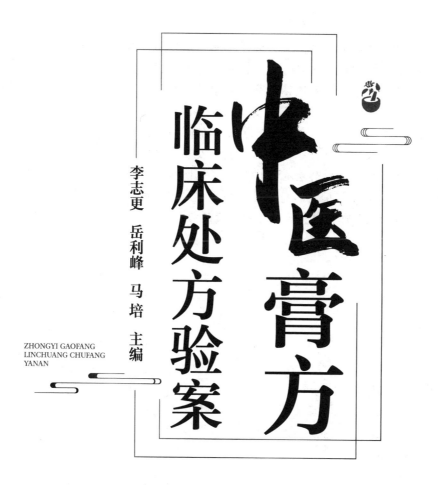

中医膏方
临床处方验案

ZHONGYI GAOFANG
LINCHUANG CHUFANG
YANAN

李志更　岳利峰　马培　主编

U0319490

化学工业出版社
·北京·

内容简介

中医膏方在促进大众健康方面发挥着积极作用，既可防治疾病，又可养生保健。膏方作为中医药特色剂型，具有适用疾病范围广、药物浓度高、效果持久缓和、服用方便、口感良好、剂型稳定、便于储存等优点。本书以临床各科疾病为纲，从膏方制作方法、名家运用心得、各科验案等角度，详细介绍了膏方的制备及名老中医临床运用膏方治病的经验体会。书中精选了国医大师、全国各地医家等治疗常见病的膏方处方与验案。本书适合中医临床医师、药师和中医药爱好者阅读参考。

图书在版编目（CIP）数据

中医膏方临床处方验案 / 李志更，岳利峰，马培主编 . -- 北京 : 化学工业出版社，2025. 2. -- ISBN 978-7-122-46837-6

Ⅰ. R289.6

中国国家版本馆 CIP 数据核字第 20248VD116 号

责任编辑：陈燕杰　　　　　　　　加工编辑：张晓锦
责任校对：李　爽　　　　　　　　装帧设计：王晓宇

出版发行：化学工业出版社
　　　　　（北京市东城区青年湖南街 13 号　邮政编码 100011）
印　　装：大厂回族自治县聚鑫印刷有限责任公司
710mm×1000mm　1/16　印张 18　字数 262 千字
2025 年 5 月北京第 1 版第 1 次印刷

购书咨询：010-64518888　　　　　售后服务：010-64518899
网　　址：http://www.cip.com.cn
凡购买本书，如有缺损质量问题，本社销售中心负责调换。

定　　价：98.00 元

主 编 简 介

李志更

医学博士，中国中医科学院中医基础理论研究所治则治法与养生学研究室研究员，硕士研究生导师。中国中医科学院广安门医院西单门诊部主任医师，第六批全国老中医药专家学术经验传承人，中华中医药学会亚健康分会委员。曾参与研究多项国家级或院级科研项目，临床主治皮肤、脾胃、心脑血管、男科、妇科等多种疾病。

岳利峰

医学博士，主任医师，硕士研究生导师，任职于北京中医药大学东直门医院。中医世家出身，北京中医药大学青年名医，美国康奈尔大学休斯敦卫理公会医院神经病学临床访问学者。师从田金洲院士，擅长诊疗失眠、头痛、头晕、脑血管病、更年期综合征、记忆力减退、痴呆、亚健康等。研究方向为中医药防治脑血管病及情绪障碍。

马 培

医学博士，副研究员，任职于中国医学科学院药用植物研究所。从事药用植物亲缘学理论指导下的药食两用植物防治慢性炎症相关多种疾病的作用机制及相关产品的开发应用研究。

本 书 编 委 会

主　编　李志更　岳利峰　马　培

副主编　蒙海燕　艾娟娟　冯　露　刘子旺　许利嘉
　　　　陈昌乐　薛　哲　褚江波　赵宏波　奚胜艳

编　委　李志更　岳利峰　马　培　蒙海燕　艾娟娟
　　　　冯　露　刘子旺　许利嘉　陈昌乐　薛　哲
　　　　褚江波　赵宏波　奚胜艳　陈　颖　孙　乐
　　　　傅　骞　谭　曦　陈静漪　莫　捷　韩　婧
　　　　杜雅薇　朱爱华　张滨斌　岳广欣　姜幼明
　　　　汪南玥　吴凤芝　王燕宁　秦灵灵　樊怡欣
　　　　韩雪婷　潘蔚蔚　李元滨　贾海骅　李玉波
　　　　黄玉燕　蔡文卿　高史承　陈振鹏　梁　媛
　　　　翟志光　李　燕　李亚飞　苗　苗　赵雨坤
　　　　吴美玲　刘　宇　陈小蓉　王　福　唐　棠
　　　　薛婉君　康　庆　杜　娟　康　杰　王金玉
　　　　杨印辉　刘玉清　赵久丽　崔学玲　代玲玲
　　　　王建伟　商建伟　甘大楠　张　雯　张先慧
　　　　林欣潮　杨巧慧　赵　婷　高　飞　谭　欣
　　　　焦杨柳　葛　宁　刘　娜　蔡　昕　田　莉
　　　　陈　杰　丁　鹏　狄　岩　刘金瑛　李　楠
　　　　李美月　李　雪　王墨培　张巧丽　亓　建

前言

　　传统膏方是一种将中药饮片经配料、浸泡、煎汁、过滤、浓缩、收膏等工序制成的稠厚的半流体或固体状物，又称"膏滋"。膏方作为独具中医药特色的经典剂型，具有适用范围广、药物浓度高、效果持久缓和、服用方便、口感良好、剂型稳定、便于储存等诸多优点。膏方的应用历史悠久。长期以来，膏方既可防治疾病，又可养生保健，在维护与促进大众健康方面发挥着积极的作用，有着悠久的发展历史。"量身定做"的膏方还能体现出中医辨证论治、标本兼顾、一人一方等特色，目前已成为群众广为接受的养生保健新时尚。

　　本书的编写旨在总结整理中医膏方的临床应用经验，以便更好地传承中医膏方，故在本书中介绍了膏方的制作方法，并精选了国医大师、全国各地名老中医等名家的相关医论与膏方验案，以供读者学习欣赏。书中医论与验案的排序不分先后，可供具有执业医师资格的中医专业人士学习、研究及临床参考。由于检索文献的局限，难免有些医论与验案没有录入书中，我们会在今后的工作中不断补充和完善。中医方剂的运用需注意配伍禁忌和注意事项，有的方剂中会含有川乌、草乌、附子、半夏、天南星、白附子、马钱子、黄药子、何首乌、土三七、蜈蚣、雷公藤、关木通、马兜铃、补骨脂等有毒中药或有一定肝肾毒性的药物以及超量用药的情况，这些均需特别注意；麻黄、细辛等可能会导致心脏的不良反应，处方时亦需谨慎使用。对于因经验不足、配伍不当或其他应用不当而造成的医疗事故，本书编者概不负责任。由于编者水平有限，疏漏和不妥之处在所难免，恳请广大读者不吝赐教，以便今后更正修订，在此深表感谢！

本书的编写出版得到了中国中医科学院中医基础理论研究所科研发展基金项目（KJ202012）、国家自然科学基金面上项目（82174046）、北京中医药大学基本科研业务费"揭榜挂帅"重点项目（2024-JYB-JBZD-010）、中国医学科学院医学与健康科技创新工程（2021-I2M-1-031）和中央本级重大增减支项目"名贵中药资源可持续利用能力建设项目"（2060302）以及北京京城皮肤医院集团的支持和资助，特在此表示感谢！

本书编委会

于北京

目录

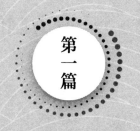

膏方概述

　　膏方是中医"丸、散、膏、丹、酒、露、汤、锭"八大剂型之一。一般由医师为患者开具的以发挥疗效为主的常规中药饮片、胶类药物、黄酒、果品、调味品等组成，经过配方、浸药、提取、浓缩、收膏、分装、凉膏等七个传统加工工艺步骤制作而成，药膏细滑如饴，乌润似漆，口感较好，便于服用。膏方按是否加入动物胶分为荤膏和素膏；按是否加糖类分为糖/蜜膏和清膏。胶类常用的有阿胶、鹿角胶、龟甲胶等；一般使用黄酒浸泡软化阿胶等动物胶，黄酒也可解除药胶的腥膻气味；调味品可改善膏方的口感，还有一定的补益缓中作用，也有助于膏方的固定成形，常选择冰糖、蜂蜜、白砂糖、红糖、麦芽糖、木糖醇等；果品一般选2～4味，如大枣、龙眼肉、莲子、核桃仁、黑芝麻等。膏方一般药味较多，但也有药味少的，如琼玉膏（人参、生地黄、茯苓）仅由三味中药组成。膏方药效温和持久，主要用于扶正补虚、调理亚健康、延年益寿等，特别是在慢性迁延性疾病的治疗中，长期缓缓服之，可充分发挥其补正祛邪的作用，屡获良效，因而越来越受到重视，广泛地运用于内、外、妇、儿、骨伤、眼耳口鼻等科。

第一章 ≪≫ 膏方制作方法

明代龚廷贤《寿世保元》记载："膏剂，熬成稠膏也。药分两虽多，水煎膏宜久，渣滓复煎数次，绞取浓汁，以熬成耳。"及至现代，膏方制作仍以遵循古法工艺为主，但更加规范合理，整个流程包括配方、浸药、煎煮、过滤、浓缩、收膏、分装、凉膏等八个步骤。

一、配方

按照医师的处方将制作过程中需要使用的饮片、细料和其他辅料等配齐分装（袋装），送入加工区。（图1）

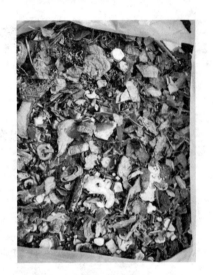

图1 配方

二、浸药

将饮片倒入专用浸药容器（桶、锅）加水浸泡，一般水面需高于饮片10～15cm，浸泡时间不少于2h，常常浸泡6～8h，以利于有效成分溶出。贵细药材单独处理。

三、煎煮

将浸透的饮片入药锅煎煮，现在多用不锈钢自动煎药机，可提高工作效率。持续煮沸不少于2h，取出药汁，锅内另加水淹没饮片即可，再持续煮沸1h后，取出药汁，合并2次药液，再将药渣充分压榨，压榨出的药汁并入上述药液；同时可用小锅将细料和贵重药另行煎煮取汁。（图2）

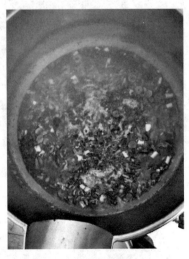

图2 煎煮

四、过滤

可先用纱布粗滤，除去沉淀，然后将静置后的上清液通过 80～120 目筛网做滤过处理，过滤掉粗糙的杂质，静置沉淀不少于 6h。（图3）

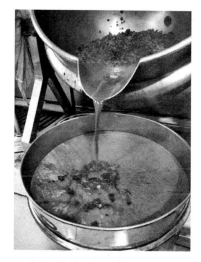

图3　过滤

五、浓缩

取上清液，重新置于药锅中，加入另以小灶煎煮的细料药液（也可在收膏时加入），一起加热至沸，为避免药液粘锅煳化，待药液稍变浓稠，随即改为文火，不断搅拌至药液呈稠糊状。（图4）

六、收膏

在浓缩药液中加入已预处理过的药胶和（或）糖，不断以搅拌棒搅拌，熬至锅内出现"鱼眼泡"，提起搅拌棒见药汁"挂旗"，或"滴水成珠"，及时加入另煎的药液或研粉的贵重药，充分搅拌，熄火停煮，即成膏滋。（图5）

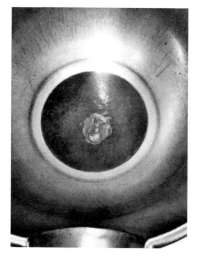

图4　浓缩

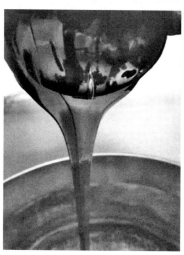

图5　挂旗

七、分装

将膏滋趁热快速倒入事先经清洗并消毒过的专用成品容器中，现在有自动分装机，可趁热将膏方流体分装为小包装。（图6、图7）

八、凉膏

将分装好的膏方成品放于净化凉膏区中晾放至室温，需要封盖的封好盖，然后送冷藏区备取。

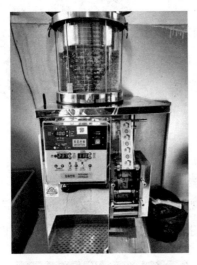

图6　分装

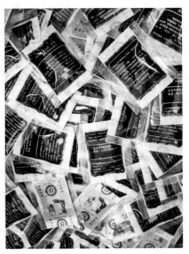

图7　成品

第二章 ◇◇ 名家运用心得

医论 膏方根据个人体质施以平补、温补、清补、涩补之法。气虚质补气为主，补中益气汤加减；阳虚质温阳为主，理中汤加减；阴虚质滋阴为主，一贯煎加减。膏方可通过纠正体质以改善人体亚健康状态。从中医四时养生的角度来说，冬主藏，更能吸收营养精华，贮藏于体内，有助于体质的增强，此所谓"秋冬进补，来年打虎"，故冬季进补，尤以膏方最佳。

出处 杨倩，沈洪 . 膏方及其在脾胃疾病中的应用概述 [J]. 中医药临床杂志，2022，34（2）：377-381.

医论 临证应用膏方治疗慢性免疫性血小板减少症当以辨证论治为原则，重视对脾肾的调治，做到穷本探源。同时根据慢性免疫性血小板减少症气阴亏虚、血瘀内阻这一本虚标实的病机特点，结合不同人群的生理特点、体质状态、感受邪气等情况，以"卫气营血""瘀热"及"调周"等理论为基础，采取灵活的调补治法，追求以和为贵。

出处 代兴斌，章亚成，季建敏 . 慢性免疫性血小板减少症之膏方治疗撷要 [J]. 江苏中医药，2022，54（3）：46-49.

医论 慢性咳嗽证型虚实相杂，以本虚为主，治以扶正祛邪。扶正宜补肺健脾资肾，益气生津，护阳养阴；祛邪当以祛内外风、利湿化痰、理气化瘀为主。应重视"内外风同治""痰气共治""护阳养阴"等治法，同时顾护脾胃，重视食补的作用。

出处 缪静玉，颜延凤 . 颜延凤运用膏方治疗慢性咳嗽临证经验 [J]. 亚太传统医药，2022，18（3）：122-126.

医论 痰瘀互结乃肺胀病机之所在，瘀血与痰浊水饮互生互化而成病机关键。肺胀疾病早期多为脾虚风寒外感，易生痰湿，患者脾虚，健运能力弱，日久生痰浊，后期损伤肾气，致使肾不纳气，引起哮喘。

出处　郭志丽，沈爱娟，钱静华.钱静华膏方调治肺胀案[J].浙江中医杂志，2022，57（2）：150.

医论　痛风患者大多嗜食肥膏厚味，脾胃受损，健运失司，则水谷不化，湿浊内生，日久化热生痰；肾为先天之本，主水，若肾脏虚损，气化不利，司二便功能失调，湿热痰浊排泄受阻，则"湿热痰浊"蕴积更甚，进一步流注于关节则致本病，而湿性趋下，故临床上发病常以小关节为主。综上，此病乃本虚标实之证，以脾肾亏虚为本，湿热痰浊痹阻经络、骨节为标。治疗上，以"菀陈则除之"为理论基础进行施治。

出处　屈信，秦明，张霞，等.基于"菀陈则除之"理论运用膏方治疗急性痛风性关节炎体会[J].浙江中医杂志，2022，57（2）：149.

医论　哮喘患儿多处于肺、脾、肾三脏亏虚的阶段，既有气虚又有津亏。钱正修认为"宿痰生于脾，储于肺，根于肾"，在运用膏方调补肺脾肾三脏的同时，兼顾祛除"宿痰"。肺宣发肃降功能正常，宿痰得出；脾运化有常，宿痰得化；肾气得固，肺脾得助。临床上辨证为肺脾两虚、气阴两虚证的较为多见，治疗过程中寓有"调治结合，调中有清、调中有通"的思想，灵活调整用药。

出处　王婷婷，董必浩，江丽红，等.钱正修教授运用膏方治疗儿童哮喘经验总结[J].中医临床研究，2021，13（35）：48-50.

医论　治疗慢性乙型肝炎遵《黄帝内经》"正气存内，邪不可干"，不囿于"病毒""湿邪"等而舍本逐末。对慢性乙型肝炎正虚邪恋、本虚标实者，多予益气扶正化瘀，调和气血，佐以补益肝肾。肝藏血，主疏泄，故临证重视调和气血；而多补益肝肾，全因肝体阴用阳，乙癸同源，病久及肾，从肾治肝，每获良效。

出处　朱骍瑞，齐婧姝，吕靖.刘成海运用膏方辨治慢性肝病经验撷菁[J].上海中医药杂志，2021，55（11）：35-38.

医论　肾虚是不孕症的基本病机，治疗时注重肝脾肾三脏同调，基本原则有补肾为本调阴阳、疏肝为要顾脾胃、通补兼施调冲任、衷中参西审病因，

充分利用膏方全面兼顾、力缓效久、便携味佳等特点，根据患者体质辨证施治，使经调精摄而孕成。

出处 肖飞霞，叶利群. 叶利群运用膏方调经助孕治疗不孕症经验介绍 [J]. 新中医，2021，53（20）：202-205.

医论 "枢机不利"是经断前后诸证的重要病机，"枢机"贵在畅通与调达。"和"法是治疗此病的有效方法，唯调和寒热虚实，才能达到脏腑安和，阴阳平衡的目的。临床运用柴胡加龙骨牡蛎汤加减制成膏方，和畅枢机，安神定志，药性缓和，药力持久，效如桴鼓。

出处 张亚敏，丛慧芳. 丛慧芳教授膏方治疗经断前后诸证的经验 [J]. 光明中医，2021，36（18）：3075-3077.

医论 在膏方的组方用药上，药性要动静结合、药效要疏补相宜、药势要升降有序，使得药性、药味得以平和。在用药上具有"三喜三恶"的特点：喜多方兼顾，喜平缓攻补，喜轻清流动；恶大寒大热，恶猛攻峻补，恶厚味壅滞。同时膏方的味道也很重要，不能过于辛辣、苦涩、腥臭，否则患者难以坚持。同时，在膏方中毒性药物、通便药物要慎用。如病情确实需要加入大黄之类的通便药物解决当下症状，则可用粉剂另包，随时加入膏方中灵活增减。

出处 杨文园，邱义勇，李丛. 何晓晖膏方经验探析 [J]. 江西中医药大学学报，2021，33（4）：16-20.

医论 脾胃乃后天之本，人生元气之由来。凡临诊拟方用药均应顾护脾胃功能，膏方亦不例外。膏滋之用在于补益毋庸置疑，然药效必赖脾胃运纳而后生。膏方中补益药较多，不乏滋腻之品，如熟地黄、阿胶、鳖甲胶之类。因此，素有脾胃失健，中焦气滞者，加入理气消导之品，利脾和胃以助运化。即使平素脾胃安健者，在补虚益损时，亦当佐以健脾助运之味，如佛手、枳壳、陈皮、半夏、木香、砂仁之品。

出处 李强，龚雨萍，闫建汶，等. 海派名医马贵同膏方经验拾萃 [J]. 中医学报，2021，36（6）：1227-1230.

医论 高血压病病位在头窍，与肝、肾、心、脾四脏密切相关，阴虚是

其病理核心，贯穿疾病始终。高血压病总属阴虚阳亢，虚者多而实者少，可分为初期、中期、晚期，在高血压病初期、中期应用膏方较为适宜。运用膏方调治高血压病时，注重辨证与辨病、辨体质相结合，注重情志调节。在开具膏方时，重视滋补肝肾、调气活血，以平肝息风治其标，更注重补肝肾之阴治其本，常用熟地黄、黄精、枸杞子、山萸肉等补肾填精，滋水涵木，以阴制阳；重视脾胃功能，将培元顾胃法作为膏方治疗高血压病的重要治则，以白术、茯苓、薏苡仁、六神曲、山药等培元健脾；善加活血之品，治疗"血瘀"之标实之证；根据患者气之升降，酌加陈皮、香附、川楝子、枳壳等使其顺"苍天之气"，使各脏"阴密阳固"。

出处　邱伯雍，魏易洪，周端. 周端运用膏方调治高血压病经验 [J]. 河南中医，2021，41（6）：859-863.

医论　对于膏方的开具总结出"五位一体"的处方特点，临证中在结合五运六气辨天、结合体质学说辨人、结合传统及现代医学诊断辨病、结合八纲气血津液等辨证体系辨证、结合发病机制辨机的基础上，进一步总结出以方代药调节脏腑、动静结合纠正偏颇、寒温适度调和阴阳、升降同调调节气机、顾护脾胃提高疗效、祛实纠偏及补虚扶弱以平为期的处方思路，亦重视开路方的准确运用，临床疗效显著。

出处　高静，李越，庞天宵，等. 庞敏"五位一体"膏方处方思路及应用要点 [J]. 辽宁中医杂志，2021，48（11）：77-80.

医论　在儿童支气管哮喘慢性持续期，膏方的配制要掌控好药物药性寒热及药力大小的比例。不可过于温补，以防助热伤阴，也不可过用猛药祛邪，以防攻伐过度反而伤正助邪。膏方扶正选方择药要紧扣哮喘病机，即内因为肺脾肾不足，且有痰饮伏邪；外因为感受外邪，接触异物。临床上，肺脾气虚、肺肾阴虚、脾肾阳虚三个证型最常见。痰又有寒热之分，外邪以风邪为主，可兼夹其他六淫为病。此外，在膏方配制过程中要充分考虑患儿的体质综合遣方用药。

出处　程五中，佘继林. 膏方在儿童支气管哮喘中的应用 [J]. 中医杂志，2021，62（11）：1006-1007.

医论 小儿反复呼吸道感染缓解期的临床症状不明显，临床诊疗须辨证与辨体质相结合，注重因人、因地制宜，结合江浙地区的气候及地域特点，治宜补益肺脾、益气养阴，用药轻灵平和，既要时时顾护脾胃之气，又要补中寓消，灵活加减。

出处 汪如镜，陈华.陈华教授运用膏方治疗小儿反复呼吸道感染缓解期经验 [J].中医儿科杂志，2021，17（3）：23-25.

医论 部分糖尿病患者可膏方调治，临床当从气阴两虚证、阴虚火旺证、阴阳两虚证、气血两虚证这四大基本证型出发，围绕"一个中心、三个基本点"进行处方用药，临证重视活血化瘀药和虫类药的应用及矫味剂和赋形剂的选用技巧。

出处 孙海燕，陈意.陈意运用膏方治疗糖尿病之经验 [J].江苏中医药，2021，53（5）：28-30.

医论 本虚为惊悸怔忡病机关键，病位虽在心，然其发病与肝脾肾等脏密切相关，故临床辨治时应重视整体、三因制宜、详辨虚实、谨守病机、标本兼顾，着眼于五脏，注重脏腑间的相互关系，不可偏执于一脏。"健运中焦、化生气血、心有所养；调畅气机、邪无滞留、心神自安"为惊悸怔忡的治疗原则。

出处 付达，于芳，马烨清.刘真教授应用膏方辨治心律失常经验撷英 [J].环球中医药，2021，14（3）：458-461.

医论 卵巢储备功能低下多因肾虚偏阴，癸水不足，阴虚则火旺，出现心肾不交，导致心（脑）-肾-子宫轴的紊乱，究其本，为心阴亏虚，若心阴虚损较甚，阴不制阳，出现心火偏旺之象。治疗心肾不交型卵巢储备功能低下，当首重"宁心"，治以清心火滋肾阴。

出处 陈雯玥，洪丹丹，刘歆玥，等.基于国医大师夏桂成"心宁肾实"理论的卵巢储备功能低下的膏方防治 [J].中华中医药杂志，2021，36（3）：1408-1411.

医论 肝硬化病位主要在肝、脾、肾，三者互有联系，正气相助，病变相关。首先肝疏泄不及，气滞水停，瘀阻脉络，为基本病机；其次木郁乘脾，脾胃升降、布散功能失职，致水湿停聚；湿热毒邪内蕴伤及于肾，肾的蒸腾气化功能受损，不能蒸化水湿，且肾关开阖失司而小便不通，水湿内停益著。

出处 吴荻，陈建杰.陈建杰教授运用膏方论治乙型肝炎肝硬化经验[J].中西医结合肝病杂志，2021，31（1）：76-78.

医论 失眠的发生与阳气状态异常关系密切，阳虚、阳郁、阳亢等状态均可引起气血津液的代谢失常，导致阴阳逆乱，诱发失眠。治疗上，应调整人体寤寐节律，使之顺应自然界阴阳消长之道。于温阳之外，潜阳、固阳、通阳、升阳、泻火诸法随症参用；且不拘于治阳，以阳为主，以阴血为从，兼顾痰瘀湿热之累积；在解决患者睡眠障碍的同时，全方位、多角度进行整体调节，能够显著提高患者生活质量。

出处 别明珂，蔡虎志，陈青扬，等."四时调阳"膏方治疗慢性失眠[J].湖南中医药大学学报，2021，41（1）：107-110.

医论 更年期失眠病机以肾虚为主，肝肾同源，水不涵木，累及冲任精血，则肝脏失养，累及他脏，则机体阴阳失衡。辨治思路以肝肾为纲，乙癸同治，阴阳双调，"治肝必及肾，益肾须疏肝"，审其动静之偏而使之恢复平衡。因此在治疗过程中，重在补肾之阴阳，兼以清肝健脾，宁心安神，调理冲任。

出处 张旭，陈静，胡国华，等.海派朱氏妇科运用膏方治疗更年期失眠经验[J].中医文献杂志，2021，39（1）：48-50.

医论 补血有间接与直接之法，直接补血多用熟地黄、当归单纯补血之品，但《脾胃论》曰："血不自生，须得生阳气之药，血自旺矣。"故在临床上常用间接补血法，重用黄芪、党参等补气之品，同时配伍当归、熟地黄等补血之药，仿当归补血汤之意，通过补脾肺之气以补血，使得气旺血生。

出处 刘涵钰，肖汇颖，王永敏，等.胡冬菊教授运用膏方治疗血液病贫血的临证经验[J].中国医药导报，2020，17（36）：155-158.

医论 "风为百病之长"，风邪常携他邪侵犯人体而致病，复感儿其气尤虚，风邪常乘虚而入而致病，又常常因其肺脾肾虚，水液代谢失常，易致痰浊内生。伏痰留饮，阻碍气机，致风邪难以祛除，风邪引动痰饮，致痰饮难以化除。外风引动内伏之痰邪，风痰胶结，则留邪难祛，加之复感儿正气本虚，难以鼓邪外出，易于反复发作。故在治疗小儿反复呼吸道感染时适当佐以祛风祛痰之品，于补中予消，使风祛痰消，则更能有效地防止其复发，常常选用桔梗、苦杏仁、半夏、辛夷、苍耳子、蝉蜕、荆芥、防风、白鲜皮等药物。

出处 马传贞，温玉玲，王佳．杜萍主任运用膏方治疗小儿反复呼吸道感染经验浅析 [J]．中国中西医结合儿科学，2020，12（6）：544-546.

医论 围绝经期患者发病特点为寒热错杂，虚实交替。既有肾气不足的表现，又有心肝相火旺盛的特征。在中医辨证分型上分为阴虚内热、阴虚肝旺、阴虚血燥、阴虚精亏、肝肾阴虚、心肾不交等证型。绝经前后的女性多处于阴虚的状态，本病治疗首要契机，应是调肝补肾，巩固肾精，归本求源，平衡阴阳。从肝肾阴亏入手，临床用药多加以调理肝肾之精，补益不足，先以滋养肝肾之阴，疏肝平肝，交通心肾为主，效果显著。

出处 张艳，华川，田晓玲，等．华川运用膏方调理围绝经期综合征经验 [J]．湖北中医杂志，2020，42（12）：22-24.

医论 膏方多用补益滋腻之品，且服药时间较长，易于滋生内热，同时，慢性筋骨病损由于病程较长，常有痰瘀之兼邪，瘀久化热者亦不少见。临床用药之时常加牡丹皮、地榆、大血藤、忍冬藤、紫草、葎草、知母、石斛等，使得清补结合，预防内热。

出处 苟海昕，詹红生．詹红生膏方调治慢性筋骨病损经验 [J]．上海中医药杂志，2020，54（10）：45-47.

医论 应根据辨证正确使用膏基。血虚者，以阿胶为膏基，阿胶为血肉有情之品，可补血滋阴，女子以血为本，故女性患者尤为适宜；阴虚火旺者，可以龟甲胶、鳖甲胶为基，取其滋阴潜阳之功，其中龟甲胶亦可破瘀散结，兼有瘀血积聚者最宜，龟甲胶亦可强健筋骨，骨质疏松者可考虑优先选用；阳虚或阴阳两虚者，龟甲胶与鹿角胶并用以阴阳双补。总的要求是以平和为准，使阴平阳秘，精神乃治。

出处 杨栋，罗川晋，吴伟．吴伟教授运用膏方治疗失眠经验 [J]．中西医结合心脑血管病杂志，2020，18（17）：2932-2934.

医论 脾胃功能正常之人，膏方之甘、之润、之补才能达到其最佳效果。故提倡在使用膏方前先服用1～2周中药汤剂，即开路方，以健脾和胃、理气化湿，改善胃肠功能，使膏方能更好地被吸收，提高临床疗效，同时防膏方滋腻碍胃，反而形成相背之效。

出处 郭彤，郭榆西，贾雪梅，等．浅析杨倩教授运用膏方调护脾胃病经验 [J]．中国中西医结合消化杂志，2020，28（7）：549-551.

医论 肺系疾病膏方的应用应辨体、辨证、辨病相结合，在疾病不同的时期，采取不同的诊疗策略。其次应因时、因人、因地相制宜，顺应自然界的季节变化规律，根据患者的体质、年龄、性别、环境等因素的不同，选用相应的膏方调治。同时肺系膏方的用药特点以甘凉轻灵见长，用以清润肺脏，或兼健脾燥湿之法，以消生痰之源，或用补肾填精之法，以固纳气之本。

出处 曲妮妮，潘禹硕，邓虎，等．膏方调治肺系疾病的应用策略 [J]．世界中西医结合杂志，2020，15（6）：1156-1159.

医论 糖尿病的病机是"阴虚燥热、燥热伤津、阴损及阳、阴阳俱虚、热瘀互结"，治疗应"补脾益肾、益气养阴、热瘀并治"，方用"消渴膏方"。方中葛根芩连汤润肺生津，清热止渴；泻白散养阴润肺，泄热生津；人参、黄芪、黄精、熟地黄补气养阴，健脾固肾；藿香、豆蔻、苍术、鸡内金行气消导，全方既补脾益肾，益气养阴，还清热活血，生津止渴，是治疗糖尿病的良方，临床疗效显著。

出处 杨梅，马一丹，张俊立，等．张发荣教授运用膏方治疗糖尿病经验探析 [J]．四川中医，2020，38（6）：22-24.

医论 慢性萎缩性胃炎属于癌前病变状态，其在多种因素作用下可发展成胃癌。慢性萎缩性胃炎病机常本虚标实，本虚以脾胃虚弱为主，标实以湿热郁滞为主，故提出汤药与膏方结合治疗慢性萎缩性胃炎，且应坚持分期治疗原则：疾病邪气较盛期，先予汤药清热化湿为主，益气健脾为辅；待实邪渐去，再辨证与辨病结合，应用膏方补虚培元为主，清化湿邪为辅。祛邪补虚层次分明，从而达到标本兼治的目的。

出处　王静坤，单兆伟.单兆伟汤膏调治慢性萎缩性胃炎验案两则 [J].中医肿瘤学杂志，2020，2（2）：75-79.

医论　心衰易损期治疗应分期辨证论治，早期以心肺气虚为主，心气不足，累及于肺，故心衰易损期早期常见气短、乏力、少气懒言。久病伤阴，加以长期应用利尿、强心类药物，往往具有暗耗阴血之弊，出现口干、心烦、盗汗、舌红少苔等阴虚表现，故后期以气阴两虚为主。在心衰易损期治疗中运用膏方宜益气养阴，温补心肾贯穿始终，重视行滞化瘀通络，兼顾脾胃，从补虚、祛实、扶正固本等多方面入手，辨证施治，以降低心衰易损期死亡率及再住院率。

出处　顾莹，焦晓民.焦晓民膏方治疗心衰易损期经验 [J].实用中医内科杂志，2020，34（5）：136-138.

医论　泄泻型肠易激综合征以脾虚湿盛为病机根本，临床常见肝郁脾虚证、脾肾阳虚证、脾胃湿热证。单兆伟运用膏方治疗本病，每张膏方可有主方、辅方、佐方、使方 4 部分组成，协同应用，全面兼顾。以主方为核心，辨证施补，主方以运脾化湿为大法，辅方在四诊的基础上辨证论治，佐方对兼症，使方滋养补虚、引经收膏。

出处　陈倩玉，单兆伟，许玉晶，等.单兆伟教授膏方调治腹泻型肠易激综合征经验 [J].云南中医学院学报，2020，43（1）：49-52.

医论　胃下垂患者多脾胃运化功能下降，在组方时以恢复运化为先，以平和为度，顾护胃气，以患者服药后感觉舒适为标准，忌单纯用补药堆砌或重用新、奇、特或偏性较大的药物，以防药"重"伤胃。增加体重是治疗胃下垂的首要任务，而秋冬服用膏方进补，是胃下垂患者增加体重、调补体质有效的手段之一。

出处　车慧，卞立群，唐旭东.唐旭东运用膏方调治胃下垂临床经验撷萃 [J].中医药导报，2020，26（2）：130-132.

医论 慢性萎缩性胃炎基本病机以脾胃虚弱为本，湿热、血瘀为标，寒热错杂、肝郁横脾亦见于大多患者，故主方治宜益气健脾，常用方剂如香砂六君子汤、参苓白术散，同时配伍陈皮、佛手等理气药，补气而不滞气；寒热错杂者，以半夏泻心汤加减调和寒热；兼有胃阴不足者，常以麦门冬汤、益胃汤加减；兼有中阳不足者，以理中汤、黄芪建中汤加减；湿热明显者，常以三仁汤清热淡渗利湿。一般慢性萎缩性胃炎患者可在以上药物基础上加用白花蛇舌草、蒲公英等现代药理学证明有抗癌作用的药物，增强其治疗效果。

出处 裴冰洁，李廷荃，陈燕清，等.李廷荃教授运用膏方治疗慢性萎缩性胃炎的经验总结[J].云南中医中药杂志，2020，41（2）：7-9.

医论 对于萎缩性胃炎，除了分型论治外，多从气血毒立论，认为气机郁滞则易血运不畅，而血运不畅，则湿热瘀毒蕴结胃腑，导致黏膜萎缩变性，甚至出现胃肠上皮化生（简称肠化）、不典型增生等改变。进一步发展则可能演变为胃癌，所以，及时用药干预，稳定病情，甚至逆转萎缩、肠化与不典型增生是治疗的最终目标。

出处 沈佳，陈四清.孟河医家张继泽运用膏方干预萎缩性胃炎的经验[J].江苏中医药，2019，51（12）：15-17.

医论 更年期综合征的发生以肝肾亏虚为本，造成心肝脾肾诸多脏腑功能失调，气血、阴阳失衡，由此产生心火、肝火、痰湿、气滞、血瘀等病理变化，故而本虚标实是本病的特征。本病的辨治应从肝肾立论，以调补肝肾为基本治则。所谓补，即填补肾精，滋养肝血；所谓调，即调节脏腑生克，平衡机体阴阳、寒热、气血。

出处 丛超，王月娇，李盛楠，等.徐莲薇运用膏方治疗更年期综合征经验[J].上海中医药杂志，2019，53（9）：33-35.

医论 脾肾不足、气血亏虚、冲任虚损是滑胎的根本病机，治疗关键在于防治。孕前调理至关重要，以脾肾为核心，以补肾健脾、养血和血为治则进行孕前膏方调理防治滑胎。临床治疗需依据补肾健脾、调经养血的原则，健脾益气则多选用人参、黄芪、白术、山药、茯苓等；调经养血则多选用熟地黄、当归、白芍、阿胶等；补益肝肾则常选用菟丝子、枸杞子、淫羊藿、沙苑子、覆盆子、补骨脂、续断、桑寄生、鹿角胶、紫河车等，临证时需根据患者体质的不同进行加减。

出处　高翠霞，宋红湘.宋红湘运用膏方防治滑胎经验[J].河南中医，2019，39（9）：1346-1349.

医论　卵巢储备功能下降、经水早断的女性，需要时时兼顾养肝疏肝之法，因"女子以肝为先天""肝藏血""肝体阴而用阳"，是故月经量少多与肝血不足、肝气不舒有关。其次女子容易出现情绪上的波动，易导致心气耗伤，心神失养，心肾不交，影响月经和受孕。

出处　肖珊，赵莉，徐莲薇.徐莲薇膏方治疗卵巢储备功能下降经验[J].中医文献杂志，2019，37（3）：36-38.

医论　膏方治疗围绝经期子宫肌瘤有许多普通方剂不能达到的优势。① 药味全面，兼顾围绝经期肾气衰退，精血不足，阳气偏亢状态与子宫肌瘤气血瘀滞状态，可以标本同治。② 膏方药性和缓，在阿胶等滋补药基础上使用活血化瘀消癥瘕，完全可以做到祛邪而不伤正。③ 膏方的缓和药性恰巧符合仲景创制桂枝茯苓丸的立意，"活血化瘀，缓消癥块"，从而达到对围绝经期子宫肌瘤合理治疗。

出处　贾丽娜.李祥云教授膏方治疗围绝经期子宫肌瘤[J].中国中医药现代远程教育，2019，17（11）：33-35.

医论　慢性阻塞性肺疾病（简称慢阻肺）的迁延不愈，主要在于肺、脾、肾三脏亏虚，痰浊停于肺内，久病成瘀，痰瘀互结，故膏方诊治应以补肺益肾健脾为主，兼顾化痰祛瘀，遣方用药应强调"治本为主""标本兼治""以通为用""因人制宜"。

出处　许婷，孙钢.孙钢膏方治疗慢性阻塞性肺疾病稳定期经验[J].中医药临床杂志，2019，31（5）：863-865.

医论　黄褐斑病机复杂，治疗时以疏肝健脾、滋阴补肾、养血活血为基础，根据不同兼症，阴阳的虚损所偏，随证加减。选用《太平惠民和剂局方》逍遥散合《医便》二至丸加减，临床多获良效。本病为难治性皮肤病，虚实夹杂，疗程日久，以膏方治疗，缓而图功，可救偏却病。

出处　李巍群，王建锋，张虹亚．张虹亚运用膏方治疗肝脾失调型黄褐斑经验 [J].中医药临床杂志，2019，31（4）：645-647.

医论　慢性阻塞性肺疾病早期以肺气虚为主，渐及脾、肾，后期肺、脾、肾三脏俱虚，痰浊、血瘀、水饮互结，本虚标实为其主要病机特点。慢性阻塞性肺疾病稳定期以本虚为主，即肺、脾、肾三脏亏虚，治疗宜以补肺健脾温肾为法，兼活血化瘀。

出处　晏林慧，杜丽，黄超，等．沈其霖运用膏方治疗 COPD 稳定期经验 [J].湖南中医杂志，2019，35（2）：14-16.

医论　甲状腺功能亢进症（简称甲亢）发病有体质因素，先天不足与素体阴虚是甲亢的基本病因病机，再加上后天情志不舒，长期抑郁，导致肝气郁结，痰气凝结，郁久化火，耗散气阴，呈现出邪热耗伤气津的高代谢特点。甲亢的治疗应针对病机，治疗原则是益气养阴、疏肝泻火、软坚散结。

出处　潘怡，王振兴，郭静，等．张发荣用膏方治疗甲状腺功能亢进症的临床经验 [J].中华中医药杂志，2019，34（2）：644-647.

医论　脂溢性脱发主要与肝、脾、肾相关，尤与肾关系密切，总由脏腑功能失调，阴阳失衡，气血生化无序，发失濡养所致，主要见于气血两虚、脾虚湿热、肝肾亏虚等证。通过膏方辨治，使脏腑阴阳平衡，气血生化有序，从而达到止脱生发的目的。

出处　吴孙思，李咏梅．李咏梅教授运用膏方治疗脂溢性脱发临床举隅 [J].中国中西医结合皮肤性病学杂志，2018，17（6）：546-549.

医论　老年患者，大多素体阳虚，胸阳不足，寒邪乘虚内侵，凝滞血行，寒凝气滞，痹阻胸阳，遂成胸痹。老年胸痹的病机特点主要表现为五脏虚损，心脾肾亏虚的表现更为突出。在治疗上尤以心、脾、肾的调理最为关键，心肾二脏或因本身功能的减退，或通过影响其他脏腑的功能，或通过影响气血津液的运行，最终导致寒湿内生、瘀血内停、不通则痛等病理变化。治疗以"调补心肾"为总纲，以益心气、温肾阳、活血通脉为大体诊疗思路。

出处 浦延鹏，陈民．陈民运用膏方治疗老年胸痹经验探析 [J]．中医药临床杂志，2018，30（11）：2018-2020．

医论 在临床上调补患者脾胃时，选用性缓平和之品，使其补而不滞，并以理气清热化湿之品，所谓补中有泻。膏方进补不再是单纯的补益剂，也成为人们治疗疾病的一种方法，根据患者寒热虚实以及阴阳气血的盛衰辨证用药，如果盲目进补，补其有余则会适得其反。

出处 刘亚丽，郑亮，陈国华．郑亮教授应用膏方治疗脾胃病经验 [J]．现代中医药，2018，38（6）：1-2，5．

医论 糖尿病是慢性疾病，后期患者可出现多种并发症，应制定一个适合长期服用的膏方，达到平调阴阳、寒温适宜、消补皆顾的治疗效果。糖尿病及其并发症的病机特点为"阴虚燥热、燥热伤津、阴损及阳、阴阳俱虚，热瘀互结贯穿始终"，治疗应"治消渴，补脾肾，益气阴，清虚热，通瘀络，虚瘀并治"。膏方中一般包括君方、臣方及佐使方，消导药物，"消渴膏方"以葛根芩连汤为君方，桑白皮汤为臣方，黄芪、黄精、熟地黄、人参为佐使药物，藿香、豆蔻、苍术、鸡内金为消导药物，再加阿胶作为制膏基质赋性，以上选用的药物大多为药理研究证实单味药即有降糖功效的药物，在辨证施治的基础上加强了降糖效果。

出处 潘怡，王振兴，郭静，等．张发荣运用"消渴膏方"治疗糖尿病的临床经验 [J]．中华中医药杂志，2018，33（10）：4508-4511．

医论 慢性筋骨病患者冬季服用膏滋又可与冬令进补相结合，具有整体调摄、攻补兼施的功能，可以做到攻可祛邪（活血化瘀、祛痹通络），补可养虚（调中保元、平衡阴阳、和顺脏腑）。不仅颈腰四肢关节病痛解除，功能复原，而且流畅气血，滋养肝脾肾，提高整体健康水平，精盈气足神清，令许多亚健康状态不治而愈，实现了"治未病"的目的，亦充分显示了运用膏方防治慢性筋骨病的优势。

出处 李晓锋，叶洁，薛纯纯，等．施杞应用膏方防治慢性筋骨病的思路 [J]．中华中医药杂志，2018，33（8）：3389-3392．

医论 膏方具有用量小、反应小，长效、高效，携带、服用方便等特点。另外膏剂稠厚，在人体内停留时间较其他剂型长，吸收缓慢，可以更好发挥滋补、治疗作用。由此可见，膏方特殊的剂型为肿瘤的调治提供了有力依据。膏方能补气养血，包含"救偏却病"双重意义，使患者依从性更为提高，符合慢病长期调治的特点。适用于慢性、顽固性、消耗性的疾病。

出处 王云超，田健，韩秀庆，等.周荣军教授应用膏方调治恶性肿瘤的经验[J].中医临床研究，2018，10（19）：52-54.

医论 膏方可对人体进行整体和全面调整，面对阴阳气血、邪正虚实、升降出入、五脏失调等各种状况并存的复杂情况，处方时须兼顾各方，往往需要多法并用，且组方用药必须协调和谐，不可失之于偏颇，要体现相互补充、互相制约的原则。即治病求本、整理正气，协调阴阳、脏腑平和，通补兼备、气血顺畅；调养与治病结合（治未病、康复、治疗、扶正、祛邪），整体与局部结合，共性与个性结合，从而达到阴平阳秘、气血顺畅、脏腑调和的目的。

出处 陈丽云，严世芸.严世芸运用膏方经验[J].中医杂志，2018，59（13）：1099-1101.

医论 膏方调治高血压病患者时，一要填补下元以涵养肝木，祛除实邪而无致眩之由；二要健运中州以防风木乘土，调畅气机再复升降之圆；三要整体调治以纠脏腑之偏，以顺为补，最忌漫投补药。辨证时首辨本虚之偏颇，次辨患者标实之偏胜，再辨患者饮食、睡眠、二便等身体一般情况，最后辨患者的兼夹疾病。

出处 廖文琦，陈竞纬.陈竞纬教授三要四辨法膏方调治高血压病[J].浙江中医药大学学报，2018，42（6）：453-457.

医论 中虚气滞型胃脘痛可表现出"心痛""心下痛"的症状，属于虚实夹杂的病症，运用膏方调理中虚气滞型胃脘痛，应遵循甘温调中法则，温运脾阳，健胃和中，主方以温阳健胃汤加减。膏方调配时注意不可过于滋腻，需加部分消导健脾助运之品。

出处 李沁园，王玉兰，石小培，等.张继泽膏方调理中虚气滞型胃脘痛临证心得[J].江西中医药，2018，49（6）：18-20.

医论 膏方治疗甲亢宜抓住重点，治病求本。至于用药，则须虚实兼顾，寒温得宜，升降并调，气血同治，动静结合，以达阴阳平衡的目的。故而在治疗甲亢时，使用甲亢基础膏方（黄芩、栀子、龙胆、北柴胡、郁金、香附、玄参、牡蛎、夏枯草、白花蛇舌草、半枝莲、黄药子、黄芪、党参、地榆、甘草、黄精、陈皮、阿胶）加减。

出处 江澄，张发荣. 张发荣膏方调治甲状腺功能亢进症经验 [J]. 中医药临床杂志，2018，30（5）：862-864.

医论 人步入老年，五脏功能衰退，气血精液不足，然虚损尤以脾、肾为主，肾为先天之本，脾为气血生化之源，先天以资后天，后天以养先天，调补脾肾对于老年患者尤为重要。而老年性痴呆（阿尔茨海默病）属于老年慢性疾病的一种，同样适合以调补脾肾为主，兼顾其他脏腑。肾主藏精，精能生髓，髓通于脑，若肾精不足，脑失充养，则元神失用。治疗老年性痴呆以地黄饮为底方，随症加黄精、狗脊、淫羊藿、桑寄生、杜仲、黑枸杞、紫河车等以补肾填精益髓。

出处 李晓丽，陈民. 陈民教授应用膏方治疗老年性痴呆经验总结 [J]. 内蒙古中医药，2018，37（5）：22-23.

医论 慢性萎缩性胃炎的病程长，大多数患者证候表现为本虚标实，其本为脾胃虚弱，兼夹有食积、气滞、痰浊、血瘀、寒湿、水饮等。治疗慢性萎缩性胃炎时，需中医辨证和现代研究相结合，结合患者的胃镜和病理结果，以"六君子汤"益气健脾为主方，根据临床表现灵活加减变化。

出处 雷渭荣，呼延静. 李学武主任医师应用膏方治疗慢性萎缩性胃炎经验 [J]. 现代中医药，2018，38（3）：12-13，17.

医论 膏方治疗绝经前后诸证具有综合调理、药力持久的优势，开具膏方首当辨证。辨证是中医临证的精髓，不仅要遵循患者的病证情况、脏腑盛衰、气血荣枯、体质偏盛，还要结合此时期妇女的生理特点综合考虑。临证中针对围绝经期患者肾阴不足为本、心肝火旺为标的生理特点，着重滋阴养血，兼以清肝宁心、调和阴阳，运用益坤饮加减（熟地黄 10g，白芍 10g，枸杞子 10g，钩藤 10g，合欢皮 10g，黄芪 10g，茯苓 10g，淫羊藿 10g，生牡蛎 20g）制成膏方，临床收效颇佳。

出处　曹圣君，陈霞．运用膏方调治绝经前后诸证的思路与方法探析 [J]. 山东中医杂志，2018，37（5）：398-400.

医论　临床上遵循慢性肾脏病膏方配伍原则，应用大补阴丸合当归补血汤为基础方随证加减治疗，考虑慢性肾脏病病程长，病情迁延不愈，久病入络，加之肾脏疾患大多伴有凝血障碍，另外慢性肾脏病患者体内代谢产物不能正常排出，导致毒素积聚体内，故临床常酌加酒大黄、水蛭、地龙、牛膝、土茯苓、土大黄、白花蛇舌草、金樱子、芡实、沙苑子、覆盆子等活血利水、解毒化湿降浊、益肾固摄，又可以减少蛋白尿、降肌酐、尿素氮的药物，取得显著疗效。

出处　宋光明，柴可夫．膏方防治慢性肾脏病的思路探讨 [J]. 浙江中医杂志，2018，53（4）：297-298.

医论　支气管哮喘之所以反复发作，本质源于虚，虚又非单纯的肺虚，往往夹杂脾虚、肾虚。治疗支气管哮喘时还需重视脱敏防微，改善敏感体质，从而减少急性发作。在膏方组方遣药时可应用祝谌予先生脱敏煎进行加减，用乌梅、五味子、防风疏风祛邪、脱敏防微而改善气道挛急，蜂房祛风解毒、缓解气道瘙痒不适。此外，考虑到支气管哮喘与过敏性鼻炎的相关性，加用苍耳子、辛夷、白芷、细辛等祛风邪，通鼻窍。

出处　温利强，王洋．王洋应用膏方治疗支气管哮喘经验 [J]. 实用中医药杂志，2018，34（3）：380.

医论　风药是指味辛、质地轻薄、药性升浮，具有祛风解表功能，多用于治疗外感风邪的一类药物。风者，春也，木也，生发之气也。春天具有生发之气，风药就好比是春风。脾气不能升清是久泻的主要病机之一，下者举之，风药轻扬升散，可使脾气上升，运化乃健，泄泻可止。湿是泄泻的病理因素之一，风可以胜湿，风药具有燥湿之性。湿邪若去，脾运易复，清气上升，泄泻自止。风药又生发肝之阳气，肝气调达，脾运常健，泄泻可愈。

出处　黄河，杨森林，张阳，等．黄福斌应用膏方治疗久泻之经验 [J]. 江苏中医药，2018，50（2）：18-19.

医论 脱发的病因病机有虚实两端，虚者多由肝肾不足，血虚生风化燥，发失所养，不荣则脱；实者多由湿浊痰热搏结，瘀血阻滞，气血隔绝，不通则落。临床所见纯虚纯实者少之，而虚实夹杂或本虚标实者甚多。

出处 昝俊杰，雷辉，成肇仁．成肇仁临床运用方药治疗脱发的经验[J]．湖北中医杂志，2018，40（8）：25-27.

医论 肺癌早期邪实为主，正气尚充足，以祛邪为主要方向。膏方中可重用祛邪药，以行气祛湿、化痰散结、清热活血等以消癌毒。中晚期肺癌的治疗，祛邪的同时增加补益药的比重，补肺的同时重视脾肾，以达增强免疫、延长生命的目的。

出处 盛夏，单双双．奚肇庆教授膏方调治肺癌的临床经验[J]．中国现代医生，2018，56（22）：115-118.

医论 "治积之要，在知攻补之宜"之精要，认为若单纯地活血散结，化瘀消癥，本虚仍在，则正气愈虚，攻邪太过则有"虚虚"之嫌，瘀血不易散去，或去之又生；若一味地扶正固本，益气养血，标实不散，则结块难除，扶正太多恐患"实实"之误，实证胶着，则癥瘕难消。所以以标本兼顾、攻补兼施为原则，临证选择升降结合、动静相宜的药物进行治疗。

出处 袁烁，曹蕾，卢如玲，等．邓高丕攻补兼施癥瘕膏方遣方经验介绍[J]．新中医，2018，50（8）：221-223.

医论 原发性高血压的病机不外乎本虚标实，虚实夹杂，虚者为肝肾阴亏，水不涵木；实者为风、火、痰、瘀内生，上扰清窍。病位以肝、脾、肾三脏为主，治疗上以化痰祛湿、扶正补虚、镇肝息风、活血化瘀为法，结合袋泡茶、膏方、沐足等其他治疗手段，疗效令患者满意。

出处 林炜基，刘迪继，江凯利，等．冼绍祥教授治疗原发性高血压经验介绍[J]．辽宁中医药大学学报，2018，20（8）：109-112.

医论 子宫腺肌病的主要病机是瘀血阻胞、虚实夹杂，以活血化瘀为大法，配以行气、散结、消癥、补肾、益气等。本病为顽固之疾，虚实夹杂，疗程日久，以膏方治疗，缓而图功，可救偏却病。运用膏方"散结养血方"（此膏方为《济生方》橘核丸合《景岳全书》荔核散加减而成），治疗子宫腺肌病，多获良效。

出处　李元琪.罗颂平运用膏方治疗子宫腺肌病经验[J].安徽中医药大学学报，2018，37（1）：26-27.

医论　慢喉喑多责之于肺肝脾肾之虚损，尤其在肺，即所谓"金破不鸣"。主要病因病机为过度发音、耗气太甚；或饮食、情志失调，肝脾不和；或日夜操劳，损伤肾阴；或热病伤阴，虚火上炎；或素体虚弱，久病失调，损伤肺脾；或喉病日久，余邪未清，邪聚于喉，阻滞脉络，血瘀痰凝，致声带肿胀，或形成小结、息肉。以上诸种，均可导致声门失健，开合不利，发为喉喑，其甚者，久喑难愈。总之，本病发生病机与肺肝脾肾功能失调及痰瘀密切相关，其病性多为虚证或虚实夹杂，多属肺肾阴虚、肺脾气虚、肝脾不和或血瘀痰凝。喉镜下声带的形态、色泽以及声门的闭合可作为辨证的参考。

出处　李丽君，巫丹，刘海媚，等.邱宝珊运用膏方治疗慢喉喑临床经验[J].山东中医杂志，2018，37（2）：145-147.

医论　实证不寐主要是肝火、痰热扰神以及机体有瘀。肝火扰神除了不寐，甚则彻夜不眠外，还有急躁易怒，头晕头痛，口苦，小便赤，舌红苔黄，脉数。虚证不寐侧重于心脾两虚。实证多由于饮食不节，情志失常；虚证多由于劳逸过度，病后体虚。实证中多兼夹痰、瘀、火；虚证多由五脏气血亏虚所致。总的病机为阳盛阴衰，阴阳失交。

出处　刘龙龙，胡兰贵.胡兰贵教授运用膏方调治失眠经验[J].世界最新医学信息文摘，2018，18（2）：252.

医论　运用膏方调治失眠症，临证首先辨证论治，并非所有失眠症均适宜膏方调治，仅证属虚而热不胜者方可适当，绝不妄投；膏方调治失眠首先从脾论治，脾胃为气血生化之源，气机升降之枢纽，脾胃虚弱宜清补，且兼顾行气活血，使通补相兼，动静结合；同时亦应分析心肝肾等脏腑病变，重视五脏六腑之整体，并兼顾气候变化，使天人合一；寤寐的变化符合阴阳特性，其临证用药亦细分阴阳，故调治失眠症总的用药原则不离阴阳平衡。

出处　胡艳艳，徐红，杨少山.杨少山运用膏方调治失眠症[J].长春中医药大学学报，2017，33（2）：235-236.

医论 临床所见糖尿病患者，痰浊内盛、瘀血阻络、湿热内阻等证相当常见，因此需予精确的化痰泄浊、活血化瘀、清利湿热药，祛邪却病、直达病所，达到恢复正常气化功能之目的。如痰浊内盛者，常予苍术、薏苡仁、泽泻、绞股蓝、竹茹等以化痰泄浊；湿热内阻者，常配伍黄连、黄芩、玄参、知母、石膏等以清热泻火、解毒燥湿；瘀血阻络偏于血虚者，常用三七、当归、川芎、鸡血藤、木瓜等养血活血，偏于血热者，则选用赤芍、牡丹皮、丹参等凉血散瘀；久病入络者，常选用水蛭、全蝎、地龙等虫类药物以入络搜剔。

出处 顾颖杰，陈霞波，周开，等.王晖运用膏方治疗糖尿病之经验 [J].江苏中医药，2018，50（1）：21-23.

医论 哮病缓解期的治疗当宗朱丹溪"未发以扶正气为主"之说，即肺脾肾三脏同治，同时考虑到气虚、痰饮、瘀血贯穿于哮病发病全过程，故祛痰活血亦为关键。哮病缓解期的治疗，常以临床经验方哮喘平方（山药、黄精、蛤蚧、丹参、白术、炙麻黄、木蝴蝶、炙甘草等）加减化裁。

出处 许新新，张念志.张念志运用中医药治疗支气管哮喘缓解期经验拾萃 [J].江西中医药大学学报，2017，29（6）：14-16.

医论 膏方处方原则归纳起来为：辨识体质，把握阴阳；五味化合，以平为期；调补五脏，独重脾肾；动静结合，补而勿滞；补泻兼施，攻补相宜；调和气血，贵在流通；辨证辨病临证相参；胶类滋补，五果为助；膏宜甘饴，慎用腥膻；膏滋长服，避用毒药。膏方注重癌症患者精气神的保养，是天地人三才理论的发挥。肾者，先天之本，封蛰藏精之地，补精必补肾；脾为后天之资，五脏皆受气于脾，补脾健脾运脾，以益于固本清源。

出处 余玲，林洁涛，张少聪，等.林丽珠运用膏方治疗肿瘤相关性贫血经验 [J].广州中医药大学学报，2017，34（6）：925-928.

医论 运用膏方调治妇科疾病，对经带胎产诸疾起固本却病之效。膏方五大治疗特色总结如下：一是病症结合，顺时调体；二是二天同治，疏肝养肝；三是和法缓治，以平为期；四是诸方合用，分清主次；五是滋补平补，中西结合。

出处 胡影琴，邬素珍，陈秀廉.陈秀廉运用妇科膏方经验浅析 [J]. 中国民族民间医药，2017，26（15）：88-90.

医论 哮喘之"喘有夙根"当责之肾虚，其成因包括先天禀赋不足和后天久病亏耗，在哮喘缓解期运用膏方进行调治，符合"缓则治本"的原则。临证可宗张景岳有关肾命阴阳的理论立法处方，组方思路以益肾填精、燮理阴阳为主，并兼顾补肺健脾、调气化痰、活血通络诸方面，以此用于防治哮喘反复发作，可提高哮喘控制测试（ACT）评分，有效减少哮喘发作次数，有利于哮喘的控制。

出处 壮健，王月娇.运用膏方调治支气管哮喘的思路与方法探讨 [J]. 江苏中医药，2017，49（7）：41-43.

医论 运用膏方首先要辨人体阴阳偏盛偏衰，强调以平为期；膏方不专滋补，尚可调太过与不及；膏方使用时重视炮制方法，注重顾护人体胃气；药非唯一，尚须注意摄生。

出处 韩柯柯，钱峻，霍介格，等.叶熙春临证应用膏方特色探析 [J]. 中医杂志，2017，58（12）：1008-1009，1027.

医论 桥本甲状腺炎多因情志内伤、饮食失调、水土失宜及体质因素等所致，以逍遥散为基本方，结合患者的兼证辨证加减，对于阴亏者，不宜长期服用柴胡，可改用香橼、佛手、郁金等药物；兼见痰凝者，加陈皮、半夏、浙贝母等以理气化痰散结；兼见血瘀者，加桃仁、红花、三棱、莪术等以活血软坚；若心血亏虚，心失所养，神不守舍，见精神恍惚、悲伤欲哭者，宜加小麦、大枣；若脾胃运化不利，见脘腹胀满、嗳气吞酸者，宜加山楂、神曲、麦芽。以膏方的形式进行调补，并注重心理疏导，临床效果显著。

出处 景诗雨.张兰运用膏方治疗桥本甲状腺炎经验 [J]. 湖南中医杂志，2017，33（5）：26-27.

医论 应用膏方治疗慢性萎缩性胃炎前应先以汤剂益气健脾、清化湿热、调理气机，待脾胃运化功能正常后方可进补。膏方药味较多，需明确辨

证，确立主方，方能做到药物多而不杂。膏方重在综合调理，确立主方后可随兼证加减用药。膏方的补益重在补肾，用药总以平为期。应用辅料尤为考究，填精血不夺胃气。细料的选用以辨证为基础，有虚方可言补。膏方适合于慢性萎缩性胃炎的长期守法治疗，符合"胃以喜为补"的特征，且膏方药味较多，可以兼顾患者其他症状，治病与调理并重。

出处 严湖.单兆伟教授运用膏方治疗慢性萎缩性胃炎经验[J].中医学报，2017，32（2）：225-228.

医论 高脂血症多由于饮食不节，过食肥甘厚腻，脾胃运化升降失序，气机阻滞，痰湿中生。由于脾胃同居中焦，通连上下，是升降运动的枢纽。因此运脾化湿改善代谢，对于治疗高脂血症有疗效。脾虚为本，痰湿、瘀血、气滞为标，在治疗上，从健脾化湿祛痰，理气活血通络，清热祛湿理气进行论治。在应用膏方施补的同时，参以调理之法，调理中焦气机使之升降有序，使气血生化有源，又防膏药滋腻。再根据辨证，施以活血之法。

出处 杨敏春，滕龙，杨维佳，等.葛琳仪膏方辨治高脂血症经验撷菁[J].浙江中医杂志，2016，51（12）：876-877.

医论 肺纤维化稳定期以正虚邪恋为主要病机特点，治疗当以补虚祛邪，兼顾体质为根本大法。肺纤维化稳定期之虚主要表现为肺脾两虚，病程较长的也常见到肾虚，肺纤维化稳定期之邪则为热毒之邪，痰饮之邪，瘀血之邪。陶凯教授指出，肺纤维化为慢性疾病，按照中医"慢病慢治"的原则，此病不可急攻，只可缓图，而冬令膏方则符合此病冬季加剧、慢性进展的特点，故以膏方进行治疗。

出处 刘中杰，马君.陶凯教授肺通膏调治肺纤维化稳定期[J].吉林中医药，2016，36（12）：1202-1204.

医论 黄褐斑与肝、脾、肾三脏有关，主要病机是气血生化乏源不能上承于面。面部引经的药物是治疗黄褐斑的关键，常用的面部引经药主要有川芎、白芷、升麻、白僵蚕等，引药上行，直达病所，使药物在面部更好地发挥作用。以白制黑的药物，可使药物走表而达肌肤促使色斑消退，如白芍、白芷、白鲜皮、白茯苓、白菊花、白蒺藜、白扁豆、白僵蚕等，通过膏方辨治，使气血生化有序，脏腑阴阳平衡，从而达到养颜消斑的目的。

出处　李淑，彭勇，马绍尧，等.李咏梅运用膏方调治黄褐斑经验 [J]. 上海中医药杂志，2016，50（12）：24-26.

医论　肠易激综合征病位在肠，主病之脏在脾，也与肝肾相关。病机属脾胃功能障碍，气机升降失常，水谷积滞不化。治疗上应中庸调补，平衡为期；运脾和胃，中焦为贵；用药轻灵，和缓为宗；方简药廉，疗效为企。

出处　徐倩菲，许邹华，徐进康.徐进康膏方治疗肠易激综合征经验 [J]. 江西中医药，2016，47（11）：27-29.

医论　久泄辨证尤须分清虚实，若久泄脾肾气虚而致滑泄不禁，当见腹不痛，大便无腥臭黏冻而腹胀满喜按，气短，神疲乏力，腰酸，小便清，舌淡苔不厚，此时酌用收敛固涩药。在补益脾肾的基础上，山药、芡实等健脾收敛之品罔效时，可酌加椿皮、秦皮、诃子、罂粟壳、五味子、乌梅等收涩之品。其中椿皮、秦皮既可涩肠止泻又可清热化湿，诃子乃涩肠固脱圣药，有收涩之功无恋邪之弊。然收涩一法毕竟有留邪之弊，若无把握，宁可不用绝不漫投。

出处　王璐，迟莉丽.隗继武应用膏方调治久泄组方用药经验 [J]. 中华中医药杂志，2016，31（11）：4572-4574.

医论　膏方即膏滋，其以滋补为主，兼有缓和的治疗作用，药效滋润。膏滋剂或调和阴阳，或益气养血，或活血化瘀，或疏肝理气，或镇静安神，或健脾益肾等，以达到补虚扶弱、抗衰延年、纠正亚健康状态、防病治病的功效。骨质疏松是老年退行性疾病，常发生在中老年人群，因此在治疗骨质疏松过程中注重未病先防、防治结合，强调膏方的缓服久治，治疗与滋补结合，一人一方辨证施治。

出处　刘丹，赵培，李跃华.李跃华教授膏方治疗骨质疏松 [J]. 吉林中医药，2016，36（10）：988-990.

医论　膏方不同于其他补药，它不仅是滋补强壮的药品，更具有补中寓治，治中寓补，补治结合的特点，是治疗慢性疾患的最佳剂型。所以制方之时，既要考虑"形不足者，温之以气；精不足者，补之以味"，诊察患者气血

阴阳之偏胜，还要针对原有宿疾，考虑到"损有余而补不足"，运用药物之偏性加以纠正，做到调补兼施，寓治于补，以达到"阴平阳秘，精神乃治"。因此，在制定冠心病稳定期的膏方中，当以"补益"为主，但祛邪之法仍不可废，应酌情使用祛瘀、化痰之剂，选用桃仁、红花、蒲黄、五灵脂、九香虫、苍术、全瓜蒌等。

出处　杨喆，严夏．严夏教授运用膏方治疗冠心病经验介绍 [J]．新中医，2016，48（8）：239-240.

医论　类风湿关节炎的中医病因病机多为脾胃虚弱，湿浊内生；气血不足，营卫失调；痰瘀互结，脉络阻滞。本虚标实，虚实夹杂，正虚以脾虚为主，邪实多为风、寒、湿、热、瘀、痰等，脾虚湿盛，痰浊内生是重要的致病基础。根据类风湿关节炎的病因病机特点，结合患者体质差异，攻补兼施，"形不足者，温之以气""精不足者，补之以味"，针对湿热、寒湿、瘀血、痰饮等，适加清热利湿、温经除湿、活血化瘀、健脾化湿之品，补中寓治，治中寓补，疏其气血，令其条达，"阴平阳秘，精神乃治"，纠正患者阴阳之不平衡，减轻患者关节疼痛症状，提高生活质量。

出处　郭锦晨，刘健，汪元，等．刘健教授运用冬令膏方调治类风湿关节炎的特色初探 [J]．风湿病与关节炎，2016，5（7）：34-36，39.

医论　小儿喘息性支气管炎以咳、痰、喘为主要症状，临证以本虚标实为多见。正气不足是反复发病的根本原因；外邪引动伏饮是疾病反复发作的关键；痰饮内停是疾病经久不愈的主要原因；病位在肺，与脾肾密切相关。根据小儿"发病容易，传变迅速"及"肺脾肾常不足"的生理病理特点，结合不同患儿个体体质差异，综合疾病的动态发展规律，针对不同的临床分期，采取"见微知著，先证而治"的治疗原则。标实为主者，治疗重在宣肺祛邪利肺气以治其标，兼以理气健脾、培元补肾以顾其本；本虚为主者，重在润肺养肺以固表、健脾养胃扶中州、培元补肾调阴阳，兼以理气化痰。

出处　孙君阳，王媛媛，汪宇，等．赵和平治疗小儿喘息性支气管炎经验 [J]．上海中医药杂志，2016，50（7）：21-22.

医论　肾阴亏虚在骨质疏松症中较为常见，膏方调治以滋阴补肾、填精益髓为主，常用的基础方是左归丸。肾阳不足在骨质疏松症中也较常见，膏方调治以温补肾阳、填精益髓为主，常用的基础方是右归丸。

出处　石陨.膏方调治骨质疏松症探析[J].中医正骨，2016，28（6）：53-55.

医论　膏方在肺系疾病的应用中的作用主要体现在未病先防，既病防变；减轻发作病情；调整阴阳，以衡为期。临床以"谨察阴阳之所在，以平为期"为膏方运用的总原则，重点在于顾护胃气以及顾及"三个平衡"。① 标本正邪平衡：疾病标实之期，应以祛外邪为主，扶正为辅；本虚稳定之期，应以膏方固本补虚为主，以达正气内盛，邪不可侵。② 寒热温凉平衡：膏方平衡寒热温凉原则为寒则热之；热则寒之；寒热错杂，寒温并用；虚寒体质者则以温阳补气之品为主，方中必配凉润之药监使；阴虚内热体质宜以养阴清热之药为主，还应配伍益气和胃之品。体质、病邪、疾病主要病机、目前症状、处方用药的寒温偏向均应有机地结合起来，达到用药的平衡。③ 动静升降的平衡：脏腑升降出入的生理特点决定了膏方的用药必须遵循动静升降的平衡。例如肺居上焦，喜清润而恶温燥，喜轻灵而忌重浊，肺气宜肃宜降；心神不宜躁动，心血不可凝泣；脾气宜升宜摄；肝体阴用阳，肝阴宜柔宜养，而肝气疏理为顺；胃肠以通为补；肾主藏、主纳。

出处　刘丹丽，纪娟，许李娜，等.张念志运用膏方防治肺系疾病经验[J].河南中医，2016，36（6）：967-969.

医论　更年期综合征中医病机多为天癸竭，肝肾两虚，治则当以补益肝肾、疏理冲任为主。方选朱氏怡情更年汤（紫草30g，淮小麦30g，首乌藤15g，桑椹12g，女贞子12g，钩藤15g，生地黄12g，碧桃干30g，合欢皮12g，糯稻根30g，生甘草6g）。其中紫草、淮小麦为君药，阿胶、鳖甲胶、黄酒等为膏方基础，临床重视道地药材的选用及煎服技巧，根据中医膏方扶正祛邪之用，临床施膏强调以补肾之阴阳为核心，兼以健脾清肝，宁心安神，结合冬至之日始服膏方的时令选择，同时强调心理治疗的重要性。

出处　李娟，何珏，张静，等.朱南孙教授膏方治疗更年期综合征[J].吉林中医药，2016，36（5）：445-447.

医论 妇女因特有的生理特点和社会角色，繁衍后代，劳于家事，忿郁中生，导致气机不畅，血行受阻；思虑过度，耗气伤血；故而重视气分药的应用以畅达气机，养血行血，五脏六腑升降出入有序则生生不息。例如疏肝气常用制香附、川楝子、软柴胡、广郁金等，和胃气用木香、枳壳等。

出处 谷灿灿，何珏，黄彩梅，等.胡国华教授妇科膏方经验浅析 [J]. 光明中医，2016，31（8）：1070-1072.

医论 神经痛常发生在带状疱疹皮疹消退后 1 个月或 3 个月以上，疼痛特点、病程、病机演变规律等方面均与络病疼痛相似。中医理论认为，外感六淫、内伤七情、饮食不节等均可使机体阴阳失衡，虚邪贼风乘虚循经入络，引起病变部位"不通则痛，不荣则痛"。老年患者正气不足，正邪交争日久，往往疼痛经久难愈。因此，本病湿热为患，阻滞气机，流窜经脉，病及肝、胆、心、脾等而发，病情本虚标实，虚实夹杂，以虚为主。

出处 相田园，靳冰，宋芊，等.高普膏方治疗带状疱疹后遗神经痛经验 [J]. 中医杂志，2016，57（7）：555-557.

医论 虚证为心悸病机关键，其病位主要在心，与五脏六腑密切相关。心悸以虚为本，痰瘀水饮为标，本虚标实，然而本虚是本病的发病基础，标实是病理产物，临证往往表现为虚实夹杂，虚证之中常兼痰湿血瘀为患，实证之中，则多有脏腑虚衰的表现。治疗心悸以补虚为根本。

出处 林赟霄，杨娟，王佑华，等.周端教授应用膏方治疗心悸经验拾零 [J]. 西部中医药，2016，29（4）：60-62.

医论 颜氏内科推崇"脾统四脏"之说，故在制定膏方时，佐以运脾健胃之品，或取檀香拌炒麦芽以醒脾开胃，或用桔梗、枳壳一升一降以升清降浊，或用苍白二术燥湿健脾。升阳明之气、健运脾胃可用人参、黄芪等甘药补气，配升麻、柴胡、葛根等辛药升发脾阳以胜湿；降气平逆、引药下行，以升降协、元气充，习用降香、法半夏、龙骨、牡蛎和钩藤等。

出处 黄文强，刘小利，吴平，等.海派中医颜氏内科膏方特点浅析 [J]. 浙江中医杂志，2016，51（4）：296.

医论 原发性血小板减少性紫癜病机以气阴两虚为本，热盛、血瘀为标，气虚不摄、阴虚火旺、热迫血行、病久络瘀，皆可致血溢脉外，宜治以清热凉血、健脾益气、养血活血，兼以补益肝肾为法。三粉冲剂（羚羊角粉、水牛角粉、三七粉）配合升血小板膏方加减治疗原发性血小板减少性紫癜，疗效显著。升血小板膏方组成：玄参200g，生地黄200g，紫草100g，地骨皮100g，赤芍100g，牡丹皮100g，卷柏100g，藕节炭300g，白及100g，麦冬150g，天冬150g，炒麦芽60g，炒谷芽60g，金银花炭100g，地榆炭200g，地耳草300g，天南星300g，地锦草300g，墨旱莲300g，仙鹤草300g，黄芪300g，太子参300g，水牛角150g，甘草60g，阿胶250g，饴糖500g等。

出处 张树森，徐瑞荣.徐瑞荣治疗原发性血小板减少性紫癜的经验 [J].广西中医药，2016，39（1）：50-51.

医论 膏方多含补益气血阴阳之品，其性黏腻难化，若纯补峻补，易妨气碍血，故配方用药必须注重动药与静药的结合。动药多属阳，药性善走动，在人体内的作用范围甚广，能通上达下，彻内彻外；静药多属阴，性柔润凝滞而静，药效发挥较慢，但药效维持时间较长。临床常用陈皮、茯苓、半夏、郁金、砂仁、豆蔻、木香、延胡索、柴胡、石菖蒲、佛手、木蝴蝶等动药，配伍太子参、山药、白芍、石斛、枸杞子、杜仲、熟地黄、阿胶、龟甲、鹿角胶等静药，以动静结合。

出处 申定珠，张正利，蔡淦.蔡淦运用膏方调治老年病经验 [J].上海中医药杂志，2015，49（12）：21-23.

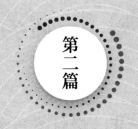

第二篇

各科验案

第一章 ◇◇ 肺系疾病

第一节 慢性支气管炎

【验案】刘某，男，67岁。慢性咳嗽10余年，医院诊为老年性慢性支气管炎，经治乏效。其咳嗽一般在夜间加重，兼有少量黏痰，经常觉咽干、胸闷，大便欠润畅。其脉沉、微数而滑，苔浮腻，舌面少津。

辨证 阴虚痰阻。

治法 养肺阴，止咳，化痰，降气通便。

膏方 北沙参120g，天冬、麦冬各90g，紫菀120g，款冬花90g，苦杏仁90g，川贝母80g，百部80g，海蛤壳80g，姜半夏60g，桑白皮60g，前胡100g，黄芩80g，紫苏子100g，枳壳50g，木香50g，大黄40g。上药共煎浓汁，用大鸭梨汁1kg，蜂蜜200g，阿胶120g，徐徐收膏。每服1～2匙（约12～15mL），加开水适量调服，每日2次。

参考文献 余瀛鳌.膏滋方传承与临床运用心得[J].中医杂志，2010，51（12）：1070-1071.

- -

【验案】吴某，男，55岁。初诊日期：2004年10月6日。患者咳嗽近20年，反复发作，间断加剧。去年曾因感冒诱发，持续数月，经输液治疗，效果不理想。就诊时症见：咳嗽，遇冷风则加重，下肢受凉即咽部不适；怕冷，喜着厚衣；无背寒、汗出、头痛等；舌边红，苔薄白，脉弦细。既往有高血压病史。西医诊断：慢性支气管炎。中医诊断：咳嗽。

辨证 肺肾阳虚，痰湿内停。

治法 补益肺肾，温化痰湿。

膏方 党参300g，黄芪200g，怀山药150g，白术100g，防风100g，淫羊藿150g，巴戟天150g，菟丝子300g，补骨脂300g，肉苁蓉300g，制何首乌 150g，黄精 300g，桂枝 150g，炒白芍 300g，熟附片 100g，法半夏 100g，陈皮 60g，胡颓叶 150g，野荞麦根 300g，紫菀 150g，款冬花 150g，蒲公英 300g，紫花地丁 300g，蜈蚣 30g，全蝎 30g，麦冬 300g，玉竹 300g，胡芦巴 150g，当归 150g，女贞子 300g，焦山楂 150g，甘草 100g。另：阿胶 300g，龟甲胶 150g，白参 150g，蛤蚧 2 对，紫河车粉 60g，饴糖 250g，冰糖 250g，收膏。

参考文献　倪伟，穆颖.吴银根肺病膏方特色浅析 [J]. 上海中医药杂志，2012，46（11）：9-10.

【验案】林某，男，37 岁。初诊日期：2011 年 12 月 10 日。患者患慢性支气管炎 5 年余，平素盗汗，冬夏受凉多咳；诊时面色尚可，神疲乏力，畏寒肢冷；偶有心悸，时有颈肩痛、自汗、咳嗽，阳事不力；舌淡，苔薄白，脉细。

辨证　气阳两虚，肺肾双亏。

治法　益气温阳，养肺补肾。

膏方　生黄芪 300g，党参 200g，熟地黄 300g，黄精 200g，丹参 100g，当归 100g，白术 150g，白芍 300g，葛根 300g，淫羊藿 150g，杜仲 200g，枸杞子 150g，南沙参 100g，北沙参 100g，桂枝 150g，浙贝母 150g，制天南星 150g，炙紫菀 200g，炙款冬花 150g，山海螺 150g，瘪桃干 150g，糯稻根 150g，麦冬 150g，玉竹 150g，肉苁蓉 150g，菟丝子 150g，巴戟天 150g，阳起石 150g，大枣 200g，炙甘草 100g，鼠曲草 200g，江剪刀草 200g，人参 200g，红参 100g，阿胶 200g，鹿角胶 200g，冰糖 300g，龙眼肉 100g，核桃仁 100g。上方一料熬制成膏方，冬至起每次服 10g，每日 2 次。服药期间忌生冷，遇感冒、发热停服。

参考文献　韩建宏，孙珏，郭刚，等.夏翔膏方经验介绍 [J]. 上海中医药杂志，2012，46（11）：11-12.

【验案】俞某，41 岁，中年男性患者，2016 年 12 月首诊，患有慢性支气管炎病史 20 余年，既往有吸烟史 12 年余，每天 20 支，已戒烟 10 年。每遇生冷或食用辛辣刺激食物时出现咳嗽，干咳为主，夜间咳甚，痰少黏

白，每年秋冬季节反复发作，平素口干咽燥，盗汗，小便黄，大便正常，舌下络脉稍迂曲。西医诊断：慢性支气管炎（稳定期）。中医诊断：咳嗽。

辨证 肺肾阴虚。

治法 滋阴，润肺，益肾，活血，止咳。

膏方 熟地黄300g，生地黄300g，当归300g，牡丹皮300g，玄参300g，百合300g，麦冬200g，芍药200g，墨旱莲300g，女贞子300g，枸杞子300g，浙贝母300g，桃仁300g，苦杏仁300g，陈皮200g，核桃仁300g，知母200g，芦根200g。上述药物经过浸泡、煎煮、过滤、浓缩等加工后用阿胶200g、木糖醇100g收膏。放阴凉处或冰箱冷藏，每日服2次，每次5～10g，感冒或慢性支气管炎急性发作时停服。嘱患者平素可以西洋参泡水饮用。

参考文献 鲁德甫，张念志. 张念志运用膏方治疗慢性支气管炎经验 [J]. 中医药临床杂志，2017，29（10）：1627-1629.

【验案】 贾某，女，71岁，2020年12月8日初诊。主诉：反复咳嗽半年余。患者半年前受凉后出现咳嗽，咳少量白痰，晨起咳嗽较平时明显，无喘息、发热、鼻塞流涕，当地医院胸片提示未见明显异常。在当地医院服用"苏黄止咳胶囊、强力枇杷露"等药后咳嗽稍微好转，未曾上心。但近半年来冷热交替、劳累后咳嗽常反复发作，有时伴鼻塞流涕、咽部不适，现仍有咳嗽时作，痰少色白能咳出，动则气短乏力，有时气喘，伴面色少华，恶风，舌淡边有齿痕，苔薄白，脉弦细。查体：咽部稍红，扁桃体不肿大。两肺呼吸音粗，未闻及干湿啰音。心脏听诊（—），腹软无压痛，余（—）。中医诊断为咳嗽，西医诊断为支气管炎。

辨证 肺脾气虚。

治法 补肺健脾，化痰止咳平喘。

膏方 黄芪200g，党参200g，白术200g，茯苓200g，陈皮150g，防风120g，辛夷100g，五味子80g，山药300g，法半夏150g，薏苡仁200g，白扁豆200g，木香60g，麻黄60g，焦山楂200g，神曲200g，蝉蜕60g，当归150g，紫苏子150g，枇杷叶200g，百合150g，莲子150g，阿胶150g，炙甘

草 50g。以上药物除阿胶外，用冷水浸泡 2h，入锅加水适量，煎煮 3 次，每次 1h，榨渣取汁，合并滤汁，去沉淀物，加热浓缩成清膏。阿胶敲碎后用适量黄酒浸泡后隔水炖化，冲入清膏内和匀。最后加饴糖 300g（糖尿病患者用木糖醇 100g）收膏而成。每次 20~30g（1 汤匙），每日 2 次，服用一个半月，入冬后服用 2 剂。

二诊：2021 年 2 月 23 日，患者自诉去年服用膏方后感冒次数减少，偶感外邪，基本未见咳嗽，有时晨起咳少量痰，气短乏力改善，活动后气喘消失，余症状均有减轻，舌淡苔薄白，齿痕消失，脉弦。继续予上方调服。

参考文献　缪静玉，颜延凤．颜延凤运用膏方治疗慢性咳嗽临证经验 [J]. 亚太传统医药，2022，18（3）：122-126.

第二节　支气管哮喘

【验案】某男，40 岁，2003 年 11 月 21 日复诊。患者患哮喘多年，每于季节变化时而咳喘发作。去年冬天服膏方后哮喘病情大有减轻。平素体虚易感，神疲乏力，腰膝酸软，偶尔有痰，动易气短，舌淡红，苔薄白，脉弦。

辨证　肺虚痰滞，脾虚失运，肾虚失纳。

治法　益气健脾补肾，以固其本。

膏方　黄芪 250g，党参 250g，焦白术 120g，防风 60g，甘草 60g，炙桑白皮 120g，姜半夏 100g，茯苓 150g，陈皮 60g，苦杏仁 90g，川厚朴 60g，地龙 150g，炙麻黄 90g，淫羊藿 120g，绞股蓝 150g，熟地黄 150g，山药 120g，山茱萸 120g，麦冬 120g，五味子 60g，炙枇杷叶 150g，巴戟天 120g，前胡 120g，当归 120g，炙远志 90g，炒川芎 60g，杜仲 150g，制狗脊 120g，生薏苡仁 300g，加阿胶 250g，鹿角胶 250g，冰糖 250g，黄酒 150g 收膏。

参考文献　殷莉波，徐婷贞．王会仍用膏方治疗呼吸系统疾病经验 [J]. 山东中医杂志，2004，23（11）：689-690.

【验案】江某，女，46 岁，既往有哮喘病史 20 年，每年秋冬发作，目前病情已缓解，未服西药控制，平素形寒怕冷，易汗出，夜寐欠安，易于感冒，喷嚏常作，腰酸膝软，大便干结，舌苔薄白，脉象沉细涩。

辨证 肾阳不足，腑气不通。

治法 补肾阳，固根本，兼通腑活血。

膏方 党参150g，白术100g，白芍150g，当归100g，山茱萸100g，泽泻100g，防风100g，黄芪300g，黄精100g，淫羊藿100g，煅龙骨、煅牡蛎各300g，鹿角100g，天冬100g，麦冬100g，菟丝子100g，大黄100g，土鳖虫50g，补骨脂100g，熟地黄150g，紫河车200g，苍耳子100g，辛夷100g，灵芝200g，麻仁100g，桃仁100g，苦杏仁100g，徐长卿100g，桑寄生100g，续断100g，首乌藤300g，甘草50g，大枣200g。将上药先浸12h，煎煮取汁过滤共3次，将煎液浓缩至2000～2500mL，加入阿胶300g，冰糖500g，西洋参50g，蛤蚧2对，鹿角胶200g，核桃仁250g，炼制收膏，储净器，备用。第1周每晚1次，第2周每日2次，每次1匙冲服，自冬至起服用，约服40天。如遇感冒、哮喘急性发作则暂停数日。如患者有糖尿病史，则冰糖改为木糖醇。连服3年，哮喘未再发作。

参考文献 张蕾.王学东教授应用膏方治疗支气管哮喘经验[J].中国中医急症，2012，21（2）：210，255.

【验案】姚某，男，26岁。患者幼时哮喘始作，遇异味或气候变化时发作；现每年发作1～2次，发时喘息哮鸣，夜间尤甚，轻者口服氨茶碱及吸入沙丁胺醇气雾剂后可逐渐缓解，严重者需静脉应用地塞米松、二羟丙茶碱（喘定）等方可缓解。就诊时症见：夜间痰多，色白；喷嚏，流涕；舌红，苔薄，脉弦滑。西医诊断：支气管哮喘。中医诊断：哮证。

辨证 肺脾肾亏虚。

治法 温阳补肾，益肺健脾。

膏方 黄芪200g，党参200g，焦白术150g，怀山药150g，制黄精200g，桑白皮300g，白果200g，胡颓叶180g，黄芩150g，野荞麦根300g，虎耳草180g，制半夏150g，制天南星150g，桂枝150g，辛夷150g，白芷150g，防风90g，全蝎30g，蜈蚣20条，青皮60g，陈皮60g，巴戟天150g，淫羊藿150g，补骨脂150g，女贞子300g，菟丝子300g，南沙参150g，北沙参 150g，麦冬 150g，玉竹 150g，杜仲 150g，制何首乌 150g，生地黄 200g，熟地黄 200g，赤芍 150g，白芍 150g，柴胡 150g，桑寄生 300g，山茱萸 120g。另：阿胶 300g，龟甲胶 100g，西洋参 100g，白参 60g，蛤蚧 2 对，紫河车粉 60g，冰糖 250g，饴糖 250g，收膏。

参考文献　倪伟，穆颖．吴银根肺病膏方特色浅析 [J]. 上海中医药杂志，2012，46（11）：9-10.

【验案】张某，男，30 岁。患者自幼禀赋虚弱，元气亏损，哮喘反复发作已多年，近年稍缓解；久苦鼻渊，易于鼻塞喷嚏。诊时诉时有心悸怔忡，心动过速，虚汗频作，神疲乏力；舌淡红，苔薄白腻，脉滑。

辨证　心肺气虚。

治法　益气固本，养心利脉，宣肃肺气。

膏方　人参 100g，西洋参 100g，生黄芪 400g，党参 200g，南沙参 200g，北沙参 200g，丹参 150g，黄精 300g，白术 150g，白芍 150g，麦冬 100g，玉竹 100g，五味子 100g，浙贝母 200g，山海螺 200g，炙紫菀 200g，炙款冬花 200g，碧桃干 200g，百合 200g，旋覆花 100g，玄参 100g，苍耳子 150g，辛夷 150g，千里光 150g，陈皮 150g，制天南星 150g，生地黄 200g，熟地黄 200g，山药 200g，海蛤壳 150g，茯苓 100g，泽泻 100g，大枣 150g，炙甘草 100g，阿胶 400g，冰糖 400g，核桃仁 300g，龙眼肉 150g。

参考文献　韩建宏，孙珏，郭刚，等．夏翔膏方经验介绍 [J]. 上海中医药杂志，2012，46（11）：11-12.

【验案】崔某，男，28 岁。初诊日期：2002 年 12 月 6 日。患者反复发作喘息 20 余年，春秋两季发作频繁，每次发作持续数小时至数天不等，自觉胸闷喘息，可闻及哮鸣音；常伴有鼻塞、清涕、喷嚏，平素易感冒；舌苔薄白，脉细缓。平时用布地奈德气雾剂（英福美），每日 1 吸维持。西医诊断：支气管哮喘。中医诊断：哮证。

辨证　肺肾两虚，痰瘀阻络。

治法　补肺肾，化痰瘀通络。

膏方　党参 30g，黄芪 20g，苍术 15g，白术 15g，青皮 10g，陈皮 10g，

淫羊藿 30g，菟丝子 30g，补骨脂 30g，巴戟天 10g，肉苁蓉 30g，蜈蚣 3g，全蝎 3g，生蒲黄 30g，炒蒲黄 30g，法半夏 15g，胡颓叶 15g，野荞麦根 30g，黄荆子 30g，紫菀 15g，款冬花 15g，当归 15g，紫苏子 30g，苍耳子 15g，辛夷 15g，蒲公英 30g，紫花地丁 30g，六月雪 30g，杜仲 15g，枸杞子 15g，南沙参 30g，麦冬 30g，天冬 30g。10 剂。另加阿胶 500g，龟甲胶 100g，白参 100g，蛤蚧 2 对，紫河车 60g，饴糖 250g，冰糖 250g 收膏。

二诊（2003 年 11 月 7 日）：本年 6 月哮喘曾发作 1 次，症状较前减轻，服中药及用布地奈德（英福美，每日 1 吸）后即可缓解。仍鼻塞、流清涕、喷嚏，易感冒，入冬症状加重；舌苔白，脉弦细。处方：党参 30g，黄芪 20g，苍术 15g，白术 15g，苍耳子 15g，辛夷 15g，桂枝 15g，炒白芍 30g，附片 10g，石菖蒲 30g，藿香 15g，蜈蚣 3g，全蝎 3g，僵蚕 10g，蝉蜕 5g，胡颓叶 15g，野荞麦根 30g，黄荆子 30g，蒲公英 30g，紫花地丁 30g，法半夏 15g，淫羊藿 30g，巴戟天 10g，菟丝子 30g，补骨脂 30g，肉苁蓉 30g，炙何首乌 15g，黄精 30g，白果 30g，桑白皮 30g，地骨皮 30g。10 剂。另加阿胶 400g，龟甲胶 100g，白参 100g，蛤蚧 2 对，紫河车 60g，饴糖 250g，冰糖 250g 收膏。

三诊（2004 年 12 月 10 日）：今年哮喘未发作，仅感秋后胸闷不适，用英福美吸后即可缓解；鼻塞、清涕、喷嚏未作，亦无感冒；舌苔薄，脉细缓。处方：党参 30g，黄芪 20g，白术 10g，怀山药 15g，防风 10g，淫羊藿 15g，巴戟天 10g，菟丝子 30g，补骨脂 30g，胡芦巴 15g，杜仲 15g，枸杞子 15g，胡颓叶 15g，野荞麦根 30g，黄荆子 30g，蜈蚣 3g，全蝎 3g，法半夏 15g，制天南星 15g，苍耳子 15g，辛夷 15g，蒲公英 30g，南沙参 30g，北沙参 30g，麦冬 30g，玉竹 30g，女贞子 30g，炙何首乌 15g，黄精 30g，熟地黄 20g，山茱萸 10g。10 剂。另加阿胶 350g，龟甲胶 150g，白参 100g，石斛 80g，蛤蚧 2 对，紫河车 60g，饴糖 250g，冰糖 250g 收膏。

参考文献　胡爽杨 . 吴银根运用膏方治疗支气管哮喘经验浅析 [J]. 上海中医药杂志，2013，47（1）：14-16.

【验案】患者，男性，38 岁，于 2012 年 11 月初诊。病史：哮喘病史 10 余年，每逢秋冬季节交替及气温骤变时发作，平时予支气管扩张剂、白

三烯受体拮抗剂、糖皮质激素治疗，控制尚可，但稍有不慎便出现咳嗽，咳白色泡沫痰，呼吸困难。

辨证 肺肾亏虚。

治法 补益肺肾。

膏方 生地黄、熟地黄各 150g，山茱萸 120g，茯苓、山药各 150g，牡丹皮、炒泽泻、炒当归各 120g，炒白术 150g，生黄芪 300g，炒党参 150g，炒川芎 120g，炒陈皮、木香各 100g，枸杞子、黄精各 150g，阿胶（东阿）375g，核桃仁、黑芝麻各 120g，炒知母 100g，炒黄柏 90g，紫河车粉、肉苁蓉各 120g，酸枣仁 150g，人参、西洋参片各 120g，高山红景天 100g，川石斛 150g，炙龟甲、炙鳖甲、淫羊藿各 120g，再加冰糖、黄酒各 300g 入膏，熬制收膏，储净器，备用。服法：1 次 1 匙，1 天 2 次，早晚饭前 30min 用温开水调服，自冬至起服用，约服 40 天。如遇感冒、哮喘急性发作则暂停数日。2013 年 11 月二诊，患者咳嗽、呼吸困难、怕冷等症状明显好转，病情一直稳定，无咳嗽、咳痰、气短，眠可，二便调，感冒次数明显减少，继续予上方调服。

参考文献 马旭辉，蔡宛如 . 蔡宛如运用膏方治疗哮喘缓解期经验 [J]. 浙江中西医结合杂志，2014，11（6）：848，857.

【验案】患者，女，9 岁。患者喉中哮鸣，咳嗽时作，遇冷为甚，胃纳差，大便易溏，舌苔薄白，脉细。西医诊断：支气管哮喘。中医诊断：哮证。

辨证 肺脾气虚。

治法 健脾益气养肺。

膏方 阿胶 200g，鹿角胶 200g，生黄芪 300g，炙黄芪 350g，防风 100g，党参 350g，炒白术 300g，茯苓 100g，陈皮 100g，法半夏 100g，炙甘草 60g，炙黄精 200g，荆芥 100g，防风 100g，桑叶 100g，桑白皮 100g，苦杏仁 100g，桔梗 60g，炙僵蚕 100g，苍耳草 150g，紫苏叶 100g，紫苏子 100g，炙紫菀 100g，款冬花 100g，地龙 100g，射干 60g，麻黄 40g，全蝎 30g，熟地黄 200g，山茱萸 100g，怀山药 400g，杜仲 200g，续断 200g，炙黄芪 300g，

骨碎补 150g，菟丝子 200g，肉苁蓉 100g，鱼腥草 200g，全瓜蒌 150g，白芷 60g，砂仁 40g，木香 60g，枳壳 100g，谷芽 100g，六神曲 100g，鸡内金 100g。另加西洋参 150g，白果 50g，饴糖 200g，蜂蜜 250g，莲子 500g，核桃仁 500g，收膏。2013 年 12 月 5 日复诊：服膏方后哮喘一年未发，喉中痰鸣音仅偶作，现遇冷空气无明显不适，体质明显改善。

参考文献 黄柏文. 史锁芳教授运用膏方治疗哮喘缓解期的临床经验 [J]. 环球中医药，2018，11（6）：908-910.

【验案】陶某，男，5 岁，反复感冒咳嗽 1 年余，有过敏性鼻炎史，曾在某省级儿童医院多次门诊治疗，经检查诊断为咳嗽变异性哮喘，予孟鲁斯特钠及抗炎止咳药物治疗，有减轻未痊愈。就诊时，咳嗽阵作，频频连咳 10 余声，满面通红，咳出痰涎后始缓解，且复咳较多，不发热，食欲好，舌苔薄白，脉浮弦略数。

辨证 肺肾不足，脾虚痰阻。

治法 益气健脾、补肺纳肾治其本，宣肺化痰、止咳平喘治其标。

膏方 人参、白术、当归、茯苓、黄芪、紫河车、苦杏仁、生桑白皮、化橘红、紫苏子、浙贝母、川贝母、桔梗、前胡、旋覆花、连翘、黄芩、熟地黄、山茱萸、补骨脂、核桃仁、款冬花、紫菀、大枣各 50g，炙甘草、防风、炙麻黄、沉香、五味子各 30g，阿胶 100g，冰糖 200g，黄酒 120g，别直参 16g。按法煎膏 1000g，每日 2 次，每次 10g，开水冲化后服，忌食萝卜、芥菜、绿茶及辛辣、烟酒、鱼腥。次年立冬后其父来告，1 年未感冒，未发咳嗽。

参考文献 杨伟莲，劳建和. 余杭姚氏中医内科传人劳建和膏方治验举隅 [J]. 浙江中医杂志，2019，54（12）：921-922.

【验案】林某，女，55 岁，患者幼年时感冒后即发哮喘，发作时气喘，喉中痰鸣，服用激素治疗后症状可缓解，每年秋冬季频发。自 18 岁后哮喘基本未发作。近 5 年来哮喘再发，曾至医院检查肺功能，支气管舒张试验提示阳性。患者有过敏性鼻炎病史，哮喘常于天气转凉时或因感冒或接触异味时发作，不发作时如常人。发作时气喘，喉中痰鸣，甚则夜间不可平卧，咳嗽阵作，咳白黏痰，咽痒不适。近日患者哮喘发作不显，咳嗽、咳

痰不多，鼻炎发作，涕多色白，喷嚏较多，咽痒不适。舌苔中部黄薄腻质红，脉小滑。

辨证 风痰伏肺，肺脾肾虚，肺热内蕴，气阴两虚。

治法 祛风化痰，补虚清热。

膏方 南沙参、北沙参各300g，太子参360g，麦冬300g，功劳叶300g，射干300g，生甘草100g，桑白皮360g，黄芩300g，僵蚕300g，蝉蜕150g，丝瓜络300g，苍耳草450g，知母300g，法半夏300g，鱼腥草450g，泽漆450g，羊乳450g，百合450g，生地黄360g，山茱萸300g，矮地茶450g，五味子100g，地龙300g，苦杏仁300g，白果100g，炒白术300g，茯苓300g，陈皮180g，辛夷150g，紫苏子300g，砂仁100g。辅料蜂蜜1000g，阿胶200g，鳖甲胶100g，1料，如法制膏，每日早晚各1汤匙。

参考文献 邵臧杰，王盼盼，李红，等.周仲瑛运用膏方治疗哮喘缓解期经验[J].中国中医基础医学杂志，2021，27（7）：1183-1185，1198.

【验案】李某，青年女性患者，2015年12月首诊。患者支气管哮喘病史10年，平素畏寒怕冷，手足不温，亦觉短气、疲乏，痰白质稀，咽喉不利，每于遇冷或异味刺激时发作，发作时胸闷喘息，气短息促，纳寐可，小便清长，大便正常。查体：神清，精神可，咽腔无明显充血，扁桃体无肿大，双肺未闻及干湿啰音，舌淡，苔白，舌下络脉见瘀曲，脉沉细。西医诊断：支气管哮喘（非急性发作期）。中医诊断：哮病。

辨证 肺肾两虚。

治法 补益肺肾。

处方 山药20g，黄精10g，党参10g，白术10g，茯苓10g，浙贝母10g，苦杏仁10g，蛤蚧半对，川芎10g，丹参10g，防风10g，甘草6g。

复诊：两周后复诊，无咳喘、咽喉不利，畏寒肢冷症状较前好转。上方去苦杏仁，加诃子10g。7剂。嘱2周后予以膏方调理。2016年夏至开始穴位敷贴。2周后患者如期而至，予以补益肺脾肾、化痰活血膏方调理。

膏方 熟地黄300g，黄精300g，山药300g，党参300g，白术300g，茯苓300g，陈皮300g，防风300g，浙贝母300g，百合300g，桔梗300g，苦杏

仁 300g，丹参 300g，核桃仁 300g，上述药物经过浸泡、煎煮、过滤、浓缩等加工后用阿胶 200g，木糖醇 100g 收膏。放阴凉处或冰箱冷藏，每日服 2 次，每次 5～10g，感冒或哮喘发作时停服。2016 年 6 月 21 日（夏至）患者如期至我科行穴位敷贴，患者诉近半年未发病，乏力、畏寒肢冷等症状较前明显缓解。

参考文献　许新新，张念志.张念志运用中医药治疗支气管哮喘缓解期经验拾萃 [J].江西中医药大学学报，2017，29（6）：14-16.

【验案】某女，47 岁，间断性咳嗽、咳痰 3 年，加重伴发作性胸闷憋喘 2 月。患者 3 年前受凉后感冒，咳嗽不止，夜间咳甚，偶咳少量白黏痰，不易咳出，自服止咳化痰药物症状有所缓解，后多次因感冒后伴有咳嗽不止，自服止咳化痰类药物治疗，症状时好时坏，未予系统治疗。2 月多前自觉受凉后出现咳嗽，呈阵发性，咽痒则咳，咳甚时伴有憋气，咳白色黏液痰，较难咳出，夜间咳甚，发作性胸部憋闷感，可自行缓解，以夜间发作为主，偶可闻及喉间鸣音如笛声，对冷空气及刺激性气味敏感，未有鼻塞、流涕，怕冷，易汗出，平时易感冒、乏力，咳嗽影响入睡，纳可，二便调，舌质淡，苔白腻，脉浮紧。就诊于门诊，行一氧化氮呼气测定，结果示 179ppb，行胸片示双肺纹理增粗，余未见明显异常，行血常规示嗜酸性粒细胞数值 $0.6×10^9$/L。西医诊断：支气管哮喘。中医诊断：哮病。患者由于畏惧激素副作用，拒绝应用激素治疗。故予中药治疗，拟华盖平喘散。

辨证　风痰上扰。

治法　祛风痰涤，降气平喘。

处方　炙麻黄 9g，炒苦杏仁 9g，炒白果 9g，桔梗 12g，浙贝母 12g，黄芩 12g，徐长卿 15g，生甘草 6g，防风 12g，蜂房 12g，地龙 12g，诃子 6g，前胡 12g，白前 12g，枇杷叶 12g，共 7 剂，水煎服，日 1 剂。1 周后复诊，咳嗽明显减轻，痰较前容易咳出，胸闷憋气程度减轻，纳眠可，二便调，舌质淡，苔白腻，脉浮紧。中药上方继服，同时加用孟鲁司特钠，10 天后复诊。来诊时偶咽痒，痒即咳嗽，咳嗽不著，无明显胸闷憋气，痰不多，较易咳出，怕冷，易汗出，乏力减轻，纳眠可，二便调，舌质淡，苔白，脉浮紧。

膏方 予中药清肺膏方（炙麻黄 100g，炒苦杏仁 100g，炒白果 120g，桔梗 120g，黄芩 150g，前胡 150g，白前 150g，枇杷叶 150g，防风 100g，金银花 300g，蒲公英 300g，鱼腥草 300g，炒白扁豆 300g，瓜蒌 200g，百合 200g，茯苓 100g，炒山药 300g，浮小麦 300g，海浮石 150g，丹参 200g，沙参 150g，麦冬 150g，鸡内金 100g，砂仁 100g，炙甘草 90g，阿胶 150g，龟甲胶 150g，鹿角胶 150g，蜂蜜 200g，木糖醇 150g）去海浮石、丹参、沙参、麦冬、龟甲胶、木糖醇，加川贝母 60g，地龙 150g，蛤蚧 1 对，徐长卿 200g，服用 2 料后，基本无咳嗽、无胸闷憋喘，出汗、乏力、怕冷均大有减轻，面色红润有光泽。后调整为补益膏方（熟地黄 120g，山药 300g，山萸肉 120g，牡丹皮 120g，泽泻 120g，茯苓 120g，黄芪 300g，白术 300g，防风 120g，蜂蜜 150g，木糖醇 150g，炙甘草 90g，龟甲胶 200g，鹿角胶 200g，阿胶 200g）去木糖醇、龟甲胶、阿胶，加蛤蚧 1 对，防风 120g，徐长卿 200g，服用 3 个月后完全停药。7 年间未有发作。

参考文献 王英，李燕村，刘晓莹，等.张伟运用膏方治疗支气管哮喘经验 [J].湖北中医药大学学报，2017，19（5）：106-109.

第三节　间质性肺病

【验案】患者，男，71 岁，初诊日期 2003 年 12 月 1 日，诊断为"弥漫性肺间质纤维化"，初诊症见：咳嗽频繁，痰多而白，平路行走即感气急，时有胸闷，时有心烦，嗜睡纳差，口干不欲饮，CT 提示"两肺间质性肺炎"，舌质红，苔薄白，舌下脉络瘀阻，脉弦滑数。先拟麻杏石甘汤合清金化痰丸加减 7 剂，2 周后再处膏方 1 剂。

辨证 肺肾阴虚，痰热阻肺，肺气失宣。

治法 滋补肺肾，益气活血。

膏方 人参 200g，炒白术 250g，茯苓 200g，炙甘草 100g，炙黄芪 250g，丹参 300g，桃仁 200g，红花 200g，三棱 150g，莪术 150g，香附 300g，南沙参、北沙参各 150g，麦冬 200g，黄精 250g，玉竹 200g，百合 200g，灵

芝200g，蛤蚧2对，陈皮100g，苍术150g，上药浓煎3次取汁，另加冬虫夏草10g，煎浓汁冲入调匀，取阿胶250g，鹿角胶250g，烊化收膏，早晚各1匙，开水送服，服用后感咳嗽气急减轻。二诊：2004年12月12日。症见咳嗽少许，痰不多，色白质稀，能外出散步，上三楼感气急，纳可寐可，拟原膏方再进。

参考文献　吴晋兰.膏方医案四则[J].浙江中医学院学报，2005，29（4）：43-44.

【验案】顾某，女，42岁。初诊日期：2007年12月31日。主诉：反复咳嗽，气短1年半。患者咳嗽反复，经抗感染治疗，效果不显；且出现气促，气短，行走或活动时明显，偶有胸痛；胸部CT检查（11月4日）提示间质性肺纤维化，胸腔镜活检病理示普通型间质性肺炎（UIP），病情进展较快；已使用糖皮质激素1年4个月（甲基强的松龙80mg/d，使用1个月后渐减，目前口服强的松10mg/d，已维持5个月），症状控制不理想。就诊时见：气短促，胸痛，咳嗽，痰多而黏，咽部有黏滞感；平时有惊悸感，足冷，情绪易波动；舌苔薄，脉细弦。近期胸部CT示：两肺弥漫性肺纤维化，伴部分支气管扩张。西医诊断：特发性肺纤维化（IPF/UIP）。中医诊断：喘证。

辨证　肺络痹阻，肾气失纳。

治法　通补肺络，补肾填精。

膏方　三棱15g，莪术15g，法半夏15g，制天南星15g，柴胡15g，广郁金15g，生地黄20g，女贞子30g，茯苓30g，片姜黄9g，丹参30g，川芎9g，熟附片12g，鹿角片12g，熟地黄20g，山茱萸10g，怀山药15g，杜仲15g，枸杞子15g，淫羊藿15g，巴戟天15g，菟丝子30g，补骨脂30g，肉苁蓉30g，紫花地丁30g，蒲公英30g，胡颓叶15g。10剂。另用阿胶300g，鳖甲胶150g，西洋参100g，白参150g，蛤蚧2对，紫河车粉60g，饴糖250g，冰糖250g收膏。

二诊（2008年11月3日）：强的松减量至5mg/d；病情较前好转，咳嗽间断发作，行走时气促好转，时有疲乏感，背部疼痛；舌红，苔薄，脉弦细。

调理宜补肺肾，通络脉。处方：三棱 15g，莪术 15g，法半夏 15g，制天南星 15g，紫草 30g，紫花地丁 30g，紫菀 15g，款冬花 15g，蜈蚣 3g，全蝎 3g，胡颓叶 30g，野荞麦根 30g，黄荆子 30g，麻黄 9g，细辛 6g，五味子 9g，干姜 3g，苦杏仁 12g，党参 30g，黄芪 24g，苍术、白术各 15g，防风 9g，生地黄 24g，女贞子 30g，桑椹 30g，淫羊藿 15g，巴戟天 15g，菟丝子 30g，补骨脂 30g，旋覆花 15g。10 剂。另用阿胶 200g，龟甲胶 150g，鳖甲胶 150g，西洋参 80g，白参 150g，蛤蚧 2 对，紫河车粉 80g，饴糖 250g，冰糖 250g 收膏。患者经膏方调理 3 年，精神体力颇健，可参加工作；激素撤减顺利，现以强的松 5mg/d 维持；半年后 CT 复查，提示病灶部分吸收。

参考文献 穆颖.吴银根膏方治疗间质性肺病经验 [J].上海中医药杂志，2011，45（12）：9-11.

第四节 支气管扩张

【验案】女，38 岁，2003 年 11 月 14 日复诊。患者有支气管扩张病史 10 余年，反复咳嗽、咳脓性痰，或伴有咯血。前年开始服膏方后，一直未咯血，且咳嗽、咳痰症状明显减轻。本次就诊时仍偶有咳嗽、咳痰，略感胸闷，夜寐较差，神疲肢倦，舌嫩红、苔薄黄，脉弦细。

辨证 肺阴亏虚，脾虚痰阻。

治法 养阴清肺，健脾化痰。

膏方 南沙参 120g，北沙参 120g，天冬 90g，麦冬 90g，五味子 60g，生地黄 180g，百合 120g，苦杏仁 90g，浙贝母 150g，竹沥半夏 100g，茯苓 150g，陈皮 60g，太子参 200g，焦白术 120g，甘草 50g，炙桑白皮 150g，佛耳草 150g，山药 150g，山茱萸 150g，牡丹皮 120g，知母 90g，黄柏 90g，黄芩 120g，白茅根 300g，女贞子 120g，墨旱莲 120g，当归 120g，炒白芍 120g，炒川芎 45g，绞股蓝 150g，野荞麦 300g，加阿胶 250g，龟甲胶 250g，冰糖 250g，黄酒 150g 收膏。

参考文献 殷莉波，徐婷贞.王会仍用膏方治疗呼吸系统疾病经验 [J].山东中医杂志，2004，23（11）：689-690.

【验案】顾某，女，59岁。初诊日期：2004年12月6日。患者咳嗽，咳痰20余年。CT示：右中下肺炎，支气管扩张。幼时有百日咳病史。现症见：痰色白质黏，量少，不易咳出，晨起明显；易感冒，消瘦明显；舌质暗，苔薄白，脉细弦。

辨证 痰湿蕴肺。

治法 燥湿化痰，兼养肺阴。

膏方 党参30g，黄芪18g，白术15g，防风9g，胡颓叶15g，款冬花15g，百部9g，天南星15g，野荞麦根30g，南沙参、北沙参各30g，川石斛30g，麦冬30g，黄芩15g，大皂角4.5g，苦杏仁10g，紫菀15g，玉竹30g，法半夏15g，川贝母6g，全瓜蒌15g，陈皮9g，怀山药15g，山茱萸9g，熟地黄20g，茯苓30g，炒栀子9g，紫苏子9g，莱菔子9g，炙甘草9g。10剂。另：阿胶300g，白参100g，鳖甲胶100g，蛤蚧2对，紫河车粉80g，冰糖250g，饴糖250g收膏。

二诊（2005年12月19日）：患者咳嗽明显减少，咳痰色黄，量少，不易咳出；咽部不适，声音嘶哑，伴右侧胸痛；胃部不适，发作不定时；疲乏，今年感冒减少，全年2～3次；舌质暗，苔薄白，脉细弦。辨证及治法同上。处方：党参30g，黄芪18g，苍术、白术各15g，防风9g，法半夏15g，黄连3g，黄芩15g，干姜3g，柴胡15g，野荞麦根30g，黄荆子30g，胡颓叶15g，百部9g，紫菀15g，款冬花15g，知母10g，南沙参、北沙参各30g，川石斛30g，麦冬30g，女贞子30g，黄精30g，炙何首乌15g，蒲公英30g，百合30g，桑椹30g，枸杞子15g，紫花地丁30g，紫草30g，生蒲黄、炒蒲黄各15g，甘草10g。14剂。另：阿胶300g，白参100g，鳖甲胶100g，蛤蚧2对，紫河车粉80g，冰糖250g，饴糖250g收膏。

参考文献 方泓，唐斌擎.吴银根运用膏方治疗支气管扩张经验[J].上海中医药杂志，2010，44（1）：22-24.

【验案】刘某，女，63岁。2004年11月17日初诊。患者反复咯血7年，2000年经CT检查确诊为支气管扩张，长期用抗生素治疗。刻下症见：血丝痰，痰多，痰色黏白，咯吐欠畅，胸痛；倦怠，面部烘热；舌苔薄，脉弦细。

辨证　气阴两虚。

治法　养肺和营。

膏方　南沙参、北沙参各 30g，麦冬 30g，玉竹 30g，杜仲 15g，枸杞子 15g，百部 9g，黄芩 10g，女贞子 30g，炙何首乌 15g，黄精 30g，青黛 10g，炒栀子 10g，胡颓叶 15g，野荞麦根 30g，黄荆子 30g，紫菀 15g，款冬花 15g，党参 30g，黄芪 20g，淫羊藿 15g，巴戟天 15g，熟地黄 20g，山茱萸 10g，怀山药 15g，蒲公英 30g，天花粉 30g，川石斛 30g，墨旱莲 30g，僵蚕 10g，蝉蜕 5g。10 剂。另：阿胶 200g，龟甲胶 250g，西洋参 60g，蛤蚧 2 对，紫河车粉 60g，饴糖 250g，冰糖 250g 收膏。

二诊（2005 年 11 月 24 日）：今年无血丝痰，未咯血，仍有痰，咳出畅，口唇疱疹反复，今年感冒 1 次，易控制；疲乏，偶有面部烘热，夜寐不安，夜尿 2 次以上，大便略溏；舌苔薄，脉细缓。今年曾患肠痉挛。调理宜养肺化痰，益肾健脾。处方：柴胡 15g，黄芩 10g，炒白芍 30g，杜仲 15g，枸杞子 15g，百部 9g，知母 10g，女贞子 30g，炙何首乌 15g，黄精 30g，胡颓叶 15g，野荞麦根 30g，黄荆子 30g，紫菀 15g，款冬花 15g，青黛 10g，炒栀子 10g，辣蓼草 30g，石榴皮 10g，马齿苋 30g，大血藤 30g，南沙参、北沙参各 30g，天冬、麦冬各 30g，党参 30g，黄芪 20g，女贞子 30g，墨旱莲 30g，桑椹 30g，甘草 10g。10 剂。另：阿胶 200g，龟甲胶 150g，鳖甲胶 100g，西洋参 80g，蛤蚧 2 对，紫河车粉 60g，枫斗 40g，蜂蜜 250g，冰糖 250g 收膏。

参考文献　方泓，唐斌擎. 吴银根运用膏方治疗支气管扩张经验 [J]. 上海中医药杂志，2010，44（1）：22-24.

【验案】李某，女，63 岁，2013 年 12 月 8 日初诊。既往有支气管扩张病史 30 余年，曾咯血 2 次。平素反复出现咳嗽，咳吐黄痰，病情缠绵，迁延不愈，每因受凉、劳累而病情加重，长期反复应用"抗生素"治疗。近 5 年来，逐渐出现胸闷、气短，动则为甚，心悸，汗出。1 年前住院治疗行系统检查，诊断为双下肺支气管扩张并感染、慢性肺源性心脏病。此次来诊时症见：咳嗽，咳吐少许黄痰，胸闷、气短，动则为甚，颜面潮红，手足心热，乏力口干，纳呆腹胀，头晕耳鸣，大便稀，舌质暗红，苔少，脉细数。

辨证 肺脾肾亏虚，痰热瘀互结。

治法 益气健脾补肾，滋阴清热，化痰祛瘀。

膏方 黄芪 200g，百合 150g，太子参、生地黄、熟地黄、南沙参、北沙参、天冬、麦冬、玉竹、女贞子、墨旱莲、当归、牡蛎、枳壳、山药、赤芍、白芍、鱼腥草、连翘各 100g，炙百部、五味子、续断、焦三仙（焦山楂、焦麦芽、焦神曲）、枸杞子、桑寄生、制何首乌、海蛤壳、法半夏、地骨皮、茯苓、白术各 60g，砂仁 40g，干姜、黄芩各 30g。全方选浓缩颗粒剂，加阿胶 300g，黄酒 500g，由医院制剂中心统一制成膏方，每碗 300g 分装。每次服1 汤匙（约 15g），每日于晨起、临睡前温开水送服。服药期间如遇感冒、病情加重等情况暂停服用。

2014 年 2 月 6 日二诊：患者自诉服用膏方后，感冒次数明显减少，偶有外感，亦较前减轻，诸症均较前减轻，微咳，咳少许白痰，支气管扩张未急性加重。偶有心悸，夜寐不安，诊其舌质暗淡、苔薄白，脉沉细。病情稳定，守法继进。在原方的基础上减去黄芩，加养心安神之炒酸枣仁 60g、柏子仁 60g、生龙骨 60g。治法、服法同前。

2014 年 12 月 12 日三诊：患者述近 1 年来感冒未发生，支气管扩张亦未急性加重，诸症明显好转。自感疗效非常满意，为巩固疗效求方再进。

参考文献 赵永祥. 吕华主任应用中医膏方治疗慢性肺系疾病经验 [J]. 甘肃中医药大学学报，2016，33（4）：30-31.

【验案】蔡某，男，42 岁，2016 年 10 月 12 日前来就诊。支气管扩张由来已久，经治疗病情稳定，要求膏方调补。刻下：偶有咳嗽，痰黄，胸闷短气，时倦怠乏力，脉弦，舌尖红，苔薄黄根略腻。西医诊断：支气管扩张伴感染。

辨证 痰热蕴肺，气阴两虚。

治法 清肺育阴，健脾滋肾。

膏方 太子参 300g，黄芪 300g，五味子 300g，茯苓 150g，竹沥半夏90g，甘草 60g，生地黄 120g，熟地黄 120g，炒川芎 100g，当归 100g，炒白芍 120g，泽泻 120g，炒牡丹皮 90g，炒知母 90g，炒黄柏 90g，红景天 120g，

生薏苡仁 300g，绞股蓝 100g，制黄精 250g，生玉竹 90g，金荞麦 300g，鱼腥草 300g，三叶青 120g，肺形草 150g，佛耳草 150g，枸杞子 120g，菟丝子 100g，杜仲 120g，灵芝破壁孢子粉 40g，东阿阿胶 250g，龟甲胶 250g，冰糖 200g，黄酒 200g。

参考文献 徐哲昀，童卫泉，王会仍，等．王会仍运用"四时膏方"调治慢性肺系疾病经验 [J].江西中医药大学学报，2018，30（2）：23-24，76.

第五节　慢性阻塞性肺疾病

【验案】男，61 岁，2003 年 11 月 12 日复诊。患者有慢阻肺史近 20 年。3 年前起服用膏方，嗣后，咳嗽、咳痰、气急诸症减轻，急性发作次数明显减少。目前偶尔咳嗽，时而头昏、神疲、肢冷，多动易气急，二便无殊，舌淡红，苔薄白，脉弦细。

辨证 脾肾亏虚，痰瘀阻滞。

治法 益气健脾补肾，以治其本；佐以祛痰化瘀、宣肺平喘以治其标。

膏方 黄芪 250g，党参 250g，天冬 90g，麦冬 90g，甘草 50g，姜半夏 100g，茯苓 150g，陈皮 60g，焦白术 120g，防风 60g，炙桑白皮 150g，炒熟地黄 150g，当归 120g，生白芍 150g，炒川芎 60g，炙桂枝 45g，山药 150g，山茱萸 120g，五味子 60g，苦杏仁 90g，厚朴 60g，炒丹参 120g，地龙 150g，淫羊藿 100g，巴戟天 120g，生薏苡仁 300g，炙枇杷叶 150g，南沙参 120g，北沙参 120g，枸杞子 120g，加阿胶 250g，鹿角胶 250g，冰糖 250g，黄酒 200g 收膏。

参考文献 殷莉波，徐婷贞．王会仍用膏方治疗呼吸系统疾病经验 [J].山东中医杂志，2004，23（11）：689-690.

【验案】孟某，男，79 岁，2013 年 11 月 12 日就诊。反复咳、痰、喘 10 余年，每年咳嗽、咳痰持续 3 个月以上，每逢天气变化时咳嗽、咳痰、气喘症状加重，需住院治疗才能好转，当年已住院 3 次。平时日常活动上 2 楼则胸闷气喘，呼多吸少。刻下症见：咳嗽、咳痰，咳少量白痰，易于咳出，平素易感冒，形体消瘦，伴有腰酸腰痛，偶有盗汗，饮食一般，睡眠尚可，二便尚调，舌质淡，苔薄白，脉细弱。查体：消瘦貌，桶状胸，肋间隙增宽，听诊双肺呼吸音低，无明显干、湿啰音，双下肢不肿。辅助检查：胸部X线提示双肺慢性支气管炎、肺气肿改变，查血常规未见异常。西医诊断：慢性阻塞性肺疾病稳定期。中医诊断：肺胀。

辨证 肺肾两虚。

治法 补肺益肾，化痰定喘。

膏方 炙黄芪200g，太子参200g，核桃仁200g，怀山药300g，炒白术200g，薏苡仁300g，防风100g，酒黄精300g，百合300g，熟地黄200g，焦杜仲200g，鱼腥草300g，桔梗200g，芦根300g，炙甘草200g，阿胶200g，鹿角胶200g，饴糖300g。除鹿角胶、阿胶、饴糖外，余药浸泡，煎煮，过滤，浓缩，用鹿角胶、阿胶、饴糖收膏。放阴凉处或冰箱冷藏，每日服2次，每次5～10g。嘱每天早晚各服1汤匙，遇感冒停服。2013年12月19日电话随访诉服药期间自觉精神改善，体力有所增强，胃纳好转，咳嗽咳痰量减少，嘱遇急性加重及时就诊，到当年冬季再行第2个疗程膏方调理。2015年1月7日如约就诊，诉一年间曾咳嗽咳痰加重一次，平素感冒次数明显减少，咳少许白色稀痰，活动后气喘较前减轻，形体消瘦，舌质淡，苔薄白，脉沉细。辨证肺胀，肺肾两虚证。继续给予原处方熬制成膏剂口服。

参考文献 刘丹丽，纪娟，许李娜，等.张念志运用膏方防治肺系疾病经验[J].河南中医，2016，36（6）：967-969.

【验案】罗某，男，74岁，2016年12月8日初诊。患者反复咳嗽、咳痰10余年，气紧2年余。症见咳嗽，咳白色泡沫痰，量多，气紧，动则尤甚，疲乏，面色晦暗，唇色微绀，饮食可，二便调。舌质淡暗，苔花剥且少，脉沉细微滑。西医诊断：慢性阻塞性肺疾病。中医诊断：肺胀。

辨证 肺脾肾俱虚，痰瘀互结。

治法 补益肺气，益气健脾，温肾纳气，兼以活血化瘀。

膏方 党参15g，黄芪20g，白术15g，防风6g，熟地黄15g，山药20g，天冬15g，麦冬10g，五味子10g，白附片10g，桂枝10g，茯苓15g，甘草 6g，麻黄 6g，紫苏子 15g，苦杏仁 12g，干姜 3g，细辛 3g，益智仁 9g，陈皮 15g，砂仁 6g，山茱萸 15g，赤芍 10g，桃仁 10g。10 剂。另加阿胶 100g、龟甲胶 100g、白人参 100g、蛤蚧 2 对。辅料为蜂蜜，收膏。

参考文献　晏林慧，杜丽，黄超，等.沈其霖运用膏方治疗 COPD 稳定期经验 [J].湖南中医杂志，2019，35（2）：14-16.

【验案】梁某，男，59 岁，每冬必咳，气急不平，活动加剧，天暖则轻，遇寒则甚。查体：桶状胸，双肺呼吸音低，未闻及明显干湿啰音。舌质红，苔薄白，有紫气，脉细。西医诊断：慢性阻塞性肺疾病。中医诊断：喘病。

辨证　肺肾两虚，肾不纳气。

治法　益肺补肾，培土生金，活血化瘀。

膏方　黄芪 500g，黄精 500g，白术 500g，防风 200g，补骨脂 300g，淫羊藿 500g，丹参 500g，赤芍 450g，桃仁 250g，水蛭 200g，女贞子 450g，枸杞子 500g，茯苓 500g，山药 500g，薏苡仁 500g，灵芝 450g，南沙参 300g，北沙参 300g，天冬 300g，麦冬 300g，百合 500g，鲜石斛 100g，紫河车 100g，甘草 100g，墨旱莲 200g，阿胶（烊）200g，冰糖 500g，蜂蜜 500g。收膏，每日 1 匙，1 日 2 次，开水冲服。

参考文献　肖庆龄，谌晓莉，孙航成，等.朱启勇教授膏方经验探析 [J].内蒙古中医药，2020，39（3）：88-89.

【验案】施某，男，90 岁，2013 年 11 月 19 日初诊。反复咳嗽气喘 30 年，逢季节寒冷空气变化加重，抗生素治疗效果不理想。就诊时咳嗽有痰，气喘活动后加重，下肢浮肿，舌淡红、苔微白腻，脉弦。

辨证　肺肾亏虚，痰阻气逆。

治法　肃肺化痰，纳肾平喘。

膏方　潞党参、生白术、茯苓、紫苏子、白芥子、法半夏、补骨脂、冬瓜子、生薏苡仁、海蛤壳、紫菀、款冬花、莲子、五味子、白前、丝瓜络、杜仲、鬼箭羽、山药、地龙、僵蚕、龟甲胶各 300g，红芪、葶苈子、当归、陈皮、鹿角胶各 200g，川贝母 50g，全须人参、肉桂、沉香、三七、紫河车各 100g，蛤蚧 5 对，木糖醇收膏。每日早、晚开水各冲服 1 匙，遇感冒、纳呆、腹胀暂停服用，待实证消退后再继续服用。

2014 年 2 月 11 日二诊：下肢肿，活动后气喘，痰少，咳而不显，脉弦滑，原方去海蛤壳、白前、冬瓜子、红芪，加车前子、冬瓜皮、生黄芪各 300g，木糖醇收膏，服法同前。

2015 年 12 月 8 日三诊：膏方服用后咳嗽减轻，咳痰不显，少量白痰，时有下肢浮肿，舌淡苔薄白，脉弦。治以补益肺肾，健脾化痰，利湿去肿，于初诊原方加川芎、淫羊藿各 200g，猪苓 100g，去五味子、僵蚕，阿斯巴甜收膏。

2016 年 11 月 9 日四诊：经三岁冬调治，诸恙渐愈，病情平稳，基本不咳，夜间口干。方用前法原方去僵蚕、姜半夏，加石斛 100g，灵芝 300g，阿斯巴甜收膏。

参考文献　张敬华．张钟爱运用膏方调治慢性阻塞性肺疾病经验介绍 [J]．新中医，2020，52（5）：202-203.

【验案】某男，59 岁。2020 年 11 月 16 日来诊。主诉：咳喘 7 年，加重 1 周。患者 7 年前无明显诱因出现咳嗽、咳痰症状，外院查肺部 CT 示：肺气肿。于家中自服药物（具体用药用量不详），药后上述症状有所缓解。就诊时咳嗽有痰，气喘活动后加重，纳差，面色白，倦怠无力，少言懒语，舌淡红、苔白腻，脉弦。治以健脾化湿，祛痰平喘。患者舌苔厚腻者，逐邪为主，建议先祛除痰湿水饮，邪气祛除，再续膏方，遂处以开路方四君子汤加减。1 周后复诊。2020 年 11 月 23 日二诊：下肢肿，活动后气喘未减，咳嗽有痰，脉弦滑，舌淡、苔白略腻。

辨证　肺气虚。

治法　补益肺脾肾。

膏方　麦冬、盐杜仲、益智仁、制玉竹各 120g，熟地黄、石斛、黄精、槲寄生、灵芝、麸炒白术、炒山药、炒白扁豆、广藿香、炒山楂、鹿角胶各 150g，人参片、枸杞子、黄芪、党参各 300g，浙贝母、红景天、炒川续断、炒陈皮、龟甲胶各 100g，大枣 200g，阳春砂、姜半夏、厚朴各 80g，蛤蚧 2

只，防风 60g。每日早、晚饭后开水各冲服 1 匙，遇感冒、消化欠佳时暂停服用，待实证消退后再继续服用。

2021 年 2 月 11 日三诊：活动后气喘，痰少，咳而不显，下肢略肿，脉弦滑，患者愿意再服膏方进行调补。原方加车前子、冬瓜皮各 300g。服法同前。

2021 年 3 月 9 日四诊：经冬调治，诸恙渐愈，病情平稳，基本不咳，以门诊随诊施药。

参考文献　郭志丽，沈爱娟，钱静华．钱静华膏方调治肺胀案 [J]．浙江中医杂志，2022，57（2）：150.

第二章 ◇◇ 心脑血管疾病

第一节 高血压

【验案】患者，女，73 岁，2008 年 11 月 25 日初诊。患者心慌、气急伴头晕 2 个月。既往有高血压、冠心病、脂肪肝病史，经中西医结合治疗后，症情稳定。现症见：心慌，气急，乏力，口干，头晕，头昏，腰酸，手臂酸痛，视物模糊，记忆力减退，失眠，心烦易怒，夜尿偏多（每晚 2～3 次），大便尚调，舌暗红，苔薄，脉弦细。

辨证 肝肾亏虚，肝阳易亢，心气内虚，痰瘀痹阻心脉。

治法 益气活血，涤痰舒痹，调补肝肾。

膏方 生黄芪 200g，太子参 200g，麦冬 150g，五味子 50g，丹参 300g，红景天 120g，赤芍、白芍各 120g，川芎 100g，郁金 120g，降香 90g，枸杞子 150g，菊花 100g，山药 150g，生地黄 150g，熟地黄 150g，山茱萸 150g，茯苓 150g，泽泻 100g，制何首乌 150g，石决明 200g，钩藤 150g，天麻 90g，白术 150g，葛根 150g，木香 90g，蒲公英 150g，佛手 90g，炒枳壳 120g，砂仁 60g，牛膝 250g，金樱子 150g，芡实 150g，酸枣仁 200g，首乌藤 300g，莲子 150g，百合 150g，石斛 120g，全蝎 50g，地龙 90g，石菖蒲 120g，炙远志 90g。以上药物共煎去渣取汁，加入龟甲胶 200g、鹿角胶 100g、阿胶 50g、黄酒 350g、蜂蜜 500g、炒核桃仁 150g、炒黑芝麻 150g，收膏。每次服 6g，每日 3 次，半年后症状改善。

参考文献 母相聪，程志清.程志清用膏方辨治心血管病经验 [J]. 中国中医药信息杂志，2010，17（3）：90-91.

【验案】唐某，女，64 岁，2013 年 10 月前来就诊。主诉反复头晕头痛 20 余年。患者有高血压病史 20 余年，最高血压 160/100mmHg，目前服

用氯沙坦钾片（科素亚）降压，自诉秋冬季节血压控制欠稳定，时感头晕伴胀痛，烦躁易怒。既往有腔隙性脑梗死史、高脂血症。刻下：头晕且痛，健忘，胸闷，口干喜冷饮，纳少，食后易饱胀，夜寐多梦，不易入睡，舌暗红，苔薄，脉细弦。中医诊断为眩晕。

辨证 阴虚阳亢兼气滞血瘀。

治法 滋阴潜阳，活血化瘀。

膏方 天麻150g，钩藤150g，石决明150g，黄芩90g，知母、黄柏各10g，制香附90g，柴胡90g，杜仲150g，川牛膝、怀牛膝各150g，桑寄生150g，首乌藤300g，益母草90g，炒酸枣仁150g，生黄芪300g，当归150g，川芎180g，赤芍、白芍各150g，红花120g，桃仁120g，广地龙120g，葛根200g，丹参200g，生地黄、熟地黄各150g，朱灯心草30g，淮小麦300g，大枣120g，炙何首乌300g，枸杞子120g，合欢皮200g，郁金120g，山楂精120g，麦冬、天冬各120g，石斛120g，女贞子120g，墨旱莲120g，玉竹120g，骨碎补150g，狗脊150g，佛手120g，广木香90g，炒谷芽、炒麦芽各150g，夏枯草150g，生龙骨150g，杭菊90g，车前子120g，香橼皮60g，玫瑰花30g。辅料：人参精35g，西洋参150g，鹿角胶200g，龟甲胶150g，鳖甲胶150g，饴糖200g，冰糖200g，黄酒400g。服法：每日早晚各服30g，开水冲服。凡遇感冒、咳嗽、伤食、泄泻即停服，禁忌生萝卜、浓茶。

参考文献　徐川，张秋娟.张秋娟膏方调理高血压经验[J].辽宁中医杂志，2015，42（9）：1626-1628.

【验案】患者吴某，男，76岁。2017年11月14日初诊。患者既往有高血压病史30余年，血压最高达150/100mmHg，目前口服左旋氨氯地平（施慧达）2.5mg/次，1次/d，与氯沙坦钾片（科素亚）50mg/次，1次/d降压。自诉血压控制可，每日清晨自测血压波动在128～140/78～90mmHg之间；有高脂血症病史10余年。1周前复查血脂分析，结果示：甘油三酯4.89mmol/L，低密度脂蛋白胆固醇3.45mmol/L；患者否认糖尿病病史。患者长期自我监测血压，血压控制尚可，但常感头晕乏力。患者每于头晕乏力发作时来我院门诊就诊，诊室血压正常，予平肝潜阳、补益肝肾中药

煎剂治疗后头晕乏力症状能够好转，但停药后仍时有反复。患者诉入冬以来，头晕、乏力症状又作，程度较前加重，乏力以腰膝为甚。胃纳尚可、夜寐欠佳、夜尿 2～3 次，大便正常。就诊时：BP 135/88mmHg，HR 68 次 /min，心律齐。患者颜面稍红，舌质偏红，苔薄白微腻，舌边尖可及细小裂纹，脉细。

辨证 肝肾阴亏，肝阳上亢，痰湿内停。

治法 滋补肝肾，平肝潜阳，运脾化湿。

膏方 天麻 100g，川牛膝 150g，钩藤 150g，生地黄 100g，熟地黄 200g，菟丝子 100g，酒萸肉 200g，太子参 150g，麸炒白术 150g，砂仁 50g，生木香 60g，陈皮 60g，麸炒山药 200g，茯苓 100g，麸炒泽泻 200g，淮小麦 150g，酒黄芩 100g，牡丹皮 150g，酸枣仁 150g，茯神 150g，生蒲黄 200g，红花 100g，荷叶 200g，生山楂 120g，炒决明子 150g，桑寄生 150g，盐杜仲 200g，仙鹤草 150g，阿胶 150g，龟甲胶 150g。上述药物炼成膏，早晚各服 1 勺，开水冲服。后患者一直门诊规律随诊，诉服用膏方后头晕症状明显好转，腰膝乏力症状较前减轻，病情缓解未再反复。自我监测血压正常，无特殊不适。

参考文献 陈丽云，严世芸. 严世芸运用膏方经验 [J]. 中医杂志，2018，59（13）：1099-1101.

【验案】患者，男，54 岁，初诊日期：2017 年 11 月 13 日。主诉：头晕、易疲劳、腰背酸痛 2 周。患者有高血压病、脑梗死、肠息肉、慢性萎缩性胃炎、颈椎病病史多年。刻诊：头晕，易疲劳，腰背酸痛，活动后膝关节疼痛，小腿偶胀，纳可，夜寐梦多，畏寒怕冷，大便调，偶有便溏，舌苔白腻，边有齿痕，脉细。

辨证 脾肾亏虚，痰瘀阻络。

治法 益气活血，补肾通督，养髓益脑，涤痰通络。

膏方 黄芪 30g，桃仁 180g，酸枣仁 180g，川芎 180g，土鳖虫 150g，三棱 180g，莪术 180g，地龙 150g，葛根 180g，淫羊藿 250g，骨碎补 180g，天麻 180g，钩藤 180g，石决明 300g，沙苑子 180g，蒺藜 180g，珍珠母 400g，

炮附片 150g，桂枝 180g，熟地黄 250g，麦冬 180g，鹿角 120g，杜仲 180g，续断 180g，狗脊 180g，牛膝 180g，白芥子 180g，乌梢蛇 180g，僵蚕 180g，秦艽 180g，独活 180g，白术 180g，茯苓 180g，白芍 300g，甘草 120g，木香 120g，砂仁 120g（后下），菝葜 180g，徐长卿 180g，知母 180g，黄柏 180g，首乌藤 250g，远志 180g，合欢皮 180g，山萸肉 200g，菟丝子 200g，金樱子 180g，牡蛎 400g，夏枯草 180g，浙贝母 180g，海藻 180g，芡实 180g，赤石脂 250g，人参 250g，阿胶 150g，鹿角胶 120g，鳖甲胶 120g，龟甲胶 100g，饴糖 200g，冰糖 200g，黄酒 400g。上药合煎，煎制成膏，服法：每日 1 汤匙，临睡前开水冲服。

2018 年 1 月 31 日二诊：患者服用膏方 45 天后诸症明显减轻，头晕大为缓解，易疲劳减轻，腰背酸痛好转，血压平稳。但停药后仍见膝关节痛、膝冷，夜寐梦扰，大便每日 2 次，成形。续用前法，益气活血，温肾固涩，通络止痛。处方：黄芪 30g，桃仁 15g，酸枣仁 15g，川芎 12g，三棱 15g，莪术 15g，地龙 12g，葛根 15g，淫羊藿 20g，骨碎补 15g，鹿角片 9g，炮附片 12g，肉桂 12g，杜仲 12g，续断 12g，牛膝 15g，秦艽 15g，独活 15g，金樱子 15g，菟丝子 20g，山萸肉 20g，首乌藤 20g，远志 15g。14 剂，每日 1 剂，早晚分服。

2018 年 2 月 14 日三诊：患者诉服上方后诸症进一步缓解，嘱患者上方继服 14 剂。

参考文献　陈丽云，严世芸.严世芸运用膏方经验 [J].中医杂志，2018，59（13）：1099-1101.

【验案】杨某，女，63 岁，务农。2017 年 12 月 19 日初诊。患者有高血压、糖尿病史多年，去年冬至服膏 1 料，疗效明显，血压、血糖均控制在正常范围，要求今再予调补。刻诉四末冰冷而躯体不冷，带下量不多，黄白相间，胃纳一般，大便不调，夜寐时好时坏。舌苔薄质红，脉细弦。中医诊断：眩晕；消渴。西医诊断：高血压；2 型糖尿病。

辨证　肝肾阴虚，夹有湿热。

治法　滋养肝肾，兼清湿热。

膏方　熟地黄 200g，山茱萸 100g，山药 200g，牡丹皮 100g，茯苓 100g，泽泻 100g，柴胡 60g，炒白芍 100g，当归 100g，炒酸枣仁 200g，焦栀

子 100g，土茯苓 200g，椿皮 100g，墓头回 100g，白毛藤 200g，海螵蛸（先煎）200g，茜草 100g，玉米须 200g，地骨皮 150g，黄芪 200g，虎杖 200g，黄连 20g，苦丁茶 100g，葛根 200g，川芎 100g，制黄精 200g，制玉竹 200g，砂仁（后下）20g，小茴香 20g，阿胶（烊化）150g，龟甲胶（烊化）150g，鳖甲胶（烊化）100g，甲级石斛 100g，人参 100g，黄酒 250g，木糖醇 250g。1 剂。炼成膏，早晚各服 1 匙，开水冲服。随访 3 月，患者四肢冰冷症状消失，血糖、血压控制在正常范围。

参考文献　徐奇伟. 俞承烈运用膏方治疗慢性病验案 3 则 [J]. 江苏中医药，2019，51（9）：59-60.

【验案】余某，男，79 岁，杭州人。2012 年 12 月 22 日初诊。患者有高血压病、冠心病史，患眩晕症数年，1 年 2 次发，发时头眩，头晕呕吐，卧床不起，不能活动。发作后赴医院急诊诊治，经头颅 CT、磁共振，及血管神经系统等检查，诊断为眩晕综合征。住院西医治疗，症状改善后出院。时隔 2 月，眩晕又发，再入院治疗，好转后前来膏方调治。刻下见眩晕，步履不稳，下肢乏力，伴有胸闷，夜寐尚可，食欲一般，大便偏干，舌红、少苔，脉弦细略数。

辨证　气阴亏虚，肝肾不足，瘀血阻络，肝阳上亢。

治法　益气扶正，息风潜阳，滋补肝肾，活血通络。

膏方　人参 120g，白术、茯苓、当归、黄芪、钩藤、桑叶、菊花、白芍、白蒺藜、枸杞子、杜仲、山茱萸、山药、牡丹皮、泽泻、六神曲、炒麦芽、大枣各 200g，炙甘草、紫河车、防风、檀香各 100g，天麻、石决明、生牡蛎、丹参各 300g，生地黄、熟地黄各 120g，砂仁 60g，阿胶、龟甲胶各 125g，别直参 28g，西洋参 56g，另煎浓汁，收入膏中。1 日 2 次，每次 30g，开水冲化后服。忌食萝卜、芥菜、绿茶及辛辣、烟酒，50 天左右服完。次年冬天，该患再来开膏，述服膏后眩晕消失，精神好转，足有劲道，胸闷轻微少发，1 年未感冒。

参考文献　杨伟莲，劳建和. 余杭姚氏中医内科传人劳建和膏方治验举隅 [J]. 浙江中医杂志，2019，54（12）：921-922.

【验案】龚某，女，86岁，2005年底于周教授门诊首诊。患者眩晕频作，气短、乏力，腰膝酸软，腹胀，胃纳差，寐差，口干，大便干，夜尿多，脉细，苔薄舌红。患者患高血压病20余年，平素服降压药维持，2003年冠状动脉支架植入，近期血压不稳，头晕加重，故来求膏方综合调理。

辨证 肾精不足，瘀血阻络。

治法 滋养肝肾，益精填髓，活血化瘀。

膏方 以左归丸加减：炙何首乌9g，熟地黄9g，葛根30g，黄精30g，玉竹12g，枸杞子9g，女贞子30g，鳖甲、龟甲各9g，灵芝9g，山萸肉9g，牛膝30g，槲寄生30g，桑椹30g，太子参15g，黄芪30g，白术30g，茯苓30g，薏苡仁30g，山药30g，秫米30g，仙鹤草30g，丹参30g，川芎9g，当归9g，红花6g，桃仁6g，鸡血藤30g，水蛭6g，玫瑰花9g，凌霄花9g，莪术9g，瓜蒌皮30g，郁金9g，檀香9g，枳实9g，薤白9g，石菖蒲12g，苏木9g，延胡索15g，车前子15g，婆婆针30g，菊花9g，青葙子9g，茺蔚子9g，天麻9g，沙苑子30g，地龙9g，白蒺藜30g，钩藤9g，通天草30g，天南星9g，紫苏子9g，白僵蚕9g，补骨脂9g，黄荆子9g，络石藤30g，甘松30g，海风藤30g，杜仲12g，五味子9g，火麻仁12g，六神曲12g，鸡内金12g，稻芽、麦芽各15g，梅花9g，上方15剂，辅料加阿胶100g，鳖甲胶100g，黄明胶200g，西洋参100g，人参100g，饴糖300g，灵芝孢子粉30g，山楂200g，琥珀70g，蛹虫草100g，黑芝麻200g，核桃仁100g，黄酒400g。

2006年复诊，上方服后血压控制可，头晕等症较前明显减轻，仍口干、腹胀不适，寐差，加南沙参、北沙参各12g，郁李仁12g，酸枣仁12g，天花粉12g，生地黄、熟地黄各9g，加强养阴。2007年复诊，诉时有气短乏力，上方加蛤蚧2对补肺益肾，纳气平喘，加羚羊角粉30g，加强平肝息风。2009年患者行结肠癌手术，入冬续服膏方，每岁调整至今未曾中断，患者目前血压较稳定，言语清晰，精神状态可。

参考文献 邱伯雍，魏易洪，周端．周端运用膏方调治高血压病经验[J]．河南中医，2021，41（6）：859-863．

【验案】李某，男，83岁，1998年12月因"反复头晕、头痛伴胸闷、心前区疼痛 3 年余，头晕、头痛加剧半个月" 来龙华医院求开膏方。患者自诉高血压病 10 余年，常服硝苯地平，血压波动于 150/90mmHg 左右，近 3 年来，上述症状反复发作。刻下症：头晕，胸闷，胸痛，项背部板滞，心悸，汗少，时有腹胀，纳少，眠差，二便正常，脉弦滑，苔薄舌红。时测血压 200/110mmHg，心率每分 80 次，心律齐，超声心动图示主动脉狭窄、增厚，查血脂、血糖偏高。

辨证 肝阴不足，肝阳偏亢，心血瘀阻。

治法 养阴平肝，宁心安神，宽胸宣痹。

膏方 生地黄 12g，白芍 30g，五味子 9g，桑椹 12g，密蒙花 12g，南沙参、北沙参各 30g，百合 12g，葛根 30g，山萸肉 9g，枸杞子 12g，炙何首乌 12g，杜仲 12g，丹参 30g，当归 12g，川芎 12g，红花 6g，玫瑰花 9g，豨莶草 30g，瓜蒌皮 30g，桂枝 3g，石菖蒲 12g，白蒺藜 30g，天麻 12g，钩藤 12g，苦丁茶 30g，香橼皮 12g，佛手 12g，羚羊角粉 0.6g，上方 15 剂加辅料龟甲胶 450g，阿胶 50g，黄酒 200g，饴糖 500g，西洋参 100g，核桃仁 250g，黑芝麻 250g，收膏。嘱早晚空腹各 1 匙开水冲服或含化，如遇感冒等急性病时暂停服用，忌萝卜、茶及辛辣之物，西药续服。

1999 年 11 月复诊，患者仍头晕时作，偶有胸闷、胸痛，测血压 170/100mmHg，心律齐，上方加龟甲 12g，鳖甲 12g，黑豆衣 12g，以滋阴潜阳，麦冬 12g，知母 12g，玉竹 12g，加强养阴功效，泽泻 10g，地龙 10g，清热利水降血压，辅料加人参 100g，阿胶 250g，加强补气养血功效。

2000 年 12 月复诊，患者症状改善，血压 144/86mmHg，口干，脉弦细，苔薄舌红。上方加潼蒺藜 30g，补肾阳，黄精 30g，补肾阴，青葙子、鬼针草清肝泄热，生白术 30g，顾护脾胃。2001 年至 2019 年，患者坚持年末复诊，开具膏方服用，2005 年行主动脉瓣置换术，当年膏方加三棱 12g，莪术 9g，桃仁 6g，水蛭 9g，三七 6g，地龙 10g，以加强活血化瘀之功，加郁金 12g，檀香 4.5g，行气安神。周老师根据其气血虚实之变调方加减，患者头晕发作较少，时有胸闷、心悸不适，纳眠俱可，二便正常，血压维持在 130～140/80～90mmHg，血糖、血脂等指标正常。

参考文献 邱伯雍，魏易洪，周端.周端运用膏方调治高血压病经验 [J].河南中医，2021，41（6）：859-863.

第二节 高脂血症

【验案】蔡某，男，己卯冬至订膏。始则劳其筋骨，继之忘我写作，脾肾两亏，左下肢酸楚。脾胃之运化失司，遂致血脂、血黏度、血压均增高，动辄胸闷气促，目眵。苔腻，脉弦紧。体重日增，痰瘀内壅，清不升而浊不降，生化无权。制膏常服，以期康壮。

辨证 脾虚痰生，瘀血内阻。

治法 健脾益肾，利气化瘀。

膏方 吉林人参（另煎）60g，续断、杜仲各90g，灵芝120g，西洋参（另煎）60g，狗脊90g，紫河车100g，苍术、白术各90g，紫菀90g，炒枳壳90g，炙黄芪300g，鸡血藤150g，云茯苓150g，决明子300g，桑寄生150g，豨莶草150g，生山楂150g，怀牛膝90g，太子参90g，法半夏90g，广郁金90g，清炙甘草45g，青皮、陈皮各45g，木贼草90g，当归90g，生蒲黄（包）90g，生麦芽300g，独活90g，紫丹参150g，檀香15g，红花60g，苦杏仁、桃仁各90g，仙茅90g，山药90g，川芎90g，菟丝子90g，虎杖150g，炒升麻45g，巴戟天90g，制何首乌150g。上味煎取浓汁，文火熬糊，入龟甲胶90g，鹿角胶90g，冰糖500g，熔化收膏。每晨以沸水冲饮1匙。

参考文献 杨志敏，谢东平，颜德馨. 颜德馨膏方治疗高脂血症经验[J]. 上海中医药杂志，2006，39（12）：8-9.

【验案】吕某，男，46岁。2000年11月29日初诊。患者2年前体检发现血甘油三酯、胆固醇明显增高，同时B超示颈动脉粥样硬化斑块形成，无高血压病、糖尿病史。予阿托伐他丁片、肠溶阿司匹林片口服，血脂一度降至正常，但后因肝功能异常，自行停药，血脂再次升高。遂赴杨师处求诊。症见：形体肥胖，面色不华，平日性情急躁易怒，自诉腰酸、口干，夜寐梦扰，大便日行3～5次，质稀，时呈水样便，以进食油腻食物后为甚，动则汗出，时感中脘胀满不适，舌苔薄，质干红，边有齿痕、瘀斑，脉弦滑。

辨证 肝肾阴虚，脾虚气滞，痰浊瘀阻。

治法 滋补肝肾，健脾化痰，行气活血。

膏方 炒党参150g，茯苓150g，炒白术150g，炙甘草50g，熟地黄200g，山药300g，泽泻100g，牡丹皮100g，姜半夏60g，决明子200g，炒薏苡仁300g，炒白扁豆150g，焦山楂150g，佛手片60g，绿梅花100g，玫瑰花30g，佩兰100g，川厚朴花100g，丹参150g，广郁金100g，制香附100g，陈皮60g，生黄芪150g，明天麻100g，枸杞子300g，钩藤150g，炒杜仲150g，紫苏梗100g，杭白芍150g，葛根150g，车前子100g，川楝子100g。另：阿胶250g，龟甲胶250g，大枣250g，核桃仁250g，冰糖250g，收膏。

二诊：诉便溏明显减轻，大便日行1～2次，中脘胀满不适明显减轻，头晕、腰酸仍明显，苔脉同前。拟前方加：炒僵蚕100g，丝瓜络100g，石菖蒲60g，川石斛150g；改：葛根200g，炒杜仲300g，丹参200g，焦山楂200g，姜半夏30g，陈皮30g。续服1年后复查血脂已降至正常水平，B超示颈动脉粥样硬化斑块较前缩小，头晕腰酸明显减轻，大便正常。至今仍坚持每年服用膏方，病情稳定。

参考文献 李航. 杨少山运用膏方调治心脑血管疾病验案举隅 [J]. 江苏中医药，2007，39（11）：48-50.

【验案】 卞某，男，47岁。2009年2月10日初诊。病史：高甘油三酯血症、右肾结石（0.9cm×0.6cm）。诊见：体型略丰，面白欠华，时有便溏，腰脊酸楚，夜寐易惊，口舌生疮。舌质暗红、苔薄黄腻，脉来沉滑。皆因年近五旬，脏腑懈怠，案牍劳心，饮食起居失其常度使然。

辨证 脾肾不足，痰浊内停。

治法 固本培元，化浊和中。

膏方 生地黄、熟地黄、山茱萸各120g，山药、枸杞子、黄芪、薏苡仁、生山楂、决明子各300g，牡丹皮、菟丝子、覆盆子、补骨脂、续断、千年健、苍术、白术、特二级石斛、陈香橼、佛手片各100g，杜仲、徐长卿、紫河车、党参、人参、猪苓、茯苓、泽兰、泽泻各150g，砂仁、豆蔻各60g，龟甲胶、鹿角胶各250g，木糖醇1袋，黄酒500g。另嘱每日饮食八分饱，饮水2000mL，运动45min。

2009年8月7日复诊：药后诸症已除，体检血脂正常、右肾结石亦有缩小（0.7cm×0.5cm）。

参考文献　沈淑华，王坤根.王坤根谈膏方 [J].浙江中医杂志，2010，45（3）：163-164.

【验案】赵某，男，57 岁。2009 年 11 月 18 日初诊。患者烦劳伤神，阴阳平秘失常，代谢失调，血查属"三高"，舌淡苔薄，脉细弦小数。

辨证　胃中气滞，肝胆湿热。

治法　养心神，调节代谢，和胃利胆。

膏方　炒当归 100g，杭白芍 100g，紫丹参 100g，黄精 150g，玉竹 150g，百合 200g，冬桑叶 150g，杭菊 80g，白蒺藜 100g，天麻 100g，麦冬 200g，僵蚕 100g，陈皮 150g，法半夏 100g，炙鸡内金 100g，神曲 200g，制香附 100g，海金沙 150g，广郁金 100g，仙茅 100g，菟丝子 100g，潼沙苑子 100g，莲须 40g，炒薏苡仁 300g，伸筋草 150g，阿胶 150g，三七粉 40g。另：木糖醇 150g，莲子 250g，人参 50g，冬虫夏草 30g，生梨 700g。用法：依法制膏。每日晨起服 1 汤匙，温开水调送。患者于 2010 年 11 月 10 日再次请徐老开膏方，问及去年服用膏方的情况，称膏方 3 个月服完，自觉精神状态良好，体检血脂、血糖在正常范围，血尿酸正常高界。

参考文献　朱佳，吴龙传.徐景藩膏方经验谈 [J].江苏中医药，2012，44（3）：8-9.

【验案】女，54 岁。形体肥胖，头晕，头痛时作，有高血压、高血脂、心肌肥大病史。现常感觉胸部室闷感，晨起咳嗽，咳痰，痰多，色黄，夜寐差，舌苔薄，舌中红，脉弦。

辨证　肝肾阴虚，气滞血瘀，痰浊阻肺。

治法　滋养肺胃，补益肝肾，活血化瘀，理气通络。

膏方　南沙参、北沙参各 300g，天冬、麦冬各 150g，石斛 300g，丹参 300g，莪术 150g，红花 90g，瓜蒌皮 150g，冬瓜子 150g，甜苦杏仁、苦杏仁各 90g，浙贝母 150g，蒲公英 300g，金银花 90g，葛根 300g，桑寄生 300g，杜仲 150g，牛膝 150g，石决明 300g，天麻 150g，女贞子 90g，墨旱莲 300g，鸡内金 150g，金钱草 300g，虎杖 150g，郁金 120g，白蒺藜 120g，泽兰、泽泻各 150g, 制何首乌 300g, 生山楂 120g, 玉竹 120g, 黄精 150g, 佛手片 120g, 路路通 120g, 西洋参 100g, 枫斗 150g。加阿胶 300g, 木糖醇 100g 制成膏方。早晚空腹服用 1 小勺, 连续服用 2 个月为 1 疗程。服药 3 疗程, 临床症状减轻。

参考文献　赵蓓俊, 苏励. 陈湘君治疗代谢综合征经验 [J]. 山东中医杂志, 2012, 31 (7): 519-520.

【验案】 患者, 男, 42 岁。2005 年就诊。腹泻 1 年多, 大便每天 2～3 次, 无黏液脓血, 无腹痛, 便质稀烂。有高脂血症、慢性乙肝、慢性胆囊炎病史。平素嗜食酒、肥甘厚味, 工作应酬多。近来盗汗、口苦, 夜寐不安, 舌淡、苔黄厚腻, 脉滑。处方: 川厚朴、苍术、草果、淡黄芩、陈皮、姜半夏、秦皮各 9g, 川黄连 3g, 广木香 6g, 炒薏苡仁、蒲公英、马齿苋各 15g。服用几周后, 诸症好转, 但湿性缠绵, 久泄伤阴, 患者体内多痰湿, 难以遽去, 故当缓图, 再用膏方调治。

辨证　脾运不足, 水湿不化, 湿热中阻。

治法　健脾化痰, 清热燥湿, 行气止泻。

膏方　党参、炒白术、炒茯苓、炒白扁豆、怀山药、炒薏苡仁、焦六曲各 200g, 姜半夏、黑豆衣、垂盆草、瘪桃干、虎杖各 150g, 陈皮 60g, 枳壳 90g, 鲜石斛、龟甲胶、黄酒、冰糖各 250g, 制成膏方加以巩固。

参考文献　杨敏春, 滕龙, 杨维佳, 等. 葛琳仪膏方辨治高脂血症经验撷菁 [J]. 浙江中医杂志, 2016, 51 (12): 876-877.

【验案】 患者, 男, 55 岁。2006 年就诊。患者形体肥胖, 近半月来时有脘腹胀满感, 嗳气, 偶有恶心, 胃纳欠佳, 双腿酸沉无力, 大便溏, 每日 4 次。既往吸烟饮酒史 30 余年。多次体检发现总胆固醇、甘油三酯、低密度脂蛋白偏高, 平素嗜食肥甘厚味、辛辣刺激之品。测血压 150/90mmHg, 舌苔白腻, 舌根黄, 脉细滑。先选用藿香、陈皮、苍术、佩兰、厚朴、郁金、白芍、姜半夏各 9g, 茯苓、焦麦芽、焦山楂、焦六曲、川芎各 12g, 川黄连 6g, 木香 5g, 砂仁 3g。调理 1 月以后, 诸症渐消, 但患者脾胃虚弱, 脾虚易致水湿内停, 日久易生痰化湿。湿邪较重, 湿性缠绵, 故当以膏方调理脾胃功能。

辨证 脾失健运，痰浊内停。

治法 健脾燥湿，行气和胃。

膏方 黄连30g，红花、陈皮、砂仁、木香各60g，鬼箭羽、炒山楂各100g，丹参、牛膝、玉米须各150g，荷叶、佩兰、牡丹皮、藿香各90g，薏苡仁300g，葛根、山药、茯苓各200g，泽泻、苍术、枳壳各120g，黄酒、冰糖各250g，制成膏方加以巩固。

参考文献 杨敏春，滕龙，杨维佳，等.葛琳仪膏方辨治高脂血症经验撷菁[J].浙江中医杂志，2016，51（12）：876-877.

第三节　冠心病

【验案】陈某，男性，74岁，冠心病史10年，5年前冠状动脉造影示：左前降支中后段狭窄90%。曾植入支架2枚，术后胸闷症状缓解。近2年来，活动与受寒后再次出现胸闷胸痛，且伴心悸，气短，下肢浮肿，尿少，食欲不振，大便稀薄，畏寒肢冷，平素易感冒。应用地高辛、利尿剂、硝酸异山梨酯（消心痛）等药物后肢冷症状仍反复发作。有高血压病史，平素血压欠稳定，否认糖尿病史，刻下患者面色少华，神情疲倦，口唇色暗，舌淡胖，质暗，边有瘀斑，苔薄白，脉沉细而涩。

辨证 心阳不振，心脉瘀阻。

治法 温阳益元，活血通脉，运脾利水。

膏方 黄芪、党参、云茯苓、丹参、益母草、煅龙骨、牡蛎、饴糖各300g，赤芍、白芍、泽兰、泽泻、生地黄、桂枝、延胡索、淫羊藿、广郁金、牛膝各150g，猫人参、苍术、白术、沙参、薤白、葛根各150g，黄精、玉竹、当归、三七、制香附、厚朴、麦冬、五味子、防风、灵芝、川芎、瓜蒌皮各120g，红花、桃仁、降香各90g，生蒲黄180g，淡附片100g，生姜60g，上味浓煎去渣取汁，文火入西红花、阿胶、鹿角胶各150g，紫河车粉、黄酒各100g，冰糖150g，烊化收膏，膏将成时，再入生晒山参30g，（冲）即成。瓶装密封，每日早晚沸水冲服。如遇感冒、积食、泻泄则缓服数天；忌萝卜、浓茶、咖啡、虾、蟹、辛辣及生冷食物。

参考文献　陆庆贾，石磊，顾仁樾.顾仁樾教授应用膏方调治冠心病临床经验[J].陕西中医，2012，33（12）：1671-1672.

【验案】许某，男，冠心病，心气虚弱、痰瘀交困案，已卯冬订膏方。肝家气火较平，痰瘀交困，血脉流而不畅，心阳受蒙，劳则胸痹，甚则作痛，食入运迟。脉弦数，舌苔薄腻。心为君主之官，主血之运行，客邪滞络，致营卫不和，实为健康之敌。今拟益气化瘀，令其条达，五脏得养，庶达气血正平，长有天命之最佳境地。

辨证　心气虚弱，痰瘀交困。

治法　益气化瘀。

膏方　西洋参90g（另煎冲），苍术、白术各90g，黄芪300g，净赤芍90g，黄连24g，怀牛膝90g，生蒲黄150（包）g，三棱、莪术各90g，生甘草45g，粉牡丹皮90g，红花90g，冬虫夏草30g，焦栀子90g，柴胡90g，炙鳖甲150g，紫丹参150g，法半夏90g，莲子心45g，虎杖150g，佛手45g，炙鸡内金90g，决明子300g，川郁金90g（矾水炒），生麦芽300g，生山楂150g，大生地黄300g，檀香15g，炒枳壳60g，川芎90g，肥玉竹150g，苦杏仁、桃仁各90g，玉桔梗45g，茯苓90g，降香30g，青皮、陈皮各45g，当归90g，石菖蒲90g，生香附90g，香橼皮90g。上味煎取浓汁，文火熬糊，入鳖甲胶90g、阿胶90g、冰糖500g，熔化收膏。每晨以沸水冲饮1匙。

参考文献　杨志敏，徐福平，颜德馨.颜德馨"膏方"在心身疾病治疗中的应用[J].中国中医基础医学杂志，2015，21（2）：175-177.

【验案】张某，男，87岁，2014年1月14日初诊。症见：胸闷隐痛，时作时止，气短声低，周身乏力，腰膝酸软，口干，常欲饮水，纳可，夜眠欠佳，尿频少，大便正常，舌质淡暗，苔少，脉细涩。既往史：冠心病10余年，长期服用阿司匹林肠溶片0.1g，1次/d，口服抗血小板聚集，单硝酸异山梨酯缓释片40mg，口服扩冠治疗，血脂异常，未系统服药。中医诊断：胸痹心痛。

辨证　气阴两虚兼血瘀。

治法　补益肝肾，活血化瘀。

膏方 黄芪 300g，太子参 200g，白术 150g，山药 300g，茯苓 200g，熟地黄 300g，麦冬 300g，牡丹皮 150g，五味子 150g，黄精 150g，玉竹 300g，远志 150g，女贞子 150g，菟丝子 150g，龙眼肉 150g，当归 150g，丹参 150g，生地黄 150g，川芎 150g，红花 150g，赤芍 150g，天花粉 100g，陈皮 150g，砂仁 100g，木香 100g，神曲 150g，菊花 150g，槲寄生 150g，莲子 150g，甘草 100g，大枣 150g。上方煎取浓汁，文火熬糊，加入黄酒 300mL，龟甲胶 150g，阿胶 200g，烊化收膏，早晚以开水冲各饮 1 匙。

2014 年 2 月 3 日二诊：患者胸闷痛症状好转，周身乏力症状减轻，但腰膝酸软症状存在，舌质淡，苔少，脉细涩。将上方去红花、赤芍，加枸杞子 150g，杜仲 150g，山茱萸 150g 以补肾，余药同上，膏方 1 料再进。

2014 年 2 月 17 日三诊：上症均较前减轻。方证相符，效不更方，药后随访，半年未见复发。

参考文献　彭立萍，陈民，吴文胜．谭毅教授膏方治疗老年冠心病 [J]. 吉林中医药，2016，36（1）：28-31.

【验案】 患者女性，67 岁，2016 年 10 月 20 日首诊。主诉胸闷、气短 20 余天。患者自述因劳累出现胸闷、气短，发作时自服速效救心丸，效一般。胸闷、心悸，下午加重。头部闷痛，头晕易因体位改变出现。偶有乏力。畏寒甚，自汗甚。纳可，眠差，入睡困难，二便调，舌淡苔薄白，有齿痕，脉沉弱。既往史：甲亢病史 2 年，否认高血压、糖尿病。动态心电图（Holter）示：窦性心律；偶发房性早搏、室性早搏；间歇性 ST-T 改变。西医诊断为冠心病。中医诊断为胸痹。方选小柴胡汤加减，药用：柴胡 12g，黄芩 12g，半夏 12g，甘草 6g，党参 30g，桂枝 15g，龙骨 30g，牡蛎 30g，干姜 6g，首乌藤 30g，淫羊藿 15g，丹参 30g，炒酸枣仁 30g，延胡索 15g。水煎服，日 1 剂。嘱患者服 7 剂后改为温阳补肾膏方。

辨证 心肾阳虚。

治法 温阳补肾。

膏方 熟附子 500g，干姜 400g，肉桂 100g，桂枝 300g，淫羊藿 300g，制巴戟天 300g，菟丝子 200g，枸杞子 300g，盐杜仲 300g，炙黄芪 500g，党参 500g，酒萸肉 500g，山药 300g，生地黄 300g，熟地黄 300g，牡丹皮 100g，

茯苓 300g，泽泻 200g，当归 300g，麦冬 300g，黄柏 300g，炒谷芽 100g，炒麦芽 100g，栀子 100g，连翘 200g，炒芡实 200g，酒女贞子 300g，墨旱莲 300g，丹参 300g，赤芍 200g，白芍 200g，炒枳壳 100g，陈皮 150g，黄芩 100g，鹿角胶 200g，龟甲胶 200g。辅料黄酒 500g，蜂蜜 200g，冰糖 100g。此处方量为两个月所用膏方剂量，由医院制剂室专门制备成膏方，并区分剂量，每日两次服用，每次 1 包。患者连续服用此膏方，2 个月后复诊，胸闷、气短明显缓解，偶头晕，乏力改善，畏寒减轻。嘱继服此膏方，不适随诊。

参考文献　张冰睿，薛一涛．薛一涛应用膏方辨治胸痹验案 [J]．山东中医杂志，2017，36（11）：984-985，1000.

【验案】患者男性，62 岁，2016 年 10 月 15 日首诊。冠状动脉介入（PCI）术后 1 年。患者自述 1 年前因心肌梗死于某省级医院行 PCI 术，放入两个支架，现服用阿托伐他汀、氯吡格雷、脑心通。现症见：胸部有压迫感，胸痛位置不固定，头晕，头重脚轻，活动后加重，嗳气、泛酸，小腿胀痛，晨起手指发麻，活动后缓解，纳可，眠差，入睡困难，多梦、易醒，大便调，夜尿多，舌红苔薄，脉沉。既往无糖尿病、高血压病史。Holter 示：窦性心律；房性早搏、成对短阵房速。冠脉造影示：① 左主干（LM）未见狭窄；② 左前降支（LAD）近中段狭窄 70%～80%，前向血流 TIMI3 级；③ 左回旋支（LCX）：中段狭窄 60%～70%，累及双角支（DM）开口，前向血流 TIMI3 级；④ 右冠脉（RCA）近段 100% 闭塞，前向血流 TIMI0 级。西医诊断：冠心病，陈旧性心肌梗死。中医诊断：胸痹。方选半夏白术天麻汤合失笑散加减。药用：半夏 12g，炒白术 15g，天麻 15g，泽泻 30g，川芎 12g，葛根 30g，丹参 30g，砂仁 9g，延胡索 15g，赤芍 30g，枸杞子 30g，菊花 12g，川厚朴 15g，炒枳实 12g，川黄连 12g，五灵脂 9g，蒲黄 9g。水煎服，日 1 剂。嘱患者服 7 剂后复诊。同时使用活血通脉膏方。

辨证　气虚血瘀。

治法　活血通脉。

膏方 红参 60g，玄参 400g，红花 300g，首乌藤 500g，柴胡 300g，炒枳壳 200g，白芍 500g，赤芍 500g，甘草 100g，蒲黄 200g，五灵脂 100g，丹参 500g，檀香 100g，砂仁 100g，烫水蛭 100g，全蝎 100g，桂枝 200g，牡丹皮 150g，茯苓 500g，炒桃仁 300g，川芎 200g，焦山楂 500g，泽泻 300g，三七粉 100g，制何首乌 200g，当归 300g，熟地黄 300g，牛膝 300g，浙贝母 300g，清半夏 300g，黄连 150g，瓜蒌 300g，黄芩 150g，黄柏 150g，大黄 100g，黄芪 300g，党参 300g，葛根 500g，红景天 300g，阿胶 200g，龟甲胶 100g。辅料黄酒 500g，蜂蜜 200g，冰糖 100g。此处方量为两个月所用膏方剂量，由医院制剂室专门制备成膏方，并区分剂量，每日两次服用，每次一包。患者连续服用此膏方，2 个月后复诊，胸痛发作持续时间缩短，疼痛程度明显减轻，偶头晕，无嗳气、泛酸。予继服此膏方，不适随诊。

参考文献 张冰睿，薛一涛.薛一涛应用膏方辨治胸痹验案 [J]. 山东中医杂志，2017，36（11）：984-985，1000.

【**验案**】患者，女，67 岁，2015 年 11 月 30 日因"心前区闷痛、气短半年，加重连及背部疼痛 1 周"前来就诊。患者半年前无明显诱因出现心前区闷痛、气短，经休息 2～3min 后可缓解，未予重视及诊治。其间上述症状时有发作，多无明显诱因，经休息 2～3min 可缓解。1 周前，患者因劳累上述症状再次发作并较前加重，同时连及背部疼痛，经休息 10～15min 方能略有缓解。现症见：心前区闷痛、气短，连及背部刺痛，倦怠懒言，时有心慌，乏力，遇劳加重，口干咽燥，胃脘部易受凉不适，遇凉易腹泻，情志不畅，易怒，纳食尚可，寐差，二便调。舌质红，少苔，脉沉、细数无力。查体：血压 135/80mmHg，双肺呼吸音清，未闻及明显干湿啰音，心界叩诊不大，律齐，心脏各听诊区及瓣膜未闻及明显杂音，腹软，无压痛、反跳痛及肌紧张，双下肢无水肿。辅助检查：心电图示窦性心律，心率 88 次 /min，偶发室早，T 波低平。中医诊断：胸痹心痛病。西医诊断：冠状动脉粥样硬化性心脏病 - 不稳定型心绞痛。

辨证 气阴两虚兼气滞血瘀。

治法 补气养阴，活血理气。

膏方 人参100g，麦冬200g，五味子150g，桃仁100g，当归200g，西红花30g，生地黄250g，赤芍200g，川芎200g，柴胡150g，桔梗200g，枳壳200g，牛膝200g，炙甘草200g，桂枝200g，火麻仁100g，茯苓250g，远志200g，酸枣仁200g，补骨脂200g，黄精200g，玉竹200g，菟丝子200g，郁金200g，干姜150g，制附子100g，黄芪300g，丹参200g，陈皮150g，砂仁100g，神曲150g，肉豆蔻150g，阿胶200g，鹿角胶150g。上方由辽宁中医药大学附属第二医院膏方制剂室加工制成。用法：早饭前、晚饭后各20g，水调冲服。嘱其禁食生冷、辛辣、肥甘厚味，规律作息，调畅情志。

2016年1月15日二诊，心前区连及背部闷痛、气短症状较前改善，偶有心慌，倦怠懒言较前减轻，口干症状较前改善，胃脘部受凉仍感不适，遇凉仍偶有腹泻，饮食可，睡眠质量改善。舌质红，苔薄白，脉细。前方川芎、赤芍、桔梗、枳壳、牛膝、郁金量减半，其余不变，继服膏方1料。嘱其禁食生冷、辛辣、肥甘厚味，规律作息，调畅情志。

2016年2月22日三诊，心前区连及背部闷痛、气短等症状基本消失，心慌乏力等症状明显改善，无口干，胃脘部受凉偶感不适，无腹泻，饮食可，睡眠质量提高，纳可，寐可，二便调，舌质淡红，苔薄白，脉沉。嘱其适当服用原方，调饮食、畅情志。随访3个月，心前区闷痛、气短等症状基本未再出现。

参考文献 关晓宇，庞敏.庞敏教授运用膏方治疗冠心病经验[J].中医药导报，2018，24（8）：128-129.

第四节 心律失常

【验案】李某，女，75岁。初诊日期：2005年11月22日。患者房颤、腔隙性脑梗死3年，历经治疗，病情稍瘥，然年逾古稀，平素畏寒恶风，易于感冒，甚则咳嗽。诊时症见头目掉眩，头重脚轻；腰膝酸软，步履无力，筋骨失养，肢节酸楚；神疲乏力，心悸气短，夜寐不安；舌淡红，苔白腻，脉细。

辨证 气血两虚，肝肾双亏。

治法 养肝益肾，填精养血。

膏方 生地黄 200g，熟地黄 200g，黄精 200g，党参 150g，生黄芪 200g，人参 100g，当归 100g，丹参 100g，枸杞子 150g，白芍 100g，白术 100g，淫羊藿 100g，杜仲 150g，天麻 100g，升麻 100g，柏子仁 100g，桂枝 100g，女贞子 150g，山药 150g，山茱萸 100g，桑寄生 100g，石菖蒲 150g，酸枣仁 150g，景天三七 150g，麦冬 150g，玉竹 150g，浙贝母 100g，旋覆花 150g，瓜蒌皮 100g，鸡血藤 150g，鹿衔草 100g，炙紫菀 100g，炙款冬花 100g，龟甲 100g，鹿角片 50g，珍珠母 300g，首乌藤 200g，大枣 200g，炙甘草 100g，合欢皮 100g，阿胶 200g，鳖甲胶 200g，核桃仁 200g，龙眼肉 200g，元贞糖 30g。

参考文献 韩建宏，孙珏，郭刚，等. 夏翔膏方经验介绍 [J]. 上海中医药杂志，2012，46（11）：11-12.

- -

【验案】女，44 岁，2008 年 11 月 21 日首诊。症见：心悸时作，胸闷，腹胀，皮肤瘙痒，鼻塞，喷嚏晨起时作，寐可，纳一般，月经正常。舌质淡红，边有齿痕，苔薄白，脉细。心电图示：窦性心律，室性早搏，心率 72 次 /min，血压 125/70mmHg。有心律失常病史 5 年，过敏性鼻炎史 6 年。

辨证 气阴亏虚，瘀血阻络。

治法 益气养阴，活血化瘀通络。

膏方 太子参 15g，黄芪 9g，生白术、生薏苡仁、山药、北秫米各 30g，防风、五味子、鳖甲、龟甲、山茱萸各 9g，玉竹、枸杞子、炙何首乌、白芍、灵芝、怀牛膝各 12g，黄精、桑寄生、女贞子、桑椹、丹参、益母草各 30g，川芎、当归、甘地龙、酸枣仁各 12g，泽兰、赤芍、牡丹皮、柏子仁、合欢花、绿萼梅、檀香各 9g，首乌藤、龙齿各 30g，郁金、旋覆梗、鸡内金各 12g，瓜蒌皮、麦芽、谷芽各 30g，苍耳子、辛夷各 9g，蝉蜕 6g，甘松 15g。共服 15 剂。人参 50g，阿胶 100g，鳖甲胶、龟甲胶各 150g，木糖醇、黄酒各 200g 收膏。

2009 年 10 月 29 日二诊。症见：心悸、胸闷未见，无心前区痛，腹胀少，皮肤瘙痒、鼻塞、喷嚏晨起时作好转，寐可，纳一般，月经正常。舌质淡红，苔薄白，脉细。心率 75 次 /min，早搏 0～1 次 /min，血压 120/75mmHg。B 超示：乳腺小叶增生。处方：上方改黄芪 5g；加柴胡 9g，夏枯草 15g，生牡蛎、鸡血藤各 30g。共服 15 剂。人参 50g，阿胶 100g，鳖甲胶、龟甲胶各 150g，木糖醇 300g，黄酒 200g 收膏。

参考文献　褚田明.周端应用膏方治疗心律失常验案二则 [J].中西医结合心脑血管病杂志，2012，10（7）：882.

【验案】女性，54 岁。初诊日期：2006 年 10 月 25 日。病史：间断性胸闷、心慌 1 个月余，加重 1 周。患者 1 个月前无明显诱因出现活动后胸闷、心慌时作，之前未曾有感冒发热及腹泻等病史，9 月 20 日至某医院做心电图示：频发房性早搏，部分呈二联律，偶发室性早搏伴有 ST-T 改变。行动态心电图示：频发房性早搏 5728 次 /24h，偶发室性早搏 649 次 /24h。当时该医院给予普罗帕酮（心律平）150mL 每 8 小时 1 次，阿司匹林 100mL 每晚 1 次，稳心颗粒等药物口服后，胸闷心慌症状呈加重倾向，无胸骨后疼痛，无恶心呕吐，无视物旋转。刻下：胸闷心慌时作，动则心悸较甚，易汗出，情绪低落，善太息，面色少华，头昏头晕阵作，腰膝酸软，纳谷欠佳，入睡困难，易惊醒，多梦，二便调，舌质淡红，苔薄白，脉结代而弦。

辨证　肝气不舒，心肾不交。

治法　疏肝理气，交通心肾。

膏方　柴胡 12g，炒白芍 15g，当归 10g，川芎 12g，制香附 12g，枳实 15g，青蒿 15g，苦参 15g，益母草 18g，竹茹 12g，丹参 15g，制狗脊 12g，杜仲 12g，桑寄生 15g，木香 6g，谷芽 15g，麦芽 15g，炙鸡内金 12g，白术 15g，茯苓 15g，党参 15g，仙茅 15g，淫羊藿 15g，知母 12g，黄柏 12g，生龙骨 15g，炙远志 12g，首乌藤 20g，炙甘草 9g。共服 15 剂。另：人参 200g，西洋参 200g，阿胶 200g，特级枫斗 100g，饴糖 200g，龙眼肉 100g，收膏。并嘱其畅情志，不宜有思想负担，半年后门诊随访，自诉胸闷、心慌明显改善，发作次数明显减少，仅气短乏力时有，纳谷可，寐尚安，二便尚调。舌质淡红，苔薄白，脉结代。三月前已停服普罗帕酮，平素服用阿司匹林及稳心颗粒。

参考文献　褚田明.周端应用膏方治疗心律失常验案二则 [J]. 中西医结合心脑血管病杂志，2012，10（7）：882.

【验案】患者，女，38 岁，2019 年 10 月 11 日初诊。主诉：心悸反复发作 8 个月。现病史：患者于 8 个月前工作劳累、情绪紧张后出现阵发性心悸，自诉多于晚饭前后发作，发作时伴有头晕、发力，平卧位休息后可促使心悸减轻，就诊于当地医院，查心电图提示窦性心动过速，心脏彩超、甲状腺功能均未见明显异常，诊断为心脏神经症，未予特殊治疗，但患者心悸症状反复出现，严重时不能自持，影响正常工作、生活，西医建议口服抗焦虑药物患者拒绝，故前来就诊。既往慢性胃炎病史。症见：心悸阵作，头蒙，周身乏力，善太息，活动后气短、胸闷，口干口苦，晨起后咽部异物感，纳差，自诉平素"一吃即饱，不吃就饿"，时有呃逆，寐欠安，夜间易醒，小便可，大便 2 日 1 次，偏干。已婚未孕，月经经期可，带经 3 天，量偏少。舌脉：脉沉细略滑，舌淡红胖大苔白薄，中有裂纹。西医诊断：心律失常，窦性心动过速。中医诊断：心悸。先予汤药 7 剂。

辨证　肝郁脾虚，郁热扰心证。

治法　调和肝脾，解郁宁心。

处方　太子参 10g，麦冬 10g，五味子 6g，黄连 6g，炒麦芽 10g，炒谷芽 20g，百合 30g，清半夏 3g，合欢花 20g，预知子 10g，石菖蒲 10g，郁金 10g，枇杷叶 10g，炒鸡内金 15g，紫苏叶 10g，紫苏梗 10g，火麻仁 15g。7 剂。二诊：心悸较前改善，头晕减轻，仍有乏力，自述怕冷，手足偏凉，口干同前，仍有呃逆，胃胀，寐差，大便略干，小便可。舌淡红，苔中后薄黄，脉沉细。原方去紫苏梗、紫苏叶、枇杷叶，加郁李仁 20g、车前子 20g、炒苦杏仁 10g，炒谷芽加至 30g，火麻仁加至 30g。7 剂。三诊：服药后心悸发作次数减少，只有情绪紧张时出现，发作时伴有手抖、胸闷，头晕改善，乏力略减轻，胃胀、呃逆好转，进食略增加，大便可，每日一行，初起略干，小便调，睡眠较前好转。月经已结束，经量无明显增加，有血块，经期大便较平素更通畅，舌淡红，苔中后薄白，脉沉细略滑。上方去太子参，改党参 30g，五味子加至

10g，炒谷芽减至 15g，加陈皮 10g，去石菖蒲、合欢花，加合欢皮 15g、炒酸枣仁 15g、川芎 5g、知母 6g，7 剂。四诊：诉心悸、胸闷、气短未明显发作，晨起略口干，手足较前温暖，整体仍怕冷，睡眠可，纳可，饭后有打嗝，二遍调。舌淡红偏暗，苔薄白，脉沉细。做膏方。

膏方 党参 30g，麦冬 15g，五味子 15g，黄连 10g，炒麦芽 30g，炒谷芽 30g，百合 30g，清半夏 9g，合欢皮 30g，预知子 20g，炒鸡内金 20g，炒紫苏子 15g，火麻仁 30g，炒苦杏仁 10g，陈皮 20g，炒酸枣仁 20g，川芎 6g，知母 15g，山药 20g，桑椹 30g，鸡血藤 30g，黄芪 30g，熟地黄 10g，白芍 10g，茯苓 10g，白术 10g，紫苏梗 20g，炙甘草 6g，阿胶 6g（烊化）。

2020 年 1 月 13 日复诊：未诉心悸、胸闷，体力可，已正常工作，怕冷减轻，偶有饭前"空饿感"，纳寐可，二便调。舌淡红，苔薄白，脉沉细略滑数。继续做膏：原方熟地黄 15g、炒酸枣仁 30g、黄连 12g、阿胶 10g（烊化），加巴戟天 6g、菟丝子 6g、黄柏 6g，去紫苏子，紫苏梗加至 30g。后患者坚持服膏，电话回访症状未再出现，身体状况良好。

参考文献 付达，于芳，马烨清.刘真教授应用膏方辨治心律失常经验撷英 [J].环球中医药，2021，14（3）：458-461.

【验案】患者，女性，53 岁，2012 年 8 月因反复出现心悸 1 年于当地住院治疗。24h 动态心电图显示：频发室性早搏（10060 个 /24h）。心脏彩超等其他相关检查未见异常，诊断为心律失常、频发室性期前收缩。予曲美他嗪、酒石酸美托洛尔等药物治疗后症状稍缓解，仍有反复。规律服用药物后复查 24h 动态心电图：频发室性早搏（39842 个 /24h，部分呈二、三联律）。广州市某医院建议行射频消融术，患者拒绝，故维持上述用药方案保守治疗，症状仍未见明显好转。

2018 年 1 月 9 日至吴伟教授门诊就诊。症见：神清，精神一般，善太息，心悸不适，周身乏力，纳可，眠差易醒，二便调。舌暗红有瘀斑、苔黄，舌下瘀络，脉弦数。西医诊断：频发室性早搏。中医诊断：心悸病。因患者工作原因未能煎煮中药饮片，遂在西药酒石酸美托洛尔（每次 25mg，每日 2 次）基础上加入桃仁红花膏加减。

辨证 心血瘀阻。

治法 活血化瘀，理气通脉。

膏方 燀桃仁 30g，红花 50g，川芎 30g，赤芍 60g，当归 30g，生地黄 150g，干石斛 100g，醋延胡索 60g，丹参 150g，甘松 20g，饴糖 50g，蜂蜜 20g，龟甲胶 15g（烊化），山药 100g（打碎），茯苓 80g（打碎）。每日 1 勺，温水冲服，连服 30 天。

2018 年 2 月 9 日二诊，自觉心悸发作减少，但精神较差，夜间睡眠多梦困乏，舌暗红有瘀斑、苔黄，舌下瘀络较前改善，脉弦数，复查 24h 动态心电图：频发室性早搏（15413 个 /24h，1 次成对，1 阵室性三联律）。在上膏方基础上红花减量至 30g，加合欢皮 35g、酸枣仁 18g，再服 30 天。

2018 年 3 月 11 日三诊，患者偶有心悸，次数较前显著减少，失眠得以改善，舌红苔黄，脉弦数。复查动态心电图：偶发室性早搏（15 个 /24h），偶发房性早搏（7 个 /24h），守上方，再服 30 天。后患者定期复诊，坚持服用膏方，已无心悸等不适。

参考文献 黄骏腾，杜雪梅，吴伟，等 . 吴伟教授运用桃仁红花膏治疗室性早搏经验 [J]. 中西医结合心脑血管病杂志，2020，18（5）：853-854.

【验案】朱某，女，56 岁。病史：患者素有心脏病史，近期心慌胸闷，心前区隐痛，加重 1 周。2009 年曾被诊断为冠心病，不稳定型心绞痛；心律失常，频发室性早搏。服用心律平、单硝酸异山梨酯片等，病情稳定。近期患者病情加重，服药不能缓解，遂于 2013 年 11 月来我院就诊。刻下：心慌胸闷，气短乏力，五心烦热，寐差，舌暗红，苔少，脉细涩。心电图示：窦性＋异位心律，频发室性早搏，平均心室率 78 次 /min。中医诊断为心悸。

辨证 气阴两虚，气血瘀滞。

治法 益气养阴，活血化瘀，宁心安神。

膏方 太子参 12g，生黄芪 15g，生白术 30g，茯苓 30g，生薏苡仁 30g，北秫米 30g，山药 30g，防风 9g，黄精 30g，玉竹 12g，枸杞子 9g，制何首乌 9g，灵芝 12g，白芍 12g，五味子 9g，山茱萸 9g，鳖甲 9g，龟甲 9g，桑椹

30g, 怀牛膝 30g, 女贞子 30g, 桑寄生 30g, 丹参 30g, 川芎 9g, 泽兰 9g, 当归 9g, 玫瑰花 9g, 生牡蛎 30g, 酸枣仁 12g, 合欢花 12g, 六神曲 15g, 谷芽、麦芽各 30g, 鸡内金 12g, 梅花 9g。上方 15 剂, 以辅料: 阿胶 100g, 鳖甲胶 150g, 龟甲胶 150g, 黄酒 300g, 木糖醇 300g, 西洋参 150g, 蛹虫草 100g, 人参 100g, 灵芝孢子粉 30g, 山楂精 2 盒, 羚羊角粉 10g 收膏。早晚空腹各 1 匙开水冲服或含化, 如遇感冒等急性病时暂停服。忌食萝卜、茶、猪血、虾蟹、辛辣。此后复诊, 患者心悸、胸闷、气短等症状基本消失, 复查心电图明显好转。

参考文献 林赟霄, 杨娟, 王佑华, 等. 周端教授应用膏方治疗心悸经验拾零 [J]. 西部中医药, 2016, 29 (4): 60-62.

第五节　慢性心衰

【验案】高某, 男, 75 岁。2001 年 11 月初诊。5 年前, 患前壁心肌梗死, 刻下: 有胸闷胸痛, 乏力气短, 活动后明显, 时有心悸, 口唇紫暗, 舌质淡暗, 苔薄白, 脉沉细。查体: 心律整, 双肺无明显干湿啰音, 肝脾未及, 双下肢轻度浮肿。心电图: 陈旧性前壁心肌梗死, 既往患高血压病。

辨证 心阳不振, 血脉不通。

治法 温阳益气, 行气化瘀。

膏方 柴胡 140g, 香附、当归各 210g, 炒白芍 140g, 川芎 210g, 益母草、黄芪各 280g, 党参、枳实、葶苈子、茯苓、仙茅、淫羊藿各 210g, 生甘草 140g, 人参 150g, 阿胶 500g, 西红花 5g, 龙眼肉 100g, 熟核桃仁 250g, 冰糖 300g, 饴糖 200g。

参考文献 陈民, 陈鹏. 林钟香膏方辨治心血管病举隅 [J]. 辽宁中医杂志, 2003, 30 (10): 791.

【验案】患者, 女, 72 岁, 2012 年 12 月 20 日初诊, 有高血压病 30 余年, 冠心病、心功能Ⅲ级 10 余年, 长期服用西药, 刻下: 动则气喘汗出, 难以平卧, 颜面及肢体浮肿, 胸闷, 偶有心前区疼痛, 痛有定处, 腹胀纳差, 腰酸肢软, 怕冷, 大便溏薄, 舌质淡偏紫, 边有齿印, 苔薄脉细。

辨证 心肾阳虚，水气凌心。

治法 益气活血，温阳利水，补肾纳气。

膏方 党参 15g，黄芪 30g，生白术 30g，北秫米 30g，黄精 30g，丹参 30g，瓜蒌皮 30g，万年青根 30g，毛冬青 30g，猫人参 30g，枸杞子 12g，炙何首乌 12g，川芎 12g，郁金 12g，葶苈子 12g，干地龙 12g，旋覆梗 12g，泽兰 9g，檀香 9g，紫苏子 9g，佛手 9g，补骨脂 15g，三七 6g，大腹皮 6g，桂枝 3g，熟附子 3g，桑寄生 30g，桑椹 30g，泽泻 9g，石斛 12g，玫瑰花 12g，谷麦芽 30g，六神曲 15g，鸡内金 30g。上方 15 剂，以阿胶 100g，鳖甲胶 150g，龟甲胶 150g，人参 150g，西洋参 150g，灵芝孢子粉 20g，蛤蚧 3 对，龙眼肉 70g 收膏，早晚饭前各服 1 匙，温开水冲服，若遇感冒或心衰急性发作等急症则停服。

2013 年 12 月 12 日复诊，患者气喘心悸较前明显好转，胸闷亦有减轻，自诉近一年中感冒发作明显减少，其余诸症均有好转，上方加天麻 12g，钩藤 15g，红花 6g 加强血压控制和活血，膏方 1 料再进。

参考文献 魏易洪，曹敏，苑素云，等.周端教授膏方治疗慢性心衰经验拾零 [J]. 时珍国医国药，2015，26（5）：1222-1223.

【验案】张某，65 岁。2018 年 9 月 12 日初诊。患者病来胸闷气短，心悸，乏力，口干，盗汗，焦虑，失眠多梦，纳差，便溏，腰膝酸软，舌红苔腻，有瘀点，脉滑弱，既往冠心病、血脂异常、糖尿病、高血压。

辨证 气阴两虚。

治法 益气养阴，补心安神。

膏方 党参 15g，黄芪 30g，黄精 15g，茯苓 15g，炙甘草 10g，远志 10g，石菖蒲 10g，五味子 6g，合欢花 10g，合欢皮 10g，首乌藤 15g，郁金 10g，白术 10g，生薏苡仁 20g，阿胶 3g，麦冬 12g，杜仲 10g，益母草 15g，鸡内金 10g，法半夏 9g，六神曲 12g，炒麦芽 12g，炒山楂 12g，红曲 6g，葛根 10g，天花粉 9g，决明子 10g，菊花 9g，1 袋 /d，分 3 次服用。

2018 年 10 月 10 日复诊。患者心悸，口干，盗汗、焦虑症状基本消失，睡眠及饮食得以改善，胸闷、气短症状较前明显好转，上方加以丹参 10g，三七 6g，川芎 10g，以加强行气化瘀之功效。

参考文献　顾莹，焦晓民 . 焦晓民膏方治疗心衰易损期经验 [J]. 实用中医内科杂志，2020，34（5）：136-138.

第六节　失眠

【验案】朱女士，59 岁。2003 年 12 月 12 日诊。虽云不寐有虚实之分，然虚实互见恒多，原夜寐不安已达 10 余年，近心烦而躁，偶尔胸闷，睡眠易醒，夜间尿频，有 4 至 5 次之多，实中有虚也；上午头晕沉沉，精神倦怠，记忆力下降，口干欲饮，大便偏干，舌质淡而尖红，苔薄腻，脉细稍弦，虚中有实也。

辨证　阴虚火旺，肾阴不足，痰湿内蕴。

治法　滋阴清火，补肾缩泉，化痰宽胸，交通心肾。

膏方　枸杞子 200g，白芍 200g，龟甲 200g，麦冬 200g，黄连 30g，陈皮 100g，竹茹 60g，茯神 300g，制半夏 100g，炒酸枣仁 300g，柏子仁 300g，淡竹叶 50g，黑芝麻 300g，女贞子 300g，玄参 300g，制何首乌 300g，龙胆 30g，莲子心 60g，生地黄 200g，丹参 200g，佛手 150g，玫瑰花 100g，珍珠母 300g，青龙齿 300g，益智仁 200g，天麻 300g，五味子 100g，葛根 200g，生黄芪 200g，生山楂 200g，淮小麦 300g，石菖蒲 100g，炙远志 30g。上药煎 3 次，取汁。西洋参 100g，另煎和入上药汁，加阿胶（烊化）400g，冰糖 400g，收膏。随访：服膏方后症状明显减轻，夜寐得安，尿频显著改善，精神渐振，患者满意。

参考文献　徐瑛，陈晓蓉 . 张云鹏膏方医案举隅 [J]. 中医文献杂志，2004（4）：35-36.

【验案】男，57 岁，因"反复失眠 1 年，加重 1 个月"就诊。症见：心烦不寐，心悸不安，头晕目眩，耳鸣健忘，腰膝酸软，五心烦热，口干舌燥，舌红苔薄少，脉弦细而数。

辨证　肾亏肝旺，热扰心神。

治法　滋肾平肝，宁心安神。

膏方　生龙齿、生牡蛎各 200g，远志 120g，知母 100g，黄柏 100g，灵芝 120g，桑寄生 150g，天麻 120g，山茱萸 120g，茯神 150g，石斛 200g，杜仲 120g，生地黄 120g，夏枯草 120g，五味子 120g，钩藤 180g，首乌藤 200g，山药 150g，酸枣仁 300g，白菊花 120g，地骨皮 120g，丹参 200g，砂仁、豆蔻各 30g，佛手 100g，玫瑰花 50g，牡丹皮 100g，枳壳 100g，枸杞子 120g，大枣 200g，香附 100g，墨旱莲 120g，生甘草 50g，龟甲胶 250g，阿胶 250g，冰糖 250g，黄酒 250g，炼成膏，早晚各服 1 匙，开水冲服。服后疗效明显，夜寐安，眩晕蠲，口干舌燥获愈，烘热潮红得瘥。随访 3 年，病情稳定，未见失眠发作。

参考文献　钱振萍，徐伟刚．膏方辨证分型治疗失眠 40 例临床观察 [J]．山东中医杂志，2010，29（5）：308-309．

【验案】王某，女，38 岁，2009 年 2 月 5 日初诊。患者因工作压力大，近两年出现入睡困难，心烦，乏力纳呆，头晕，健忘，面色不华，舌红，苔薄腻，脉细。

辨证　心脾两虚，心脉失养。

治法　益气健脾，养心安神。

膏方　生黄芪 200g，炒白术 150g，茯神、炒酸枣仁、首乌藤各 300g，广木香 90g，茯苓 150g，生牡蛎（先煎）300g，肉桂 10g，当归 100g，法半夏 120g，秫米（包煎）300g，山药 200g，益智仁 120g，桑椹 300g，枸杞子 200g，野生无柄赤芝（先煎）120g，鲜铁皮石斛 120g（先煎），郁金 120g，丹参 300g，柴胡 100g，赤芍、白芍、炒枳壳各 120g，佛手 90g，炒麦芽、炒谷芽各 120g，生山楂 150g，鸡内金 120g，以上药共煎取汁加阿胶、龟甲胶各 250g，黄酒 500g，蜂蜜 400g，珍珠粉（拌入）100g，灵芝孢子粉（拌入）40g，西红花（拌入）10g，收膏成袋，每袋 30g，1 天 2 次。经 1 料膏方调理 2 个月，失眠明显好转，精神转佳。前方加减再服 2 料，基本痊愈。

参考文献　章赛月，余昱．程志清运用四季膏方调治亚健康失眠经验 [J]．浙江中西医结合杂志，2012，22（11）：988-989．

【验案】患者，女，57 岁，2013 年 1 月 9 日初诊。失眠多梦 1 月余，既往高脂血症，刻下症见：失眠多梦，口干，五心烦热，少腹隐痛，大便不畅，小便灼热，舌暗红边有齿痕，脉细数。西医诊断：睡眠障碍，高脂血症。中医诊断：失眠。

辨证 阴虚血少，心神失养，痰浊血瘀，膀胱郁热。

治法 滋阴养血，养心安神，化瘀降浊，佐以清利膀胱。

膏方 太子参300g，麦冬180g，五味子90g，北沙参300g，玄参180g，丹参300g，酸枣仁500g，柏子仁450g，生地黄225g，当归300g，桔梗180g，远志120g，茯神225g，白薇180g，银柴胡225g，石韦225g，石斛300g，郁金300g，制何首乌225g，金樱子450g，荷叶225g，泽泻200g，生山楂300g，砂仁90g，陈皮180g，红景天225g，虎杖150g，山茱萸180g，红花225g，赤芍180g，延胡索150g，川芎150g，醋香附180g，蒲公英300g，葛根300g，龟甲胶150g，阿胶100g，西洋参100g。以上药物共煎去渣，加西洋参另煎，兑入，入龟甲胶、阿胶收膏。按法服用。

参考文献 符竣杰，辛莉，张晋.徐凤芹教授膏方应用经验拾萃[J].中华中医药杂志，2014，29（1）：135-137.

【验案】王某，女，36岁，一年来失眠，心悸，月经不调，食欲不振，大便稀不成形，舌质淡苔白，脉濡缓。中医诊断：不寐。

辨证 心脾两虚证。

治法 补心脾以安神。

膏方 党参15g，白术15g，黄芪30g，当归15g，甘草10g，茯苓15g，远志15g，炒酸枣仁20g，木香10g，龙眼肉10g，大枣10g，陈皮10g，人参5g。30剂制膏，早晚各沸水冲饮1勺。药后患者诸症均有所减轻。

参考文献 刘龙龙，胡兰贵.胡兰贵教授运用膏方调治失眠经验[J].世界最新医学信息文摘，2018，18（2）：252.

【验案】李某，女，46岁，失眠半年，伴有头晕，月经量少且推迟，汗多，面黄，饮食正常，大便稀，小便少，舌苔白，脉沉细。中医诊断为不寐。

辨证 气血亏虚。

治法 补气血以安神。

膏方 当归20g，黄芪40g，桂枝20g，白芍40g，甘草6g，生姜6g，大枣10g，阿胶20g，生地黄20g，红糖60g。30剂制成膏方，早晚各用沸水冲饮1勺。经过1个月调治，患者失眠减轻，偶有醒后难眠，头晕、汗多情况消失，其他症状均减轻。

参考文献 刘龙龙，胡兰贵. 胡兰贵教授运用膏方调治失眠经验 [J]. 世界最新医学信息文摘，2018，18（2）：252.

【验案】何某，女，49岁，2018年4月28日初诊。因失眠10余年，加重2年就诊。患者诉长期受失眠困扰，2年前行"子宫全切术"后自觉精神不振，失眠症状加重，焦虑不安，辗转求医，服药时稍有缓解，停药后则症状复现，为求进一步治疗，遂来就诊。首诊症见：夜间难以入睡，甚则彻夜难眠，平均每晚可睡2～3h。神疲乏力，头颈酸胀，五心烦热，自汗盗汗。口干，无口苦，平素易焦虑。畏冷，四肢不温，以双下肢为甚，夜间需穿棉裤就寝。易感冒，感冒后不易痊愈。纳欠佳，稍进食则腹胀，小便时自觉下腹部胀痛，淋漓不尽，大便尚可。面色暗黄，形体偏瘦，舌暗红，苔薄白，脉沉细弦。诊断为"不寐病"。膏方以自制成药冬春滋补膏收膏，加入温阳振衰颗粒2盒。

辨证 阴阳两虚。

治法 温阳通络，疏上实下，养血安神。

膏方 太子参60g，麦冬75g，五味子60g，黄芪90g，桂枝60g，白芍75g，煅龙骨90g，煅牡蛎90g，炒酸枣仁75g，柏子仁75g，合欢皮75g，石菖蒲45g，百合60g，生地黄90g，熟地黄90g，山茱萸75g，山药75g，牡丹皮60g，泽泻60g，茯苓60g，当归60g，川芎60g，细辛30g，杜仲60g，白术60g，防风60g，怀牛膝50g，女贞子60g，墨旱莲60g，小茴香18g，车前子75g，阿胶30g，鹿角胶30g，紫河车27g，炮姜60g，甘草60g，大枣60g。每日2次，每次20～30mL，温水冲服，共服30日。

2018年6月20日二诊，患者诉服药后精神状况明显好转，可在30min内入睡，做梦较多。双侧额角胀痛，头部眩晕，情绪虽有所改善，仍较为焦虑。畏冷减轻，自觉周身忽冷忽热，口干，稍口苦，纳尚可，二便调。舌暗红稍紫，苔白稍干，脉沉弦。膏方以白制成药夏秋清补膏收膏，继上方，加柴胡45g，黄芩45g，法半夏30g，黄柏60g，知母60g，狗脊75g，乌梢蛇60g。服法同前。

参考文献　别明珂，蔡虎志，陈青扬，等."四时调阳"膏方治疗慢性失眠 [J]. 湖南中医药大学学报，2021，41（1）：107-110.

【验案】患者，男，44岁，辛卯年小寒后订膏。就诊时间：2012年1月10日。就诊医院：广东省中医院。失眠5年余，长期服用镇静安眠药以安眠，见眼圈发黑，头发稀疏，四肢厥冷，腰膝酸软，喜热，情绪低落。舌淡红，苔薄，脉细。

辨证　肾阳虚损。

治法　温肾潜阳，益精固肾，潜降安神。

膏方　人参90g（另煎冲），泽泻150g，麦冬90g，党参150g，牡蛎300g，干姜90g，茯苓150g，龙骨300g，天麻150g，白术90g，桂枝90g，熟附子90g，法半夏90g，白芍120g，菟丝子150g，砂仁60g，石菖蒲90g，酸枣仁300g，山药300g，炙远志60g，五味子90g，熟地黄150g，陈皮60g，巴戟天150g，制山茱萸150g，当归150g，淫羊藿90g，乌梅90g，川芎90g，女贞子90g。煎法：上味浓煎去渣取汁，文火熬糊，入鹿角胶60g，龟甲胶60g，白冰糖150g，熔化收膏，每晨以沸水冲服1匙，约20mL。患者服膏3个月，失眠症状较前改善，镇静安眠药减量，精神好转，纳可，二便调。

参考文献　刘靖薇，徐福平，杨志敏. 杨志敏教授应用膏方调治慢性失眠的经验探讨 [J]. 中国医药导报，2021，18（24）：132-135，144.

【验案】患者，女，42岁，己亥年小雪前订膏。就诊医院：广东省中医院。就诊时间：2019年11月19日。夜寐少眠多梦2年余，手心热而下肢凉，口干口苦，易疲劳，月经量少，色偏淡，食后腹胀，溲频，舌尖红点，舌质淡红，苔黄白，脉沉。

辨证　上热下寒。

治法　交通心肾，通调寒热。

膏方　吉林人参90g（另煎冲），茯苓、茯神各150g，白芍150g，西洋参60g（另煎冲），苍术、白术各90g，太子参300g，淫羊藿150g，干姜90g，炙远志 60g，仙茅 90g，炙甘草 60g，柴胡 60g，巴戟天 90g，姜制砂仁 90g，枳壳 60g，当归 90g，党参 200g，怀牛膝 90g，女贞子 150g，肉桂 30g，菟丝子 90g，墨旱莲 90g，炒黄柏 90g，麦冬 90g，生地黄、熟地黄各 240g，龙骨 300g，灵芝 150g，山茱萸 150g，牡蛎 300g，鸡内金 150g，山药 300g，浮小麦 300g，炒麦芽 300g，金樱子 90g，大枣 90g，青皮、陈皮各 60g，豆蔻 60g，预知子 90g，沙参 150g。煎法：上味浓煎去渣取汁，文火熬糊，入鹿角胶 60g，龟甲胶 90g，白冰糖 250g，熔化收膏，每晨以沸水冲服 1 匙。患者服膏 2 个月，夜寐梦安，精神可，纳可，二便调。

参考文献　刘靖薇，徐福平，杨志敏．杨志敏教授应用膏方调治慢性失眠的经验探讨 [J]．中国医药导报，2021，18（24）：132-135，144．

【验案】患者，女，31 岁，己亥年小雪后订膏。就诊医院：广东省中医院。就诊时间：2019 年 11 月 26 日。平素工作压力大，近期因家庭生活事件郁郁寡欢。夜寐欠酣，眠浅多梦半年余，胸闷多嗳气，易疲劳，时烦躁，月经先后不定期，量少，夹血块，胃脘不适，腰膝酸软，面色青黄，畏寒，舌淡红，苔薄微腻，脉沉细。

辨证　木失疏泄。

治法　养血疏肝，升发阳气。

膏方　吉林人参 60g（另煎冲），白术 150g，墨旱莲 90g，西洋参 60g（另煎冲），茯苓、茯神各 150g，女贞子 150g，炙黄芪 150g，桂枝 60g，山茱萸 90g，干姜 90g，柴胡 90g，山药 300g，姜制砂仁 90g，牡蛎 300g，菟丝子 90g，炙甘草 60g，艾叶 60g，柏子仁 200g，川芎 150g，大枣 90g，麦冬 150g，当归 150g，浮小麦 300g，肥玉竹 150g，赤芍、白芍各 150g，怀牛膝 90g，熟附子 60g，熟地黄 150g，枳壳 60g，首乌藤 300g，党参 150g，桔梗 60g，法半夏 90g，青皮 60g，香附 90g，益母草 150g，紫河车 90g，制何首乌 150g，淫羊藿 90g。煎法：上味浓煎去渣取汁，文火熬糊，入鹿角胶 90g，阿胶 60g，白冰糖 250g，熔化收膏，每晨以沸水冲服 1 匙。患者服膏至次年立春，期间，配合认知行为治疗，次年夜寐安和，精神可，纳可，二便调。

参考文献　刘靖薇，徐福平，杨志敏．杨志敏教授应用膏方调治慢性失眠

的经验探讨 [J]. 中国医药导报，2021，18（24）：132-135，144.

【验案】患者，女，39岁，己亥年冬至后订膏。就诊医院：广东省中医院。就诊时间：2019年12月24日。常居于岭南地区，年轻时饮食不规律。夜寐不安多梦，眠浅易醒1年余，形体偏瘦，疲乏健忘，喉中有痰，关节痛，嗳气纳少，胃脘饱胀不适，易溏，艰难，口干喜温饮，怕风畏寒。舌淡红，苔薄白，脉细。

辨证 脾胃不和。

治法 健运中焦，调和中土，养血安神。

膏方 吉林人参90g（另煎冲），黄芪200g，巴戟天150g，西洋参30g（另煎冲），炙远志60g，麦冬150g，桂枝60g，熟地黄150g，柏子仁200g，龙骨300g，姜制砂仁90g，肉桂30g，牡蛎300g，山药300g，丹参150g，党参200g，大枣90g，菟丝子150g，苍术、白术各90g，桔梗90g，补骨脂90g，茯苓、茯神各150g，香附90g，首乌藤300g，炙甘草60g，干姜90g，豆蔻60g，当归150g，法半夏90g，石菖蒲90g，川芎150g，青皮、陈皮各60g，酸枣仁200g，白芍150g，怀牛膝90g，合欢皮300g。煎法：上味浓煎去渣取汁，文火熬糊，入鹿角胶90g，龟甲胶60g，白冰糖200g，熔化收膏，每晨以沸水冲服1匙。患者服膏1个月，夜寐梦安，精神可，纳可，二便调。

参考文献 刘靖薇，徐福平，杨志敏. 杨志敏教授应用膏方调治慢性失眠的经验探讨 [J]. 中国医药导报，2021，18（24）：132-135，144.

【验案】患者，女，51岁。2015年12月9日初诊。夜寐欠安，神倦无力，食后作呕且痛，大便溏泄，腰酸背痛，心烦易怒，脉沉细弱，舌质偏红，苔薄。

辨证 肝旺肾虚，冲任不调。

治法 清养肝肾，调理冲任。

膏方 西洋参、太子参、生黄芪、全当归各120g，白术、白芍各90g，女贞子、桑椹、墨旱莲、菟丝子、肉苁蓉各120g，巴戟天200g，紫草根150g，盐知母、盐黄柏各90g，茯苓、茯神各90g，淮小麦、生龙骨、生牡蛎各300g，炒续断、杜仲、合欢皮、明天麻各120g，怀山药300g，白扁豆

180g，炒苍术、炒枳壳、广佛手、炒麦芽、预知子、香青蒿、浙贝母各 90g，大枣 50g，生甘草 60g。细料：陈阿胶 200g，鳖甲胶、鹿角胶、湘莲子、黑芝麻、核桃仁各 100g，冰糖 250g，黄酒 500g，铁皮枫斗 30g。次年清明前后复诊。诸症改善，偶有心烦，胃中嘈杂，腰酸易疲，脉沉细，舌质偏红，苔薄。遂予"怡情更年汤（紫草、淮小麦各 30g，女贞子、桑椹、墨旱莲、肉苁蓉、合欢皮、巴戟天、玄参各 12g，首乌藤 15g，炙甘草 6g）"加减巩固治疗两个月。2016 年 12 月 5 日患者再次寻求膏方调治。刻下：寐安便调，偶有腰酸，脉沉细，舌质淡红，苔薄。守方去龙骨、牡蛎、青蒿，加益智仁 120g，制备同前。

参考文献 张旭，陈静，胡国华，等 . 海派朱氏妇科运用膏方治疗更年期失眠经验 [J]. 中医文献杂志，2021，39（1）：48-50.

- -

【验案】患者，女，50 岁，已婚。2017 年 11 月 29 日就诊。因绝经前后诸症屡行调治。症见：夜寐难安，手足心热，潮热多汗，脱发，近来喉中痰滞，两目干涩，皮肤干燥，纳平便结。舌红少津，脉弦细无力。

辨证 肝肾阴虚，累及冲任。

治法 滋养肝肾，润肺宁心。

膏方 西洋参、人参各 60g，党参、沙参、京玄参、麦冬、女贞子、墨旱莲、桑椹、枸杞子、生地黄、熟地黄、牡丹皮、肉苁蓉、仙茅、淫羊藿各 120g，缩砂仁 30g，巴戟天 200g，紫草、香青蒿、玉米须、炒谷芽、炒麦芽各 90g，粉葛根、首乌藤、合欢皮各 150g，淮小麦 300g，明天麻、嫩钩藤、草决明、柏子仁、冬瓜子各 120g，全瓜蒌、伸筋草、络石藤各 180g，生大黄 60g，炙甘草 60g。细料：陈阿胶、鳖甲胶、灵芝各 250g，川贝母 30g，三七粉 50g，黑芝麻、核桃仁各 250g，冰糖、黄酒各 500g。2018 年 2 月 6 日复诊诸症好转，夜寐安，舌质偏红，苔薄腻，脉沉细弦。以"胡氏更年清"加减调治 3 个月。2018 年 12 月 18 日再求膏方调治。刻下：夜寐安稳，偶有腰酸腿痛，舌偏红，苔薄，脉沉细弦。守原膏方去龙骨、全瓜蒌、冬瓜子，入陈皮 90g，芡实、莲子各 180g，威灵仙 150g，川牛膝 120g，余同前。

参考文献 张旭，陈静，胡国华，等 . 海派朱氏妇科运用膏方治疗更年期

失眠经验 [J]. 中医文献杂志，2021，39（1）：48-50.

【验案】患者，女，33 岁，个体商业户，因"失眠 6 个月"于 2016 年 10 月 8 日初诊。患者于 6 个月前因工作负担重、心理压力大出现失眠，疲劳或紧张时尤甚，不易入睡，平均入睡时间超过 1h，多梦易醒，醒后很难入睡，经常梦中惊醒，甚至彻夜未眠，辗转多家医院门诊就诊，自诉口服艾司唑仑、阿普唑仑、帕罗西汀、酒石酸唑吡坦、氟哌噻吨美利曲辛片等药物助眠，效果不佳。为求进一步治疗，遂至我院门诊就诊，刻下症：精神疲倦，心情焦虑，夜晚入睡困难，多梦易醒，心烦惊悸，善太息，口干渴，时有头晕，腰膝酸软，纳差无味，夜尿频，（每晚 3 次或 4 次），舌质红，苔薄少，脉弦细。月经尚调。体格检查：未发现异常。心电图、超声心动图、X 线胸片、头颅 CT、血液分析、血液生化检查、甲状腺功能检查正常。中医诊断：不寐。西医诊断：神经性焦虑症。

辨证 阴虚火旺。

治法 滋阴潜阳主，佐以养心安神。

膏方 酸枣仁 200g，知母 120g，甘草 15g，茯苓（打粉）100g，川芎 60g，玉竹 120g，益智仁 100g，天冬 100g，麦冬 100g，石斛 50g，合欢皮 100g，浮小麦（打烂）150g，山药（打粉）100g，珍珠粉 30g，大枣（去核成泥）60g，生地黄 150g，竹茹 60g，石菖蒲 60g，郁金 60g，丹参（打烂）100g，化橘红 50g，五味子 120g，阿胶（烊化）20g，白芍 100g，饴糖 50g。制作成膏方，放冰箱保存，每晚 1 次，每次 1 汤勺，含服或开水冲服，分 30 天服用。仅服用艾司唑仑半片、帕罗西汀半片。

2016 年 11 月 9 日二诊：患者精神可，自诉入睡时间缩短，梦少，平均每晚醒 2 次左右，无心烦惊悸，无头晕肢倦，腰膝酸软改善，夜尿减少为每晚 1 次，无口干口苦，纳转佳，大便调。舌质淡，苔薄白，脉弦。续以前方膏方，每晚 1 次，每次 1 勺，含服或冲服，分 30 天服用，并嘱患者停用西药。

2016 年 12 月 7 日三诊：患者神清，精神可，自诉已彻底停用西药，睡眠正常，每晚睡眠时间超过 6h，纳可，无梦多惊醒，无心烦惊悸，无头晕，无腰膝酸软，无夜尿，舌淡红，苔薄白，脉弦。续守前方以巩固病情。随访半年，坚持以中医药调理，守上述膏方。

参考文献　杨栋，罗川晋，吴伟．吴伟教授运用膏方治疗失眠经验 [J]. 中西医结合心脑血管病杂志，2020，18（17）：2932-2934.

第七节　痴呆

【验案】李某，男，79 岁。2003 年 12 月 27 日初诊。患者 2 年前始出现耳鸣重听，表情呆滞，反应迟钝，经某医院神经内科诊断为"阿尔茨海默病"。症见：形瘦神呆，双目少神，沉默少语，情绪易烦躁，筋惕肉𬌗，步履迟缓，两颧潮红，手足心热，头晕眼花，腰膝酸软，耳鸣，失眠，口干，大便正常，脉弦细，舌苔薄中腻黄，质红。杨师曾予中药汤剂调治半年，前症减轻，现予膏方调治。

辨证　肾阴不足，阳亢于上，阴伤火炽，炼液成痰成瘀，阻滞经络。

治法　养阴滋肾，化痰通络。

膏方　明天麻 100g，枸杞子 300g，钩藤 150g，杭白芍 150g，炙甘草 50g，太子参 300g，麦冬 100g，五味子 60g，炒川黄连 30g，炒酸枣仁 300g，炒白术 100g，茯苓 150g，熟地黄 150g，山药 150g，山茱萸 60g，牡丹皮 100g，泽泻 60g，川石斛 150g，广郁金 100g，炒竹茹 100g，浙贝母 150g，丹参 150g，炒杜仲 150g，炒狗脊 150g，石菖蒲 60g，炒僵蚕 150g，丝瓜络 150g，炙鳖甲 150g，佛手片 60g，绿梅花 100g，炒麦芽、炒谷芽各 150g，玫瑰花 30g，制香附 100g，川厚朴花 100g，另：阿胶 250g，龟甲胶 250g，大枣 250g，冰糖 500g，收膏。1 年后复诊：患者诉睡眠稍有好转，守前方续服 2 年，现情绪烦躁、筋惕肉𬌗、两颧潮红、手足心热诸症已除，睡眠正常，且生活基本能自理，并能胜任简单家务，同时反应较前灵敏。

参考文献　李航．杨少山运用膏方调治心脑血管疾病验案举隅 [J]. 江苏中医药，2007，39（11）：48-50.

【验案】赵某，女，81 岁。丁酉小雪节气来诊，善忘，记忆减退，神情呆钝，少气懒言，头闷，胸闷胸痛，腹胀痞满，乏力思卧，口干不欲饮，纳眠差，小便正常，大便不成形。舌质暗，苔白腻，脉弦滑。既往高血压史，冠心病（不稳定心绞痛）史，高脂血症史。中医诊断：痴呆。

辨证 痰浊瘀阻。

治法 活血化痰。

膏方 熟地黄 100g，山茱萸 200g，远志 150g，石菖蒲 150g，巴戟天 150g，杜仲 150g，槲寄生 150g，五味子 150g，肉苁蓉 150g，菟丝子 150g，黄芪 300g，白术 150g，茯苓 150g，牡丹皮 150g，当归 150g，川芎 150g，白芍 100g，甘草 100g，陈皮 100g，法半夏 100g，桃仁 150g，柴胡 60g，桔梗 150g，藿香 150g，郁金 150g，五味子 150g，酸枣仁 150g，干姜 100g，桂枝 120g，煅龙骨 150g，龙眼肉 150g，大枣 150g，砂仁 100g，鸡内金 150g，粉葛 200g，乌梅 150g，钩藤 150g，菊花 150g，合欢花 150g，荷叶 150g，三七细粉 30g，上味文火煎取浓汁，入黄酒 500mL，阿胶 60g，龟甲胶 150g，烊化收膏，晨暮以开水冲各饮 1 袋。

参考文献 李晓丽，陈民．陈民教授应用膏方治疗老年性痴呆经验总结 [J]．内蒙古中医药，2018，37（5）：22-23.

第八节　帕金森病

【验案】患者，男，82 岁，2003 年 1 月 15 日初诊。既往有大脑动脉硬化史 8 年。1 年前出现双手震颤、走路不稳，西医诊断为帕金森综合征。曾服盐酸苯海索（安坦）、美多芭无效而求诊杨师。症见左手呈搓丸样动作，取放物品困难，面部表情僵滞，情绪易激动，行走时上身前倾呈前冲状，步履不稳。自诉头晕眼花、腰酸乏力、心烦失眠、大便干结，舌红少苔，脉弦细。

辨证 肝肾亏损，气血不足，筋脉失养，虚风内动，兼夹痰瘀阻络。

治法 养阴平肝，息风通络，佐以化痰。

膏方 明天麻 100g，枸杞子 300g，钩藤 150g，杭白芍 150g，炙甘草 50g，炒黄连 30g，炒酸枣仁 300g，太子参 300g，炒白术 100g，茯苓 150g，丹参 150g，川石斛 150g，炒僵蚕 100g，丝瓜络 100g，麦冬 100g，生地黄、熟地黄各 100g，山药 150g，山茱萸 30g，牡丹皮 60g，泽泻 100g，广郁金 100g，淮小麦 300g，生龙骨 150g，北沙参 150g，石菖蒲 60g，炒杜仲 150g，首乌藤 300g，炒狗脊 100g，佛手片 100g，绿梅花 100g，炒谷芽、炒麦芽各 150g，玫瑰花 30g，制香附 100g。1 料。诸药煎浓汁。另：龟甲胶 250g，阿胶 250g，大枣 250g，冰糖 500g。收膏。1 年后复诊，诉震颤已基本停止，头目清爽，行走时上半身前倾、步态不稳情较前明显改善，纳增寐安。前方续服 2 年，随访至今，震颤消失，行走时已无前冲状，且步态平稳。

参考文献　李航 . 杨少山运用膏方调治老年病经验浅谈 [J]. 中华中医药杂志，2007，22（11）：780-782.

【验案】郭某，男，74 岁。2011 年 12 月 4 日就诊。帕金森病病史 3 年，平素口服左旋多巴片。刻诊：双手颤抖，不能持笔，表情呆滞，行走步态尚可，时有头晕，心烦易怒，手足心热，平素时有汗出，下肢乏力，不思饮食，难以入睡，大便不成形，小便可，舌质嫩红，苔薄白微腻，脉沉弦细。西医诊断：帕金森病。因患者初诊，先予开路方，药用：熟地黄 10g，当归 10g，白芍 10g，人参 10g，炒白术 20g，茯苓 15g，炙甘草 6g，黄芪 15g，清半夏 6g，天麻 10g，煅珍珠母 20g，五味子 6g，制远志 10g，炒薏苡仁 20g，鸡血藤 10g，忍冬藤 30g，知母 10g，黄柏 10g，牡丹皮 10g，焦三仙 30g。5 剂。每日 1 剂，水煎取汁 400mL，分早、晚 2 次温服。之后上方加减共服 19 剂，症状逐渐平稳。2011 年 12 月 23 日二诊：双手颤抖减轻，可持笔但写字困难，饮食较前好转，寐略渐好转，入睡时间缩短，大便渐成形，舌质嫩红，苔薄白微腻，脉沉弦细。鉴于患者症状有好转，据此开路方制定膏方处方。

辨证　肝肾阴虚，心脾两虚（心阴虚脾气虚），兼有湿阻。

治法　调补肝肾，运脾清心，理气祛湿。

膏方　熟地黄 90g，酒萸肉 60g，当归 90g，白芍 120g，人参 60g，炒白术 120g，黄芪 120g，茯苓 120g，炙甘草 60g，清半夏 54g，陈皮 120g，天麻 90g，煅珍珠母 180g，五味子 36g，制远志 90g，炒薏苡仁 150g，鸡血藤 240g，忍冬藤 240g，紫苏梗 90g，炒谷芽 90g，炒麦芽 90g，炒鸡内金 60g，知母 90g，黄柏 90g，牡丹皮 90g，怀牛膝 120g。另：龟甲胶 60g，蜂蜜 700g，收膏。早、晚空腹各 1 汤匙（约 20g），约 100mL 开水冲服，如遇感冒、腹泻等急性病应暂停。忌食辛辣、浓茶、虾蟹等。

2012 年 1 月 30 日三诊：患者双手颤抖减轻，可短时持笔写字，食欲渐佳，寐好转，大便成形。舌质嫩红减，苔薄白，脉沉弦。调整上方白芍 180g，另龟甲胶 100g，蜂蜜 700g，收膏。继服，服用方法同前。

2012 年 3 月 21 日四诊：患者精神愉悦，双手颤抖偶有发作，握笔写字时间延长，食欲佳，寐可，时有大便偏稀，小便尚可，舌质淡红，苔薄白，脉沉弦。调整上方加柴胡 60g，另龟甲胶 100g，调蜂蜜 500g，收膏。继服，服用方法同前。

参考文献　刘晓艳，曹焕敏 . 刘真应用膏方治疗帕金森病经验 [J]. 河北中医，2013，35（6）：808-809.

第三章 ◇◇◇ 肝胆疾病

第一节 慢性乙型肝炎

【验案】王某，男，30 岁。2007 年 12 月 10 日诊。母婴垂直传播乙肝，近 1 年来肝功能反复轻度异常，HBV-M：乙型肝炎病毒表面抗原（HBsAg）（+）、乙型肝炎病毒 e 抗体（HBeAb）（+）、乙型肝炎病毒核心抗体（HBcAb）（+），乙型肝炎病毒 DNA（HBV-DNA）5.3×10^4copies/L，丙氨酸氨基转移酶（ALT）100IU/L，天门冬氨酸氨基转移酶（AST）100IU/L，面部多发痤疮，色红瘙痒，脓疱及结节混杂，口唇红赤如朱，口干，大便干结，舌苔淡黄腻，舌质红，寸关脉细滑。乙肝慢病可予膏方缓图。

辨证 湿热疫毒纠缠，肺热肝旺，肝疏泄失司。

治法 清热祛湿，疏肝解毒。

膏方 龙胆 300g，黄芩 300g，夏枯草 300g，桑叶 300g，南沙参 300g，麦冬 300g，水牛角 300g，赤芍 300g，生地黄 300g，人中白 300g，大血藤 300g，败酱草 300g，虎杖 300g，僵蚕 10g，垂盆草 600g，田基黄 300g，鸡骨草 300g，五味子 300g，苦参 150g，金钱草 450g，郁金 300g，白鲜皮 300g，大青叶 150g，金银花 300g，生甘草 300g。另予饴糖 1000g 收膏，3 月量。每日早晚各服 1 次，每次取 1 汤匙，温水化服。3 个月后复查肝功能全部正常，HBV-DNA$<1.0 \times 10^3$copies/L，面部痤疮已消失不长，精神、纳寐俱佳。病情稳定，病毒控制，再服上方 1 料以防复萌。1 年后随访，肝功能仍正常，HBV-DNA 低于检测值下限。

参考文献 刘泽萱. 运用膏方调治慢性肝病体会 [J]. 江苏中医药，2013，45（3）：33-34.

【验案】患者，男，55 岁，2010 年 11 月 4 日初诊。乙肝病毒携带 10

余年，未定期体检。两月前与爱人争吵后，一直情志不舒，感身体不适遂来就诊。患者面色萎黄偏暗，白睛微黄染，颈部散见蜘蛛痣，两胁隐隐作痛，甚则夜寐不安，时复汗出，咽干，手心发热，心烦，大便稍干，小便黄，舌红少津，苔薄，脉弦细。查肝功能示转氨酶、胆红素轻度升高，乙肝三系为"大三阳"，HBV-DNA 为 2×10^4 copies/mL；B超示肝区光点增粗增强，欠均匀，脾肿大。

辨证 肝肾阴虚，脉络瘀阻。

治法 补益肝肾，兼以祛瘀解毒。

膏方 生地黄、熟地黄各150g，山茱萸120g，女贞子120g，墨旱莲120g，丹参30g，赤芍30g，五味子90g，白花蛇舌草50g，垂盆草50g，北沙参100g，黄精90g，知母90g，生甘草30g，怀牛膝30g，枸杞子90g，牡丹皮90g，广郁金50g，陈皮30g，黄柏30g，首乌藤90g，山药180g，大枣60g，石见穿100g，铜皮石斛30g。上药共煎，去渣浓缩，加入鳖甲胶60g，龟甲胶90g，鹿角胶45g，冰糖500g，饴糖500g收膏。每次1匙，日服2次。患者服用1个月后症状明显减轻，服用2个月后症状基本消失，肝功能稳定，HBV-DNA一直阴性。

参考文献 何创，施维群. 施维群教授膏方调治慢性肝病的临床经验 [J]. 浙江中医药大学学报，2013，37（11）：1306-1308.

【验案】 易某，女，49岁。初诊日期：2011年11月19日。患者有乙型肝炎病史多年，曾在外院使用干扰素治疗12个月，疗效不佳。2009年改口服拉米夫定，至 HBV-DNA＜10^3U/mL，肝功能亦恢复正常。2月前因拉米夫定产生耐药，故加服阿德福韦酯抗病毒，现查 HBV-DNA＜10^3U/mL，肝功能正常。刻下：疲乏，纳少，恶热，心情不舒时自觉右胁肋部偶有胀痛，面色晦暗，舌质暗红、苔薄腻，脉弦。

辨证 肝郁脾虚，阴虚内热。

治法 疏肝解郁，养阴清热。

膏方 枸杞子30g，菊花15g，生地黄30g，熟地黄30g，黄精30g，玉竹30g，制香附30g，补骨脂30g，川楝子30g，柴胡15g，丹参30g，郁金

15g，延胡索 15g，鸡内金 15g，生山楂 15g，泽泻 15g，炒白术 15g，薏苡仁 15g，垂盆草 15g，鸡骨草 15g，白花蛇舌草 15g，苦参 15g，茯苓 15g，陈皮 9g，炒黄芩 6g，金钱草 15g，葛根 15g，佛手 15g，紫苏梗 15g，连翘 15g，肉豆蔻 15g，乌药 15g，香谷芽 15g。10 剂，浓煎取汁，加阿胶 250g、冰糖250g、饴糖 250g、龟甲胶 250g、鳖甲胶 250g 收膏。服法：取适量膏方，放在杯中，将白开水冲入搅匀，使之溶化，服下。注意事项：饭前 30～60min 服药，有胃肠道疾病者宜饭后服药。避风寒，畅情志，饮食清淡，注意休息。

复诊（2012 年 11 月 12 日）：恶热除，乏力减，纳可，仅过度劳累时偶觉胁肋部胀痛，面色晦暗较前有明显好转，脉弦，舌质偏暗、苔薄白。经过去年的膏方调理，患者症状较前明显好转，但仍有肝气郁滞和气虚血瘀之象，故守前法，继以疏肝解郁、补益肝肾、补气调血为主治之。

参考文献　岳维芸，李莹.王育群运用膏方治疗慢性肝病经验 [J]. 上海中医药大学学报，2013，27（6）：1-3.

【验案】张某，男，32 岁。初诊：2013 年 11 月 12 日。患者有乙肝家族史，发现 HBsAg 阳性 3 年余，平素肝功能稳定，但右胁肋部胀满不适时作时止，故来膏方门诊求治。刻下：患者右胁肋部胀满不适时作时止，易疲劳，纳欠佳，食后感胃脘部胀满不适，夜寐欠佳，大便溏，小便可。舌质淡红，舌边有齿痕，苔薄白腻，脉弦。辅助检查（2013 年 11 月 7 日）：肝功能白蛋白（ALB）46.1g/L，GLB 34.1g/L，ALT 45U/L，AST 35U/L，总胆红素（TBIL）23.2μmol/L，γ- 谷氨酰转移酶（GGT）45U/L；乙肝两对半，HBsAg（+），HBeAb（+），HBcAb（+）；HBV-DNA $8.15×10^4$ IU/mL。B 超：肝、胆、胰、脾、双肾未见明显异常。西医诊断：慢性乙型肝炎。中医诊断：胁痛病。

辨证　脾虚湿阻。

治法　健脾利湿，兼清热解毒。

膏方　党参、白术、白芍、莲子、山药、茯苓、佛手各 12g，远志、甘草各 6g，白扁豆衣、炒谷芽、炒麦芽、鸡骨草、白花蛇舌草、香橼皮、龙葵、岩柏、石菖蒲、首乌藤、补骨脂各 15g，鸡内金、苦参、虎杖、酸枣仁、芡实各 9g，上药 10 剂浓煎取汁，加木糖醇 120g，鳖甲胶 200g，阿胶 100g，琼脂粉 10g，人参 20g，龙眼肉 80g，山楂精 120g 收膏，早晚以开水冲调，每次 1匙。患者连续上方加减服用膏方调理 4 年，至 2015 年 12 月 1 日，患者高精度 HBV-DNA 检测示：＜20IU/mL，肝功能稳定，病情向愈。

参考文献　王慧，张玮 . 张玮教授运用膏方调治慢性乙型肝炎经验 [J]. 中西医结合肝病杂志，2017，27（5）：299-301.

【验案】朱某，女，42 岁。初诊：2010 年 12 月 2 日。患者发现乙型肝炎 20 余年，平素予"恩替卡韦分散片"抗病毒治疗，乙肝两对半示 e抗原仍阳性，3 年前发现肝纤维化，平素劳累后感右胁肋部隐痛，为求进一步提高疗效改善预后，故来门诊求膏方调理。刻下：患者右胁肋部隐痛时作时止，神疲乏力，两目干涩，腰酸不适，胃纳欠佳，口干多饮，夜寐欠佳，二便尚调。舌质红，苔少，见瘀斑，脉弦细，舌下脉络粗。辅助检查（2010 年 11 月 27 日）：肝功能 GLB 36g/L，ALT 45U/L，AST 34U/L，TBIL 22.8μmol/L，GGT 46U/L；乙肝两对半示 HBsAg（+），HBeAb（+），HBcAb（+），余（-）；HBV-DNA＜286IU/mL。B 超示：肝回声增粗，增强欠均匀，胆囊壁结晶。西医诊断：慢性乙型肝炎后肝纤维化。中医诊断：胁痛病。

辨证　肝肾阴虚证。

治法　滋补肝肾兼以软坚活血解毒。

膏方　生地黄、熟地黄、山药、牛膝、桑寄生、杜仲、川续断、茯苓、半边莲、半枝莲、重楼、煅龙骨、煅牡蛎、僵蚕各 15g，泽泻、牡丹皮、鳖甲、三棱、石菖蒲、莪术各 9g，山茱萸 12g，远志 6g，酸枣仁 12g，灯心草 3g，木香 6g，鸡内金、香橼皮、炒谷芽、炒麦芽各 15g，上药 10 剂浓煎取汁，加阿胶 120g，龟甲胶 120g，鳖甲胶 200g，琼脂 10g，灵芝孢子粉 20g，枫斗 20g，核桃仁 90g，黑芝麻 60g，西洋参 90g。患者上方加减连续服用膏方调理 5 年，至 2015 年 12 月 1 日，患者人如常人，辅检（2015 年 11 月 28日）：B 超示肝回声稍粗。肝功能：GLB 33g/L，ALT 50U/L，AST 38U/L，TBIL 22.8μmol/L，GGT 45U/L；乙肝两对半示 HBsAg（+），HBeAb（+），HBcAb（+），余（−）；HBV-DNA<20IU/mL。

参考文献 王慧，张玮．张玮教授运用膏方调治慢性乙型肝炎经验 [J]．中西医结合肝病杂志，2017，27（5）：299-301.

【验案】罗某，女，64 岁。初诊日期：2015 年 11 月 28 日。患者自诉乙型肝炎"小三阳"病史 18 年余，定期体检乙型肝炎病毒脱氧核苷酸均为 10^3U/mL 左右，肝功能均无异常，未曾抗病毒治疗。2015 年 11 月患者偶觉肝区不适，胃纳欠馨，夜寐安，大便干，2～3 日 1 次，溲色略黄，舌质偏红、苔薄白，脉弦。复查 HBV-DNA $1.11×10^3$U/mL；乙型肝炎血清学标记物示 HBsAg（+），HBeAb（+），HBcAb（+）；肝功能中 TBIL 11.6μmol/L，ALT 24U/L，AST 28U/L，ALB 44g/L；B 超示肝实质回声略粗糙。诊断：阴性慢性乙型肝炎。

辨证 肝郁脾虚，湿热内滞。

治法 疏肝健脾，清热化湿。

膏方 炒党参 300g，炒白术 300g，茯苓 300g，炙甘草 60g，炙黄芪 300g，制黄精 300g，怀山药 300g，生地黄 300g，制女贞子 300g，枸杞子 300g，潼蒺藜 150g，白蒺藜 150g，天冬 90g，麦冬 90g，苍术 90g，制半夏 90g，半枝莲 150g，白花蛇舌草 150g，苦参 200g，知母 90g，炒酸枣仁 150g，柏子仁 150g，柴胡 90g，预知子 90g，夏枯草 120g，砂仁 30g，蒲公英 300g，煅瓦楞子 300g，炙鸡内金 90g，川芎 90g，丹参 120g。上药浓煎取汁，加西洋参 150g、鳖甲胶 200g、龟甲胶 200g、黑芝麻 300g、大枣 200g、饴糖 300g 收膏。每日早晚各 1 次，用温开水冲调，每次 1 汤匙。嘱患者服药期间少食辛辣、刺激、生冷之品。患者服用 1 个疗程后，肝区及胃脘不适、大便干的症状明显改善。之后患者按照上方加减连续服用膏方调理 3 年，至 2017 年 11 月 15 日，复查 HBV-DNA 为 $1.58×10^2$ U/mL；HBsAg（+），HBeAb（+），HBcAb（+）；TBIL 10.9μmol/L，ALT 21U/L，AST 26U/L，ALB 42.5g/L；B 超示肝胆胰脾肾未见明显异常。

参考文献 侯志君，赵超群，董亚男，等．陈建杰运用膏方治疗慢性乙型肝炎经验 [J]．上海中医药杂志，2018，52（12）：23-25.

【验案】刘某，女，52岁。初诊日期：2011年12月10日。患者有慢性乙型病毒性肝炎病史多年，自2006年7月起口服恩替卡韦抗病毒治疗。现查肝功能提示ALT 42U/L，AST 50U/L，HBV-DNA<$1.0×10^3$U/mL，HBeAb（+），HBcAb（+），HBsAg（+）。刻诊：情绪低落，面色晦暗，神疲乏力，口干口苦；肝区不适，隐痛悠悠不休；腰膝酸软；时有头晕头胀，血压145/90mmHg；胃纳尚可，夜寐欠安；小便调，大便时干时结；舌胖大质红、苔薄，脉细弦滑。既往高血压病史。

辨证 肝郁脾虚，阴虚阳亢。

治法 疏肝健脾，育阴潜阳，滋补肝肾。

膏方 柴胡60g，延胡索150g，香附150g，丹参120g，广郁金150g，赤芍150g，白芍150g，枳壳60g，北沙参150g，当归150g，枸杞子120g，生地黄150g，麦冬150g，川石斛150g，生甘草60g，太子参150g，生黄芪150g，白术150g，茯苓150g，莲子100g，知母90g，黄柏90g，熟地黄150g，女贞子150g，墨旱莲150g，仙茅150g，夏枯草150g，天麻150g，钩藤（后下）150g，生牡蛎（先煎）300g，瓜蒌90g，川芎150g。上药浓煎取汁，加西洋参100g、黑芝麻100g、冬虫夏草100g、生姜50g、明胶50g、阿胶150g、鳖甲胶150g、鹿角胶100g、饴糖150g收膏。早晚各1次，用温开水冲调，每次服用1汤匙。嘱患者服药期间避风寒、畅情志，少食辛辣、刺激、生冷之品，注意休息。

复诊（2012年11月20日）：头晕头胀除，血压正常；面色晦暗较前改善；偶有口干，无口苦，乏力较前好转；肝区不适时作，腰膝酸软劳累时明显；纳可，二便尚调；舌胖质红、苔薄腻，脉细弦。复查肝肾功能、血糖、血脂指标正常；异常凝血酶原（APT）、甲胎蛋白（AFP）、癌胚抗原（CEA）等肿瘤标志物均正常。HBV-DNA<$1.0×10^3$U/L；HBsAg（+），HBeAb（+），HBcAb（+）；B超示肝胆胰脾肾未见明显异常。患者症状好转，仍有肝郁脾虚及肝肾不足之象，故守前法，继以疏肝理气、益气扶正化瘀、补益肝肾之法。原方去夏枯草、天麻、钩藤、生牡蛎、瓜蒌，加连翘60g、仙茅120g、山茱萸90g、续断90g。之后继予膏方调治数年，病情稳定，肝功能及乙肝五项指标正常，未见反复。

参考文献 朱哿瑞，齐婧姝，吕靖．刘成海运用膏方辨治慢性肝病经验撷菁 [J]．上海中医药杂志，2021，55（11）：35-38.

【验案】叶某，男，44岁，既往有乙型肝炎肝硬化（失代偿期）病史15年，十二指肠球部溃疡（A1期并出血）史1年。2018年8月4日报告示，HBV-DNA阴性，HBsAg 6281.36ng/mL，甘油三酯（TG）1.77mmol/L，肝功能、血糖、血常规均正常。B超示：肝弥漫性病变（肝硬化），胆囊壁粗糙，脾稍长（122mm），胰、双肾未见明显异常。刻下：夜间神疲乏力，纳可，二便调，夜寐欠酣，无口腔溃疡，无明显怕冷，苔薄白，舌质偏红，脉小弦。西医诊断：乙型肝炎肝硬化（失代偿期）；十二指肠球部溃疡（A1期并出血）。中医诊断：肝积。

辨证 脾虚湿热内滞。

治法 健脾清热化湿。

膏方 炒党参、炒白术、茯苓、炙黄芪、制黄精、山药、白扁豆、生地黄、熟地黄、枸杞子、桑椹、墨旱莲、鸡血藤、制女贞子、五味子、百合、珍珠母、灵磁石、煅瓦楞各300g，苍术、制半夏、陈皮、青皮、大腹皮各90g，合欢皮、丹参各150g，炙鸡内金、紫苏梗、佛手各90g，炙甘草60g，上药浓煎取汁，加鳖甲胶、龟甲胶各300g，木糖醇400g收膏。每日早晚各服1次，每次1调羹，开水冲服。凡遇感冒、咳嗽、伤食、泄泻即停服，忌生萝卜、浓茶及辛辣刺激之品。持续门诊随访，以上方为基础进行加减治疗。2019年11月11日复查，HBV-DNA（-），HBsAg 3711.02ng/mL，血常规、肝肾功能、血糖、血脂均正常，甲胎蛋白（AFP）、癌胚抗原（CEA）等肿瘤标志物均正常。B超示：肝回声增粗，胆囊壁粗糙，胰、脾、肾未见明显异常。经过治疗患者不适症状已好转，HBsAg滴度明显下降，B超报告示脾大小数值已正常，病情稳定。目前患者一般可，纳可，二便调，夜寐安，无明显不适，持续于陈建杰教授门诊随访。

参考文献 吴荻，陈建杰．陈建杰教授运用膏方论治乙型肝炎肝硬化经验 [J]．中西医结合肝病杂志，2021，31（1）：76-78.

第二节　脂肪肝

【验案】刘某，男，50 岁。2009 年 11 月 20 日诊。形体略胖，自述纳少，食后上腹部有饱胀感，时有右胁部不适，无腰背部放射痛，时有溏泻，腹部 B 超示轻度脂肪肝，舌质淡红苔薄腻，左关脉弦略缓。

辨证　膏脂凝聚于肝，肝气偏盛，疏泄失职，乘气于脾致运化失司，肠道传导功能失职。

治法　疏肝健脾助运。

膏方　柴胡 100g，赤芍、白芍各 100g，制香附 150g，郁金 150g，炒白术 150g，炒薏苡仁 300g，炒山药 300g，制黄精 300g，炒黄芩 100g，广木香 100g，鸡骨草 150g，炒穿山甲 100g，预知子 100g，地锦花 150g，大腹皮 100g，生山楂 300g，川厚朴花 150g，木蝴蝶 50g，泽泻 300g，绿梅花 100g，佛手花 100g，玫瑰花 100g，制半夏 90g，炒竹茹 100g，平地木 150g，防风 100g，炙鸡内金 100g，炒谷芽 150g，马齿苋 150g，阿胶、黄酒、冰糖各 300g 烊化入膏，早晚空腹各 1 匙。

参考文献　时小红. 徐珊教授膏方处方经验述略 [J]. 中医药学报，2011，39（4）：142-143.

第三节　胆囊结石

【验案】胡某，女，57 岁，退休工人。2018 年 1 月 9 日初诊。患者有胆囊结石、慢性胃炎史，服膏 4 年，既往大便次数多，进食不慎极易腹泻，经膏方调治后大便正常。时值冬令，再予调补。上腹部偶有胀痛，纳平便调，夜寐一般，面色萎黄。舌苔中根黄腻、质淡红，脉细弦。近期上腹部 B 超提示：胆囊结石（ϕ15mm）。中医诊断：胆胀。西医诊断：胆囊结石。

辨证　肝胆郁热，疏泄失司。

治法　疏肝利胆，清热排石。

膏方　牡丹皮 100g，焦栀子 100g，当归 100g，炒白芍 100g，柴胡 100g，茯苓 100g，炒白术 100g，甘草 30g，干姜 20g，薄荷（后下）20g，石

见穿 300g，生鸡内金 200g，生山楂 150g，滑石粉（包煎）150g，郁金 100g，广金钱草 300g，海金沙（包煎）150g，虎杖 300g，预知子 200g，玫瑰花 100g，蒲公英 200g，大血藤 200g，制大黄 100g，莪术 100g，香茶菜 200g，佛手 100g，砂仁（后下）20g，小茴香 20g，制黄精 200g，制玉竹 200g，太子参 200g，黄芪 200g，阿胶（烊化）150g，龟甲胶（烊化）150g，鳖甲胶（烊化）100g，人参 100g，甲级石斛 100g。1 剂。炼成膏，早晚各服 1 匙，开水冲服。随访 2 月，患者上腹部胀痛消失。

参考文献　徐奇伟 . 俞承烈运用膏方治疗慢性病验案 3 则 [J]. 江苏中医药，2019，51（9）：59-60.

第四章 ◇◇ 脾胃疾病

第一节 慢性胃炎

【验案】患者，女，56岁，2004年11月23日初诊。反复胃痛发作1年余。近来胃痛时作，胃畏冷，受凉则痛，胃脘作胀，多食尤甚，嗳气吞酸，纳可，大便一日一行，偏干，矢气频，肠鸣辘辘；晨起烘热，间汗出，四末欠温。关节痛，血糖偏高；舌红苔薄，脉细。胃镜示：慢性萎缩性胃炎（CAG）。

辨证 脾胃虚弱，阴阳俱虚。

治法 温中健脾，和胃止痛，补气养血。

膏方 生黄芪30g，太子参30g，生地黄、熟地黄各12g，炙何首乌15g，白术12g，茯神15g，清半夏10g，陈皮10g，当归12g，赤芍、白芍各15g，知母、黄柏各12g，仙茅12g，淫羊藿30g，枳实30g，预知子30g，肉苁蓉15g，丹参30g，红花10g，桂枝12g，海螵蛸30g，莱菔子15g，黄精15g，黄芩12g，降香10g，火麻仁15g，珍珠母（先下）30g，生甘草6g，怀牛膝12g，巴戟天12g，枸杞子15g，墨旱莲15g，女贞子12g，鸡血藤30g，佛手10g。14帖。上方1料。另加阿胶250g，鳖甲胶250g，西洋参100g，高丽参精2瓶，冰糖500g，依法制膏。每日晨起服1汤匙，温开水调送。

参考文献 郝微微，李凯，朱凌宇，等．马贵同教授膏方验案[J]．北京中医药，2011，30（4）：275-277．

【验案】郑某，男，33岁。2010年11月14日初诊。患者反复大便难以成形，每日3～4次，完谷不化，时有胃脘不适，嘈杂，纳一般，平素易疲劳，怕冷，自汗，常感咽喉不适，舌淡胖大、边有齿痕、苔薄白腻，脉细弱。既往有慢性结肠炎多年。近1月胃镜提示慢性胃炎伴肠化生。

辨证 脾阳不振。

治法 振奋脾阳，益气补肾。

膏方 益智仁 150g，金樱子 150g，补骨脂 150g，芡实 120g，山药 150g，杭白芍 150g，炒白术 150g，炒防风 150g，陈皮 60g，柴胡 60g，菟丝子 120g，茯苓 150g，制黄精 150g，巴戟天 120g，仙茅 120g，淫羊藿 120g，潞党参 150g，炙甘草 60g，生黄芪 120g，熟地黄 150g，藿香 120g，狗脊 150g，龙葵 300g，蛇莓 300g，砂仁 60g，豆蔻 60g，莪术 150g，炒薏苡仁 150g，焦六曲 60g，炒谷芽 150g，炒麦芽 150g。细料：红参 150g，西洋参 150g，龟甲胶 150g，鳖甲胶 150g，冰糖 150g，饴糖 150g。上药经过浸泡、煎煮、浓缩后，炼制成膏。取 1 调匙膏滋，放在杯中，将白开水冲入搅匀，使之溶化，餐后 30min 服用，每日 2 次。2 个月为 1 个疗程。2 个月后随访，纳食健，大便正常，夜寐安。

参考文献 程艳梅，王磊，张丹，等.谢建群运用膏方调治脾胃病经验撷英 [J]. 江苏中医药，2012，44（11）：13-14.

【验案】林某，女，42 岁。2005 年 1 月 8 日初诊。患者患有慢性胃炎和焦虑症多年，夜寐欠安，上腹胀闷且时有隐痛，口干欲饮，口周干燥，经期提前，舌红、苔少乏津，脉细略数。

辨证 肝郁血热，胃津亏耗。

治法 疏肝理气，滋阴和胃，宁心安神，安冲调经。

膏方 柴胡 60g，白芍 120g，麦冬 120g，生黄芪 120g，墨旱莲 120g，女贞子 120g，生地黄 120g，山药 200g，石斛 120g，鹿衔草 90g，绿梅花 60g，牡丹皮 60g，白术 90g，丹参 120g，酸枣仁 150g，太子参 120g，桑寄生 120g，茜草 60g，山茱萸 90g，炙甘草 60g，炒枳壳 60g。上味浓煎两次，取汁过滤，和入龟甲胶 300g，冰糖 250g，绍酒 250g，收膏装罐，早晚分服。遇感冒、发热、食积时暂停服用。患者服膏方后，经期提前时间缩短，胃脘胀闷及口干诸症明显减轻。

参考文献 江松平，祝智宇.基于脏腑阴阳立论之慢性脾胃病膏方辨治验案 4 则 [J]. 江苏中医药，2014，46（4）：56-57.

【验案】 杨某，女，45 岁，2014 年 8 月 23 日初诊：胃脘胀满间作 10 年余，嗳气反酸间作，夜寐欠佳，舌红，苔黄腻。2014 年 6 月 22 日查胃镜及病理示：中度慢性萎缩性胃炎伴肠化，胆汁反流。用药：太子参 10g，炒苍术 10g，川厚朴 6g，法半夏 6g，黄芩 10g，仙鹤草 15g，炒薏苡仁 15g，白花蛇舌草 15g。经上方加减治疗 2 个月余，2014 年 10 月 30 日膏方门诊就诊。刻下：胃脘隐胀，偶有嗳气，无反酸，无恶心呕吐，夜寐欠佳，手足麻木，舌淡，苔薄黄。有干燥综合征 5 年余，口干，眼干。另胆固醇偏高。虽湿热渐除，脾运恢复，但病情复杂，故以膏方综合调理。

辨证 脾虚湿热，瘀血内阻。

治法 益气健脾，清热活血。

膏方 太子参 100g，炒白术 100g，法半夏 60g，陈皮 30g，黄芩 60g，仙鹤草 150g，炒薏苡仁 150g，紫丹参 150g，莪术 100g，半枝莲 150g，白花蛇舌草 150g，醋柴胡 60g，合欢皮 100g，天冬 150g，麦冬 150g，玉竹 150g，石斛 150g，鬼针草 150g，百合 150g，首乌藤 150g，茯神 120g，龙齿 120g，赤芍 100g，川芎 100g，桑枝 100g，鸡血藤 150g，红花 30g，生地黄 150g，熟地黄 150g，怀山药 150g，山茱萸 100g，仙茅 100g，淫羊藿 100g，女贞子 100g，墨旱莲 100g，桑椹 200g，潼蒺藜 120g，白蒺藜 120g，黑料豆 250g。西洋参 150g，阿胶 250g，鹿角胶 250g，龟甲胶 250g，大枣 250g，龙眼肉 250g，莲子 250g，银耳 250g，核桃仁 250g，冰糖 250g，蜂蜜 250g。

参考文献　严湖.单兆伟教授运用膏方治疗慢性萎缩性胃炎经验 [J]. 中医学报，2017，32（2）：225-228.

【验案】 陆某，女，64 岁。2010 年 11 月 19 日初诊。胃脘部间歇性胀满疼痛 2 年余，情绪不佳时其痛加剧。形瘦，嗳气，嘈杂似饥，每日夜间饥感更甚，夜间需进食 2～3 次，否则因饥难寐。于常州某三甲医院胃镜病理检查示：萎缩性胃炎伴轻度肠上皮化生。有糖尿病史 6 年。本院门诊拟益气养阴、健脾和胃法治疗 2 月余。舌红苔薄，脉缓细。

辨证 气阴两虚，肝胃失和。

治法 益气养阴，疏肝和胃。

膏方 黄芪 450g，西洋参 100g，北沙参 200g，白术 150g，茯苓 100g，春砂仁（杵）50g，陈皮 60g，姜半夏 100g，柴胡 60g，白及 100g，黄连 30g，吴茱萸 30g，海螵蛸 250g，甘松 100g，佛手 100g，白蒺藜 100g，葛根 300g，山药 200g，玉竹 100g，黄精 100g，地骨皮 150g，天冬、麦冬各 100g，山茱萸 100g，延胡索（杵）100g，五灵脂（包）100g，首乌藤 150g，白芍 200g，薏苡仁 300g，怀牛膝 100g，生地黄 300g，灵芝 100g，甘草 60g，莲子 200g，核桃仁 250g，银耳 200g。上方除西洋参另煎浓汁外，余药隔宿浸泡。煎三汁，过滤，去渣取汁。微火浓缩，加入阿胶 150g、龟甲胶 200g 炖烊，再加入木糖醇 150g，西洋参浓汁于收膏时乘热冲入膏中，徐徐调匀。每日早晚饭前各服 1 匙，以开水冲饮。如遇伤风、腹泻则暂停服用。忌萝卜、酒、咖啡、浓茶以及辛辣、油炸食物。

2011 年 3 月 9 日复诊：膏方服完后 2 个月，嘈杂得缓，夜间饥饿感有减，但仍至少进食 1 次。胃痛基本消失，偶尔情急时尚有隐痛。夜寐未宁。苔薄白，脉缓。再予益气养阴、和胃健中。处方：黄芪 30g，北沙参 15g，白术 15g，茯苓 15g，春砂仁（杵）5g（后下），陈皮 10g，柴胡 6g，海螵蛸 25g，葛根 20g，山药 15g，生地黄 15g，郁金 10g，首乌藤 15g，白芍 20g，仙鹤草 15g，制莪术 10g，甘草 6g。上方加减，间断服用 50 余剂，病情趋稳。睡而不酣，夜饥感基本消失。空腹血糖渐稳定（7.5mmol/L）。

参考文献 杨学斌．祁宏运用膏方治疗脾胃病验案 2 则 [J]．江苏中医药，2018，50（5）：48-50.

【验案】患者，女，55 岁，2016 年 11 月 10 日初诊。主诉：胃脘隐痛伴反酸 2 年。现症：空腹时胃脘隐痛明显，伴反酸烧心，口干口苦，纳可，夜间睡眠不安而易醒，两胁部时有胀满不适，腰膝酸软畏寒，精神欠佳，易疲乏，大便日一次，质偏干。舌淡红，苔薄白，脉弦细。西医诊断：糜烂性胃炎（Ⅱ级）。中医诊断：胃痛。

辨证 肝胃不和证。

治法 健脾和胃，疏肝理气。

膏方 生黄芪 30g，西洋参 30g，茯苓 20g，牡丹皮 20g，鱼腥草 20g，鹿角胶 30g，知母 20g，首乌藤 30g，百合 20g，砂仁 20g，郁金 15g，蒲公英

30g，浙贝母 20g，白花蛇舌草 30g，佛手 15g，苦杏仁 15g，玉竹 20g，石斛 30g，麦冬、天冬各 20g，生地黄、熟地黄各 15g，无柄 30g。加工制膏剂。早晚空腹各 1 匙，开水冲服或含化。如遇感冒等急性病时暂停服用，忌辛辣、腥物。3 个月后二诊：患者自述前方药膏共服用 2 个月，无不适症状出现，且既往症状明显好转，精神较前转佳。

参考文献　徐婧文，甘爱萍. 甘爱萍运用膏方治疗慢性脾胃病经验 [J]. 湖南中医杂志，2019，35（3）：23-25.

【验案】宋某，男，64 岁。2013 年 12 月 4 日初诊。患者胃镜及病理检查确诊为慢性浅表性胃炎伴局灶性萎缩及肠化。症见口干欲饮，易生口疮，咽部痰滞，腹无胀痛，大便日行 1～2 次，有便不尽感，夜尿 1 次，寐可。视力尚可，头发花白，冬天畏寒，手足怯冷。血压血糖正常。有肠息肉、前列腺增生钙化、颈椎病等。舌质淡，舌苔薄黄，脉弦细。

辨证　脾肾亏虚，痰湿瘀阻。

治法　健脾养肾，化痰祛湿，解毒散结，活血软坚。

膏方　太子参 200g，当归 150g，炒白术 150g，生薏苡仁 200g，仙鹤草 150g，半枝莲 150g，川厚朴 150g，炒枳壳 150g，金钱草 150g，海金沙 150g，昆布 150g，海藻 150g，生牡蛎 200g，山慈菇 150g，煨葛根 200g，桔梗 50g，醋柴胡 50g，升麻 50g，乌药 50g，小茴香 50g，丹参 150g，制香附 200g，黄芩 150g，蒲公英 150g，焦栀子 150g，人中黄 150g，板蓝根 150g，连翘 150g，玄参 200g，麦冬 200g，石斛 200g，芦根 150g，生地黄 250g，熟地黄 250g，山茱萸 250g，牡丹皮 200g，泽泻 200g，茯苓 200g，山药 200g，黑料豆 250g，女贞子 250g，枸杞子 250g，制黄精 250g，绞股蓝 200g，三七粉 40g，鸡血藤 150g，木瓜 150g，伸筋草 150g，益智仁 200g，龟甲胶 120g，阿胶 140g，西洋参 100g，人参 150g，蜂蜜 500g，大枣 500g，核桃仁 300g，冰糖 500g，银耳 400g，龙眼肉 100g，莲子 150g。2014 年 12 月 5 日复诊：服膏方 1 料，复查胃镜示局灶性萎缩转为浅表性胃炎，继续调理巩固。随访至今，病情稳定。

参考文献　沈佳，陈四清. 孟河医家张继泽运用膏方干预萎缩性胃炎的经验 [J]. 江苏中医药，2019，51（12）：15-17.

【验案】 李某，男，52 岁。2010 年 2 月 16 日诊。患者素有多年胃病史，2009 年 12 月 15 日胃镜示：轻度食管炎，慢性胃炎，萎缩性胃炎，肠化（+）。现诉胃脘胀气，时有嗳气，经常反酸，大便不爽，数日一解。患者情绪较紧张，常常担心恶变，以致寝食不安，舌苔薄腻，脉细弦。

辨证 脾胃虚弱，肝胃失和，气机升降失调，气血津液生化乏源。

治法 辛开苦降，疏肝健脾益气，润燥通便。

膏方 枳壳、海螵蛸、火麻仁、瓜蒌子、柏子仁、松子仁、生地黄、生何首乌、当归、黄芪、桑椹各 200g，柴胡、半夏、香橼皮、浙贝母、石菖蒲、郁金、炒白术、藿香梗、紫苏梗、枳实、黄芩各 120g，木香、制黄连、炮姜、吴茱萸、陈皮、焦山楂、焦神曲、佛手各 60g，肉桂 30g，煅瓦楞子 300g，党参、太子参、川续断、狗脊、杜仲、怀牛膝、桑寄生、蒲公英各 150g。1 料，诸药煎浓汁。另：枫斗、人参、西洋参各 200g，龟甲胶、饴糖各 300g，黑芝麻 250g，收膏。

参考文献 王少墨，王庆其.王庆其膏方问诊组方遣药经验 [J].浙江中医杂志，2011，46（12）：861-862.

【验案】 患者，女，56 岁。首诊：2018 年 12 月 12 日。主诉：胃胀 10 个月余，加重 5 天。患者 10 个月前与家人争吵后，出现胃脘胀满不适，攻冲时作，饭后及情绪不畅后加重。就诊于当地诊所，服用"舒肝快胃颗粒"后，症状稍有缓解，自行停药，后又反复发作，未系统诊治。5 天前患者情志因素症状加剧，严重影响生活，现为求中西医结合系统治疗，至我科门诊。

现主症：胃脘胀满不适，与情绪相关，嗳气频，偶有反酸，无恶心呕吐，口干口苦，晨起明显，易怒，善太息，易疲乏，纳呆，食欲欠佳，寐欠安，难以入睡。大便 2 日 1 行，质偏黏，小便可。体检：腹软，外形平坦，脐周轻压痛，无反跳痛，腹部叩诊过清音。无其他明显特殊体征。舌淡红苔薄黄，边有齿痕，脉弦数。中医诊断：胃痞病。西医诊断：慢性胃炎。

辨证 肝胃不和。

治法 调和肝胃。

处方 柴胡 10g，白芍 15g，川芎 15g，枳壳 15g，陈皮 15g，炙甘草 6g，香附 15g，白术 12g，当归 12g，党参 15g，黄芩 15g，黄连 15g，焦山楂 20g，炒神曲 20g，炒麦芽 20g，鸡内金 10g，龙骨 20g，牡蛎 20g，合欢花 20g，共 14 剂，日 1 剂，水煎取汁 400mL，2 次 /d，早晚分服。

二诊：2018 年 12 月 28 日。患者自诉脘腹胀满明显减轻，嗳气减少，偶有反酸，无恶心呕吐，口干，无口苦，情绪改善，无易怒，疲乏减轻，纳食增加，寐尚可。大便日 1 行，质可，小便可。舌淡红苔白，脉弦。杨教授根据患者症状、体征、舌脉调整中药组成及剂型。

膏方 柴胡 200g，黄芩 100g，法半夏 100g，砂仁 150g，厚朴 150g，白芍 150g，当归 150g，枳壳 200g，香附 150g，焦山楂 200g，炒麦芽 200g，炒神曲 200g，炒鸡内金 200g，白术 150g，党参 150g，薏苡仁 150g，阿胶 120g，炙甘草 100g，大枣 100g，莲子 200g，蜂蜜 200g，制成膏剂，1 袋 / 次，2 次 /d，温水调服。服用 1～3 个月，期间不适随诊。服药 3 个月后复诊。

参考文献 郭彤，郭榆西，贾雪梅，等. 浅析杨倩教授运用膏方调护脾胃病经验 [J]. 中国中西医结合消化杂志，2020，28（7）：549-551.

【验案】 患者，梁某，女，40 岁，有慢性萎缩性胃炎，偶有胃痛，纳呆，大便不成形，质黏，舌淡红苔白，脉弱。

辨证 脾胃气虚兼有阳虚证。

治法 温补脾胃。

膏方 党参 150g，白术 150g，茯苓 300g，陈皮 100g，清半夏 100g，木香 100g，砂仁 100g，黄连 100g，薏苡仁 180g，莲子 150g，芡实 100g，佩兰 100g，藿香 100g，乌梅 100g，焦三仙各 100g，肉桂 100g，荜茇 100g，甘松 150g，巴戟天 100g，枸杞子 150g，阿胶 150g，菟丝子 150g，甘草 100g。贵重药品：人参 150g。收膏辅料：红糖 150g。2018 年 2 月随访：述服上方后，配合中药汤剂治疗，胃痛发作次数减少，大便已基本正常。

参考文献 裴冰洁，李廷荃，陈燕清，等. 李廷荃教授运用膏方治疗慢性萎缩性胃炎的经验总结 [J]. 云南中医中药杂志，2020，41（2）：7-9.

【验案】 患者女，71 岁，2017 年 12 月 1 日初诊。既往有"慢性浅表性

胃炎伴糜烂"病史。反复上腹隐痛不舒多年，平素夜寐欠佳，伴眼花，头晕，记忆力减退，乏力。经服药治疗后症状改善不明显。血压偏低，舌淡红，舌苔薄白，脉细弦。时值小雪节气，病位在胃心。

辨证 心神失养，肝肾阴虚。

治法 养心安神，滋补肝肾。

膏方 百合200g，太子参150g，麦冬100g，炙五味子90g，炒酸枣仁300g，知母60g，柏子仁150g，合欢皮200g，炙远志100g，首乌藤300g，青龙齿300g，北沙参150g，枸杞子300g，女贞子150g，菊花150g，墨旱莲200g，菟丝子150g，决明子150g，石菖蒲150g，生地黄、熟地黄各150g，山茱萸90g，赤芍100g，红景天150g，刺五加150g，茯苓100g，制黄精300g，生葛根150g，白芍200g，天麻150g，陈皮60g，木香100g，清甘草60g。煎取浓汁，文火熬稠糊，纳朝白参50g（另煎取汁），西洋参50g（另煎取汁），灵芝孢子粉20g，阿胶100g（黄酒烊化），龟甲胶150g（黄酒烊化），蜂蜜250g，冰糖200g，黑芝麻90g（打粉），溶化收膏，每晨起、卧前各1匙。

2018年11月11日二诊：患者服膏方后，胃病已瘥，有时仍头晕眼花，记忆力减退，舌淡红，舌苔薄白，脉细弦，再拟原法出入调治。

参考文献 李泉晶．洪善贻膏方调治脾胃病验案撷菁[J]．中国乡村医药，2022，29（1）：15-16.

【验案】王某，女，47岁，江苏南京人，因"反复胃痛3年余"于2016年7月12日初诊。患者述胃痛间作3年余，伴反酸烧心，口干，无口苦，咽部阻塞感，双目干涩，两胁下时有不舒，纳食差，不知饥，夜寐差，夜睡2h左右，梦多易醒，小便尚可，大便干结，2～3日1行，舌红苔少，脉弦细。患者述平素性情急躁易怒，劳作后腰酸明显，无自汗盗汗，已绝经。2016年4月27日查胃镜示慢性胃炎，病理示（窦小）轻度萎缩性胃炎，伴肠上皮化生和急性活动。HP（-）。中医诊断：胃痛病。西医诊断：慢性萎缩性胃炎伴肠上皮化生。

辨证 肝胃不和。

治法 疏肝和胃，缓急止痛。

处方 柴胡 5g，炒白术 10g，炒白芍 10g，法半夏 6g，炒枳壳 10g，鬼针草 15g，浙贝母 10g，百合 15g，茯神 12g，肉苁蓉 10g，炒莱菔子 15g，炒决明子 15g，合欢皮 10g。守方加减治疗 4 月余，患者于 2016 年 11 月 15 日复诊述胃痛较前明显缓解，现饥饿时明显，偶有反酸烧心，无口干口苦，咽部阻塞感较前明显减轻，双目仍有干涩，时有两胁下不舒感，劳作后腰酸感明显。纳尚可，夜寐好转，夜睡 4h 左右，梦多易醒，小便尚可，大便干燥，1～2 日 1 行，舌红苔薄白，脉弦细。

膏方 阿胶 250g，龟甲胶 250g，鹿角胶 250g，生地黄 120g，熟地黄 120g，山药 150g，山茱萸 150g，茯苓 120g，泽兰 100g，泽泻 100g，枸杞子 100g，白菊花 30g，鬼针草 150g，天冬 150g，麦冬 150g，玉竹 150g，石斛 100g，肉苁蓉 100g，炒莱菔子 150g，仙鹤草 150g，白花蛇舌草 150g，柴胡 30g，合欢皮 100g，玫瑰花 30g，连翘 100g，百合 150g，茯神 150g，首乌藤 150g，制远志 60g，酒女贞子 150g，墨旱莲 150g，制何首乌 150g，桑椹 150g，黑豆 250g，蜂蜜 300g，大枣 250g，莲子 250g，龙眼肉 250g，核桃仁 250g，银耳 250g。

2017 年 5 月 16 日复诊：述无明显胃痛不适，饮食不当偶有反酸烧心，无口干口苦，无咽部阻塞感，双目干涩好转，无两胁下不舒感，纳尚可，夜寐可，夜睡 6h 左右，小便调，大便尚可，1～2 日 1 行，舌淡红苔薄白，脉弦细。劳作后腰酸感好转。2017 年 4 月 12 日查胃镜：慢性浅表性胃炎。病理：（窦大）轻度慢性非萎缩性胃炎，（窦小）轻度慢性非萎缩性胃炎，急性活动。HP（—），病理诊断慢性萎缩性胃炎已治愈。后电话随访，患者述无明显不适，于当地复查胃镜：慢性浅表性胃炎。病理：轻度慢性非萎缩性胃炎。HP（—）。

参考文献 王静坤，单兆伟. 单兆伟汤膏调治慢性萎缩性胃炎验案两则 [J]. 中医肿瘤学杂志，2020，2（2）：75-79.

【验案】方某，女，54 岁。海南省海口市人，因"脘腹胀满 1 年余"于 2017 年 9 月 22 日初诊。患者述脘腹胀满，食后加重 1 年余，无胃痛，伴嗳气，空腹反酸，无烧心，口干不欲喝水，无口苦，咽部不适，咳痰

色白，自汗盗汗，时有腰酸腰疼、短气乏力感，食纳可，夜寐尚可，小便调，大便日一行，偏干，舌淡红苔稍腻，脉细。述自小身瘦体弱怕冷。2017 年 8 月于江苏省人民医院查胃镜示浅表性胃炎，病理：（窦小）轻度慢性萎缩性胃炎伴肠化，鼻咽喉镜未见明显异常，HP（+）。患者述已服用"四联疗法"杀菌，后复查 HP（-）。中医诊断：胃痞病。西医诊断：慢性萎缩性胃炎伴肠上皮化生。

辨证 脾虚湿热。

治法 健脾助运，清化湿热。

处方 党参 15g，炒白术 15g，法半夏 6g，麦冬 15g，仙鹤草 15g，白花蛇舌草 15g，浮小麦 15g，糯稻根 15g，肉苁蓉 15g，炒莱菔子 15g。守方加减调治 2 月余，2018 年 2 月 9 日膏方门诊三诊，述药后易饥，脘腹胀满不适、嗳气较前明显好转，偶有空腹反酸，偶感口干，咽部不适较前明显减轻，偶有咳痰色白，自汗盗汗，劳累后腰酸腰疼、短气乏力感，纳可，少寐多梦，小便调，大便每日一行，偏干，舌红苔薄白，脉细。

膏方 西洋参 150g，党参 150g，炙黄芪 250g，炒白术 100g，法半夏 60g，陈皮 50g，炒黄芩 60g，仙鹤草 150g，炒薏苡仁 150g，白花蛇舌草 150g，百合 300g，首乌藤 150g，炒酸枣仁 150g，茯神 120g，煅磁石 150g，煅龙齿 120g，浮小麦 300g，糯稻根 300g，阿胶 250g（烊化），鹿角胶 250g（烊化），桑寄生 150g，续断 150g，巴戟天 150g，酒女贞子 150g，墨旱莲 150g，酒蒸黄精 250g，夏枯草 150g，佛手 50g，木蝴蝶 30g，蜂蜜 300g，大枣 250g，莲子 250g，龙眼肉 250g，核桃仁 250g，银耳 250g。

2018 年 9 月 28 日复诊：述脘腹胀满不适已除，无胃痛，无嗳气反酸，偶有口干，无口苦，咽部偶有不适，无咳痰，食纳可，自汗已除，偶有盗汗，无腰酸腰疼，二便调，夜寐尚可，舌红苔薄白，脉细。2018 年 7 月 17 日查胃镜示慢性胃炎。病理：（窦后）慢性浅表性炎，轻度，HP（-）。病理诊断慢性萎缩性胃炎已治愈。后电话随访，患者饮食失调偶有胃脘部不适，于当地复查胃镜：慢性浅表性胃炎。病理：轻度慢性非萎缩性胃炎。

参考文献 王静坤，单兆伟.单兆伟汤膏调治慢性萎缩性胃炎验案两则[J].中医肿瘤学杂志，2020，2（2）：75-79.

【验案】陈某，男，79 岁，2014 年 12 月 18 日就诊。患者中脘痞闷灼热，反酸，入冬畏寒怕冷，夜间口干，大便秘结，夜尿 2～3 次，排尿不畅；舌胖质暗苔薄腻，脉小弦。既往有慢性胃炎、前列腺增生、高血压、脑梗死病史。

辨证 脾肾两虚，肝木乘侮，肠失濡润。

治法 健脾益肾，疏肝和胃，润肠通腑。

膏方 太子参 300g，生白术 300g，云茯苓 150g，生甘草 60g，制半夏 100g，新会陈皮 60g，川黄连 30g，广木香 100g，砂仁 30g，豆蔻 30g，大连翘 120g，续断 150g，延胡索 150g，广郁金 120g，浙贝母 120g，厚杜仲 150g，煅瓦楞子 300g，紫丹参 150g，蒲公英 300g，生地黄 150g，牡丹皮 100g，白螺蛳壳 300g，赤芍 150g，川石斛 150g，淫羊藿 150g，黑芝麻 200g，核桃仁 200g，川牛膝 150g，火麻仁 150g，决明子 150g，路路通 100g，桑椹 300g，大桃仁 120g，苦杏仁 120g，天花粉 100g，泽兰叶 150g，制香附 120g。配料：阿胶 300g，冰糖 250g，饴糖 250g。上药 1 料，如法收膏。早晚各 1 汤匙，温开水调服。服用膏方期间，忌食生萝卜、浓茶及辛辣、酸冷、油腻之品，多食蔬菜、水果，保持心情平和愉悦。随访：患者服膏方 1 料后，中脘痞闷灼热及反酸消除，大便 1～2 日 1 行，精神较振。

参考文献 申定珠，张正利，蔡淦. 蔡淦运用膏方调治老年病经验 [J]. 上海中医药杂志，2015，49（12）：21-23.

第二节　胃溃疡

【验案】叶某，男，62 岁。2009 年 11 月 2 日初诊。患者脘部不适，纳差。既往有胃溃疡病史 10 余年。平素经常感冒，畏寒，四肢不温，舌淡、苔薄白，脉濡。

辨证 肾阳不足，脾失健运。

治法 温煦肾阳，健脾和中，调和营卫。

膏方 熟附片 150g，川桂枝 120g，红花 60g，肉苁蓉 120g，山茱萸 120g，菟丝子 120g，制黄精 150g，巴戟天 120g，仙茅 120g，淫羊藿 120g，

制何首乌 150g，枸杞子 120g，龙眼肉 120g，赤芍 120g，潞党参 150g，茯苓 150g，炒白术 150g，炙甘草 60g，鸡内金 150g，砂仁、豆蔻各 60g，炒山楂 150g，神曲 60g，山药 150g，炒白扁豆 150g，炙黄芪 120g，大枣 120g，太子参 120g，麦冬 120g，石斛 120g，南沙参、北沙参各 120g。细料：红参 150g，西洋参 150g，龟甲胶 150g，鳖甲胶 150g，冰糖 150g，饴糖 150g。上药经过浸泡、煎煮、浓缩后，继之收膏。取 1 调匙膏滋，放在杯中，将白开水冲入搅匀，使之溶化，餐后 30min 服用，每日 2 次。2 个月为 1 个疗程。第 2 年复诊：诉服用膏方后，胃脘不适之症除，一年基本未感冒。

参考文献　程艳梅，王磊，张丹，等 . 谢建群运用膏方调治脾胃病经验撷英 [J]. 江苏中医药，2012，44（11）：13-14.

第三节　胃下垂

【验案】患者，男，48 岁，2016 年 12 月 11 日初诊。主诉：消瘦、纳少，体力不佳 2 年余，加重 4 个月。患者 2014 年因工作劳累，饮食不规律出现消瘦、纳少、乏力、饭后嗳气等，到当地医院就诊。查腹部平片结果：胃下垂。间断服用药物对症治疗，症状反复发作。2016 年 9 月以来，体重下降 3kg，伴餐前烧心、乏力，食欲进一步减退，饭后嗳气加重，胃脘部不适，遂来门诊就诊。刻诊：食后嗳气，不能平卧，否则胃脘部不适，只能坐姿休息，餐前偶尔烧心，体力不佳，纳少，大便每日 1 次，略干；舌边尖略红，苔薄白，脉细弦。查体：身高 172cm，体重 55kg。中医诊断：胃痞病。西医诊断：胃下垂。在服用膏方前，先服"开路方"，处方：柴胡 6g，党参 15g，白芍 15g，当归 12g，枳壳 15g，佩兰 12g，厚朴 12g，砂仁 6g（后下），紫苏叶 12g，荷叶 12g，陈皮 10g，黄连 3g，瓜蒌皮 6g，法半夏 9g，海螵蛸 20g，炒神曲 20g，延胡索 12g，炙甘草 6g。14 剂，水煎服，2 次 /d，早晚饭后 1h 服用。2016 年 12 月 26 日二诊，患者食后嗳气减轻，空腹烧心减少，仍纳少，乏力，眠欠佳，二便可；舌红苔薄白，脉细弦。采用膏方治疗。

辨证　肝郁脾虚，胃失和降。

治法 健脾补气，和胃降逆，补虚扶正。

膏方 西洋参120g（单煎），生黄芪180g，党参150g，北沙参150g，麦冬150g，柴胡90g，白芍150g，当归150g，熟地黄180g，山茱萸180g，山药180g，生白术180g，川芎120g，枸杞子240g，五味子60g，紫苏梗120g，陈皮120g，枳壳150g，厚朴150g，桑椹240g，牡丹皮150g，炒栀子150g，佩兰150g，炒神曲180g，炒麦芽300g，海螵蛸180g，炒谷芽300g，浙贝母180g，三七粉60g（拌入），阿胶180g（烊化），蒲公英180g，大枣120g，炙甘草60g，酸枣仁300g，柏子仁300g。水煎2次，去渣取汁，文火浓缩，再加入粉、胶，后以冰糖、蜂蜜适量取膏，制成100袋左右，初始每日空腹服用1袋，适应后可增至2袋，分早晚服用。嘱患者餐前活动，餐后硬板凳静坐1h左右，若食欲渐佳，可入睡前1h少量加餐。

2017年3月2日三诊，患者自觉体力渐佳，睡眠改善，食欲渐增，体重增加4kg，食后烧心、嗳气偶发，饮热水稍缓解，大便每日1次，未行腹部平片检查；舌尖略红，苔薄白，脉细弦。中医辨证：脾虚气滞，胃失和降。治法：健脾补气，和胃降逆。处方：柴胡6g，党参15g，白芍10g，当归12g，枳壳15g，佩兰12g，砂仁6g（后下），紫苏叶12g，陈皮10g，黄连3g，海螵蛸20g，炒神曲20g，炙甘草6g。14剂，水煎服，1剂/d，分早晚饭后1h服用。2017年3月30日随访，患者体重未见明显下降，食欲好转，体力渐佳，烧心偶发，眠可，二便调。嘱按前法进行生活调摄，不适随诊。

参考文献 车慧，卞立群，唐旭东.唐旭东运用膏方调治胃下垂临床经验撷萃[J].中医药导报，2020，26（2）：130-132.

第四节　功能性消化不良

【验案】周某，男，39岁，2011年6月22日初诊于脾胃病、消化内科门诊。时值夏至时分，欲予调补养身。患者自诉半年前因工作紧张，出现食少体倦，胃脘作胀，入睡困难，健忘，形体消瘦，面色萎黄，大便干结，数日一行。苔薄腻，脉沉细滑。胃镜检查未发现异常。西医诊断为功能性消化不良。

辨证 脾胃亏虚夹湿。

治法 健脾和中，豁痰解郁。

膏方 炙黄芪 450g，红参 225g，炒白术 360g，炙甘草 150g，当归 350g，炒白芍 375g，陈皮 225g，柴胡 75g，升麻 120g，龟甲胶 350g，鹿角胶 225g，阿胶 90g，肉桂 45g，熟地黄 450g，砂仁 350g，红花 120g，桃仁 225g，黄精 225g，牛膝 225g，杜仲 150g，紫河车 150g，炒山药 320g，枸杞子 120g，郁金 150g，制何首乌 200g，酸枣仁 150g，丹参 250g，川芎 150g，桑寄生 150g，决明子 150g，炒枳壳 120g，泽泻 225g，茯苓 270g，山楂 120g，苍术 150g。蜂蜜 150g 用于收膏。以上处方混合后加 8 倍量水浸泡 3h，煎煮 2 次，每次 2h，合并煎液，静置 12h，过滤煎液，减压浓缩至相对密度（80℃热测）在 1.4 的清膏，然后加入炼蜜 500g，混匀，分装即得。具体服用方法：每次取 1 勺约 50g，放在杯中，将温开水冲入搅匀，使之熔化，每天早晚餐后 30min 各 1 次，每日 2 次，3 个月为 1 个疗程。该患者服用膏方 1 剂后，上述诸症明显改善，未见胃脘部胀满。睡眠改善，精神好转。嘱患者平时注意饮食，保持良好心理状态，避免不良精神刺激。

参考文献 侯秋科．谢胜教授临床应用冬病夏治膏方经验 [J]．广州中医药大学学报，2012，29（1）：108-109.

第五节　肠易激综合征

【验案】王某，男，26 岁，2006 年 12 月 1 日初诊。患者反复腹痛、腹泻 3 年，近日因精神紧张或饮食油腻后症状加重，肠镜示结肠黏膜未见明显异常，腹部 B 超示肝、胆、胰、脾未见明显异常。诊见：腹痛，痛则欲泻，泻后痛减，精神紧张时尤甚，大便每日 3～5 次，不夹血及黏液，自觉头晕，神疲乏力，口中异味，四末不温，怕冷，多梦易醒，苔薄，脉弦软无力，不胜久按。查体：一般情况可，心肺征阴性，腹软，无压痛及反跳痛，肝脾未及。西医诊断为肠易激综合征。

辨证 肝脾不和，肾气亏虚。

治法 疏肝健脾，温肾止泻。

膏方 杭白芍 120g，鸡内金 150g，炒白术 150g，炒防风 150g，炮姜 60g，熟附片 150g，潞党参 150g，生黄芪 150g，小茴香 120g，茯苓 150g，怀山药 150g，炒白扁豆 150g，陈皮 60g，川芎 120g，全当归 120g，熟地黄 150g，草豆蔻 90g，诃子 150g，大枣 100 枚，预知子 120g，石榴皮 150g，炒谷芽、麦芽各 150g，炒山楂 150g，焦六曲 90g，人参 150g，红参 200g，鹿角胶 200g，龟甲胶 200g，饴糖 200g，高丽参精 1 瓶。上药经过浸泡、煎煮、浓缩后，继之收膏。取 1 调匙膏滋，放在杯中，将白开水冲入搅匀，使之溶化，餐后 30min 服用，每日 2 次。2 个月为 1 个疗程。该患者服用膏方 1 剂后，上述诸症明显改善，未见发作，仅偶见腹部不适。嘱患者平时注意饮食，保持良好心理状态，避免不良精神刺激。

参考文献　张涛 . 谢建群教授应用膏方辨治脾胃病临床经验 [J]. 吉林中医药，2008，28（6）：401-402.

【验案】凌某，女，64 岁，2014 年 12 月 2 日就诊。大便干结 4 年余，便如栗状，常四五日一行。伴腹胀腹痛纳呆，进食后尤甚，嗳气时作，口干不欲多饮，头晕，夜寐多梦，舌暗红，苔薄少津，脉细迟。8 年前有脑梗死史，无糖尿病史，无腹部手术史。肠镜检查：结肠黏膜黑变病（色素沉着）。诊断为肠易激综合征便秘型，归属中医"便秘"范畴。

辨证 肝阴不足，肠腑失润，脾气虚弱。

治法 柔肝滋阴润肠，健脾益气助运。

膏方 生地黄 150g，玄参 150g，麦冬 150g，山茱萸 150g，枸杞子 150g，桑椹 100g，全当归 150g，炒白芍 200g，炙黄芪 150g，黄精 150g，生白术 200g，嫩钩藤（后下）150g，夏枯草 150g，决明子 100g，杭菊花 100g，桃仁 100g，川芎 100g，木香 100g，厚朴 100g，肉苁蓉 100g，川百合 150g，柏子仁 100g，莲子 150g，灵芝 100g，砂仁（后下）30g，淮小麦 150g。上药浸一宿，武火煎取汁，沉淀沥清；文火收膏时，加入阿胶 400g，冰糖 400g，核桃仁 150g，熬至滴水成珠为度；每次 1 汤匙，每日 2 次冲服。如遇感冒、食滞需暂停数天。2015 年 12 月来院复诊时诉：服用膏方后，一年来便秘症状已明显改善，大便一两天一行，成形质软，排便通畅，腹胀减轻，腹痛消失，无明显嗳气，纳寐可。要求继续膏方调治。

参考文献　徐倩菲，许邹华，徐进康.徐进康膏方治疗肠易激综合征经验[J].江西中医药，2019，47（11）：27-29.

【验案】吴某，女，65岁，2014年11月10日就诊。反复腹泻5年，大便每日行2～3次，便前腹部作痛、肠鸣泄泻，晨时明显，泻后即安，腹冷喜暖，大便呈糊状，有时夹有不消化之食物，无黏液脓血，秋冬季症状加重，腰膝酸软，形寒肢冷，神疲乏力，夜寐多梦，舌淡红苔白腻舌体微胖，脉象沉细。无糖尿病、高血压病史。大便常规无异常，肠镜检查：结直肠未见明显器质性病变。诊断为肠易激综合征腹泻型，属中医"泄泻""腹痛"范畴。

辨证　脾肾阳虚，阴寒内盛，积湿不化，土虚木郁，肝气乘克。

治法　温养脾肾，除湿化浊，兼舒肝抑木。

膏方　潞党参100g，炙黄芪150g，焦白术100g，云茯苓100g，炙甘草30g，薏苡仁150g，炒白扁豆100g，炒山药150g，补骨脂100g，五味子100g，淡吴茱萸30g，豆蔻（后下）30g，肉桂（后下）60g，紫苏叶100g，煨木香100g，砂仁（后下）30g，徐长卿100g，乌药100g，炒白芍200g，川芎100g，焦山楂100g，焦神曲100g，杜仲100g，金狗脊100g，仙茅100g，菟丝子100g，酸枣仁100g，玫瑰花100g，淮小麦150g。上药浸一宿，武火煎取汁，沉淀沥清；文火收膏时，加入阿胶300g，鹿角胶100g、冰糖400g、大枣30枚，熬至滴水成珠为度；每次1汤匙，每日2次冲服，如遇感冒食滞需暂停数天。随访3个月，腰膝酸软减轻，大便次数减少，夜寐安。

参考文献　徐倩菲，许邹华，徐进康.徐进康膏方治疗肠易激综合征经验[J].江西中医药，2019，47（11）：27-29.

【验案】邵某，女，28岁，2019年1月10日初诊。患者近年来反复腹泻，大便每日行2～3次，便溏，夹有不消化食物，无黏液脓血，无肠鸣腹痛，畏寒，面色萎黄，形体消瘦，食纳可，夜寐可，小便调；舌淡，苔薄白，脉细。粪常规及肠镜检查未见异常。西医诊断：肠易激综合征。中医诊断：泄泻。

辨证 脾肾两虚。

治法 调补脾肾。

膏方 党参250g，黄芪250g，黄精250g，炒白术100g，炒白芍150g，茯苓120g，白扁豆150g，莲子250g，生地黄250g，熟地黄250g，山药150g，山茱萸150g，茯神120g，泽泻150g，泽兰100g，炒薏苡仁150g，干姜20g，仙茅150g，淫羊藿150g，巴戟天150g，葛根100g，焦山楂150g，焦神曲150g，鸡内金100g，女贞子150g，墨旱莲150g，菟丝子150g，金樱子150g，芡实150g，木香30g，马齿苋100g，石榴皮100g，当归100g，川芎100g，红花30g，乌梅60g，制升麻30g，柴胡30g，沙苑子120g，刺蒺藜120g，阿胶150g，鹿角胶150g，龟甲胶150g，紫河车150g，西洋参100g。辅料：大枣250g，龙眼肉250g，莲子250g，银耳250g，核桃仁250g，蜂蜜250g，冰糖250g。早晚各1汤匙约20～30g，用开水兑温服。服用膏滋期间尽量避免服食辛辣、海鲜等食品；如遇感冒、发热、经期等可停服几日。随访3个月，患者服药后大便次数减少，畏寒明显好转。

参考文献 陈倩玉，单兆伟，许玉晶，等.单兆伟教授膏方调治腹泻型肠易激综合征经验[J].云南中医学院学报，2020，43（1）：49-52.

第六节 十二指肠溃疡

【验案】林某，男，46岁，2006年11月26日就诊。患者有十二指肠溃疡史5年，胃痛反复发作。半年前查胃镜示：十二指肠球部见两处溃疡（0.8mm×1.0mm，0.4mm×0.6mm），采用常规西药治疗1个月后疼痛明显减轻。2个月前因饮食不慎、饮酒过量，致胃痛复作，服中药治疗后，症情略有好转。刻下：胃脘痞满胀痛，饥饿时疼痛更甚，进食稍安，得温痛减，摩腹后疼痛胀满暂得缓解；平素嘈杂泛酸，嗳气频作；畏凉喜温，纳食尚可；大便先干后稀，日行两次；不耐劳累，神疲困倦；面色少华，形体消瘦；脉弦细，舌淡红，苔薄白腻。

辨证 脾胃虚寒，湿浊内蕴。

治法 健脾温中，理气降逆，和胃止酸，清化湿热。

膏方 高良姜 120g，制香附 120g，潞党参 200g，炒白术 150g，云茯苓 120g，生甘草 120g，川黄连 120g，全当归 180g，延胡索 200g，轻马勃（包）45g，煅牡蛎 400g，煅海螵蛸 180g，荜茇 100g，北细辛 90g，大蜈蚣 20 条，香橼皮 90g，佛手柑 45g，炒枳壳 120g，广木香 100g，藿香梗 120g，紫苏梗 120g，川厚朴 120g，制苍术 120g，麦冬 150g，姜竹茹 90g，旋覆花（包）120g，淡黄芩 150g，青皮 60g，陈皮 60g，生黄芪 250g，大砂仁 90g，大熟地黄 180g，怀山药 150g，霍山石斛 30g，人参 180g，太子参 150g，焦神曲 120g。上药和匀，共煎 3 次，取浓汁，加阿胶 200g，鹿角胶 200g，冰糖 250g，饴糖 250g，陈黄酒 250g，浓缩取汁，收膏。

参考文献 裘世轲，李孝刚 . 国医大师裘沛然运用膏方经验 [J]. 上海中医药杂志，2016，50（1）：1-4.

第七节　溃疡性结肠炎

【验案】戈某，女，32 岁。2011 年 11 月 24 日膏方门诊初诊。患者大学一年级时因脓血便经结肠镜检查确诊为溃疡性结肠炎，后间断治疗，未现愈象。工作后曾在本院门诊运用中药内服联合中药汤剂灌肠治疗 2 月余。近半年来，患者脐及左少腹间隐痛，大便中段或最后时夹有黏冻液，时缓时作。大便常规：隐血（++）。其形瘦，月经量少，经期正常，色紫，少有瘀块。舌淡红、苔白腻微黄，脉细缓。

辨证 久病损及阴阳，脾胃湿热互结，肠络瘀滞受损。

治法 益气化瘀，和中祛湿。

膏方 黄芪 450g，党参 300g，炒白术 100g，茯苓 100g，炒白芍 300g，秦皮 100g，炒黄芩 100g，炒防风 100g，陈皮 60g，仙鹤草 150g，黄连 30g，炒苍术 150g，炒薏苡仁 300g，槟榔 100g，炒谷芽、炒麦芽各 200g，吴茱萸 30g，补骨脂 100g，佩兰 100g，石菖蒲 150g，炒枳壳 100g，草豆蔻（杵）100g，六神曲 150g，焦山楂 150g，三七粉 30g，地榆炭 100g，炒山药 150g，白及 100g，苦参 200g，白头翁 200g，煨诃子 100g，蒲黄炭（包）60g，甘草 60g，莲子 200g。上味浓煎去渣，文火熬糊，入鹿角胶 150g、龟甲胶 150g、阿胶 200g、冰糖 300g，烊化收膏。每晨 1 匙以温水调饮。

参考文献　杨学斌. 祁宏运用膏方治疗脾胃病验案 2 则 [J]. 江苏中医药，2018，50（5）：48-50.

【验案】徐某，男，71 岁。2015 年 12 月因"反复腹痛、腹泻 7 年余"前来就诊。患者 7 年前无明显诱因下出现腹痛、腹泻，腹痛为脐周绞痛，伴里急后重，大便不成形，每日 5～6 次，当时无发热，无黏液脓血便等其他症状。曾至当地医院就诊，查结肠镜示：溃疡性结肠炎。予口服"柳氮磺吡啶"，后出现过敏反应，遂自行停药。7 年来腹痛、腹泻反复发作，每于受凉后发作，偶伴有黏液脓血便，时常服用中药汤剂（具体不详），服药后好转，停药后又发。初诊于 2015 年 11 月前来膏方门诊就诊，当时腹痛不剧，大便每日 3～4 次，不成形，无里急后重，伴腰酸、夜尿多，口干，皮肤瘙痒，舌质红、苔薄黄根薄腻，脉弦细。西医诊断：溃疡性结肠炎。中医诊断：湿热痢。

辨证　湿蕴肠胃，日久损伤气血致气阴两虚，脾肾不足。

治法　清利湿热，滋补脾肾。

膏方　马齿苋、藤梨根、大血藤、地锦草、老鹳草、芡实、煅牡蛎、煅龙骨、金银花、连翘、蒲公英、土茯苓、龟甲胶各 150g，金樱子、柴胡、郁金、浙贝母、制何首乌、熟地黄、凌霄花各 60g，砂仁、黄连、黄柏、灵芝孢子粉、白及、肉豆蔻、菟丝子各 30g，鸡血藤、绞股蓝、钩藤、香茶菜、黄明胶、阿胶、薏苡仁、山药、地肤子、徐长卿、核桃仁、黑芝麻各 100g，山茱萸 90g，黄芩 50g，鲜石斛 200g，鳖甲胶 125g，西洋参 20g，冰糖 500g，麦芽糖 300g，黄酒 1 料。上药先每日 1 勺，冲水服用，如无特殊反应，1 周后每日 2 勺，共约服用 2 月。遇感冒、发热、腹泻时停服，忌食刺激性食物。

2016 年 11 月患者又继续来服用膏方，诉去年服用膏方后，大便已基本正常，夜尿频多等症也已好转，偶有腰酸口干，目昏，心烦多梦。查舌尖红、苔薄黄。脉弦细。证属气阴两虚，心肝火旺。原方出入：马齿苋、紫贝齿各 200g，败酱草、大血藤、连翘、蒲公英、地肤子、麦芽糖、龙齿各 300g，地锦草、金银花各 150g，桑叶、青蒿、山茱萸、决明子各 90g，菊花、薄荷、制何首乌、熟地黄、凌霄花、密蒙花、谷精草、齿瓣石斛、合欢花各 60g，薏苡仁、山药、黄明胶、核桃仁、黑芝麻各 100g，阿胶、鳖甲胶、龟甲胶各 125g，西洋参 20g，灵芝孢子粉 30g，冰糖 500g，黄酒 1 料。

参考文献　包科颖，潘智敏．潘智敏调治溃疡性结肠炎膏方案 [J]．浙江中医杂志，2018，53（1）：72.

第八节　慢性结肠炎

【验案】患者，男，50 岁。便溏数年，曾做结肠镜检查，患慢性结肠炎。症见便溏纳差，神疲乏力，毛发易脱，记忆力减退，两胁隐痛，小腹胀满不适，舌淡红，苔薄白，脉细弦。

辨证　土虚木乘，健运失司，化源不足。

治法　健脾护肝，益气助运。

膏方　潞党参 150g，制何首乌 150g，杭白芍 150g，广木香 60g，炒薏苡仁 200g，白扁豆 200g，云茯苓 200g，山药 200g，炒白术 150g，生黄芪 200g，焦山楂 150g，煨葛根 150g，石榴皮 150g，芡实 150g，防风 100g，陈皮 50g，五味子 50g，石菖蒲 100g，莲子 100g，灵芝 150g，炙远志 100g，酸枣仁 100g，炙甘草 50g，当归 100g，焦栀子 100g。上药煎取浓汁，文火熬糊加入阿胶 200g，麦芽糖 250g，黑芝麻 150g，黄酒 250mL，熔化收膏。每日早、晚各服 2 匙，温开水冲服。服膏 1 料后，自觉便溏已瘥，神疲乏力消失，精神好转，饮食增加。

参考文献　毛水泉．浅淡膏方"治未病"的临床体会 [J]．中华中医药杂志，2010，25（1）：70-71.

【验案】李某，女，38 岁。2015 年 12 月 10 日初诊。患者数年来反复腹泻，1 日 3～4 次，发作时伴有腹鸣、嗳气、腹胀；不耐疲劳，腹部喜暖，腰酸，食纳不香，夜寐差，舌淡，苔薄。2014 年肠镜检查示慢性结肠炎。

辨证　肝气郁结，土虚木乘，升降失常。

治法　健脾益气，抑木止泻。

膏方　太子参、炒白术、桑寄生、续断、杜仲、女贞子、怀牛膝、墨旱莲、巴戟天、浙贝母各 100g，炒山药、炒薏苡仁、黄芪、黄精、白扁豆、鹿衔草、炒白芍、百合、仙茅、淫羊藿各 150g，砂仁 20g，炒防风、陈皮各 50g，茯苓、炒山楂、炒神曲各 120g，紫河车、大枣、龙眼肉、核桃仁、莲子、银耳各 250g。上药加水浸泡 8h 后煎煮 3 次，并将 3 次煎煮药汁浓煎。将蜂蜜、冰糖各 150g 烊化，将浓煎药汁倒入，后将阿胶、鹿角胶各 250g，西洋参 100g 打粉一起入锅收膏，瓶装密封后放入冰箱冷藏，每日早晚以开水冲饮 1 调羹（约 20g）。3 个月后随访，肠鸣、腹泻较前好转，夜寐安。

参考文献　徐致君，方晓华.单兆伟膏方调治杂病二则 [J]. 浙江中医杂志，2018，53（2）：145.

第九节　便秘

【验案】患者，女，88 岁，2007 年 11 月 19 日订立膏方。耄耋之年，便秘之苦达十余年，大便常十余日一行，且干结如羊屎状，平时信佛素食为主，常以蜂蜜、排毒养颜胶囊、芦荟等帮助排便，便秘甚者则以大黄、番泻叶等下之。近因患乳腺癌术后，耗伤气血津液，年迈体益虚，便秘临厕努挣难下，痛苦不堪，同时伴动则气短，夜尿频多，甚至尿有失禁。曾在上级医院肛肠科就诊，诊为慢性功能性便秘。此次手术期间也曾行肠镜等检查未见结肠器质性病变。舌质淡中有裂纹，苔薄白乏津，脉细无力。先服中药汤剂一周后，为之订立膏方。

辨证　肾中精气亏耗，津液濡润失职。

治法　滋肾填精，益气养血，增水行舟。

膏方　天冬、麦冬各 120g，生地黄、熟地黄各 120g，玄参 120g，山药 240g，当归 120g，肉苁蓉 160g，火麻仁 300g，紫菀 80g，瓜蒌子 160g，桃仁 120g，金樱子 80g，石斛 160g，炙何首乌 240g，枳壳 120g，泽泻 80g，牛膝 120g，乌药 80g，大腹皮 80g，生黄芪 200g，全蝎 16g，生薏苡仁 300g，白花蛇舌草 120g，炒麦芽 120g，佛手 60g，砂仁 30g（与熟地黄拌），杜仲 120g，丹参 120g，山茱萸 80g，大枣 120g，上味浓煎两次，取汁过滤，和入龟甲胶 400g，冰糖 250g，绍酒少许，西洋参颗粒 10 包（冲入药汁）收膏早晚分服。

遇感冒发热时暂停服用。药后半月,在原来服中药汤剂后大便转畅的基础上,大便一日一行或两日一行,质稍干,气短尿频明显好转,生活自理,随访至今诸症未发。

参考文献 江松平.膏方治疗慢性功能性便秘 [J].浙江中医药大学学报,2010,34(5):734-735.

【验案】患者,女,48 岁,2004 年 11 月 26 日初诊。年近七七,天癸已尽,大便干结,数日方行,艰涩不畅,历时 3 年有余,时有肛裂出血。曾在外院做肠镜等检查,诊为"慢性功能性便秘",伴夜寐欠安,神疲易乏,口燥咽干,间有口苦耳鸣目眩,时有潮热,汗出恶风,遇冷则手足不温,血脂升高,舌尖边红赤苔中薄黄,脉弦细数。

辨证 肾虚肝旺。

治法 清热养阴,调和营卫。

膏方 夏枯草 120g,生地黄 150g,麦冬 120g,生黄芪 150g,防风 45g,生白术 120g,墨旱莲 120g,何首乌 200g,火麻仁 240g,紫菀 120g,玄参 120g,炒白芍 120g,决明子 240g,丹参 120g,玫瑰花 45g,酸枣仁 180g,牡丹皮 90g,炒栀子 90g,木瓜 120g,葛根 200g,桂枝 30g,桔梗 60g,天麻 90g,蔓荆子 90g,炙甘草 45g,蒲公英 120g,浙贝母 60g,山药 150g,枸杞子 90g,菊花 90g,苦杏仁 90g,炒枳壳 90g。上味浓煎两次,取汁过滤,和入龟甲胶 400g,冰糖 250g,绍酒 250mL,收膏装罐,早晚分服。遇感冒、发热、食积时暂停服用。第 2 年冬季来院,要求为之再开一副膏方。去年服膏后大便转畅,不寐、乏力、耳鸣诸症均有好转,汗出潮热明显减轻,冬季手足温暖。

参考文献 江松平.膏方治疗慢性功能性便秘 [J].浙江中医药大学学报,2010,34(5):734-735.

【验案】患者,女,52 岁,2003 年 11 月 27 日初诊。患者年逾五旬,便秘近 10 余年,1 周方行,状如硬球,常借芦荟、一清胶囊、开塞露等才能排出,曾去肛肠科就诊未效。近有高血压病史,因家中事务繁杂且精神不畅,血压一直控制欠佳,夜寐欠安,乱梦纷纭,便秘益甚,并伴神疲乏力,容易感冒,枕后刺痛,性情烦躁易怒,时有耳鸣眼花,咽痒咳嗽,右

肩关节疼痛，肢体麻木，舌质红苔薄黄，脉弦。

辨证 肝阳上亢，神明不宁。

治法 平肝潜阳，活血通络，宁心安神。

膏方 天麻90g，钩藤120g，石决明250g，丹参120g，桑寄生150g，杜仲100g，牛膝150g，炙何首乌200g，墨旱莲120g，生黄芪120g，生白术120g，防风45g，山茱萸90g，生地黄、熟地黄各120g，川芎90g，牡丹皮100g，炒栀子90g，火麻仁150g，茯苓120g，酸枣仁150g，首乌藤150g，桔梗30g，枳壳90g，生白芍120g，豨莶草20g，炒黄芩120g，枸杞子90g，菊花90g，五味子60g，夏枯草120g，玄参90g，制半夏60g。上味浓煎两次，取汁过滤，和入龟甲胶500g，冰糖500g，绍酒250mL，收膏装罐，早晚分服。遇感冒、发热、食积时暂停服用。服用膏方后原服用降压药减量，血压平稳，便秘、不寐、耳鸣、肢麻诸症均明显好转。于2004年11月9日冬令之际，再服膏方1料善后。随访至今未发。

参考文献 江松平.膏方治疗慢性功能性便秘[J].浙江中医药大学学报，2010，34（5）：734-735.

【验案】 患者，女，62岁。2017年2月8日初诊，主诉：大便困难反复发作10年，加重1个月。现病史：患者10年前无明显诱因出现大便困难，便意感缺乏，便质不干硬，食少，腹胀，大便8～10天1行，需长年服用肠清茶、清火片等药物方能排便。面色白，手足不温，怕冷，腰膝酸冷。舌淡，苔白，脉沉无力。电子结肠镜：未见明显异常。结肠传输试验：慢传输型便秘。排粪造影检查：未见明显异常。西医诊断：慢传输型便秘。中医诊断：便秘。

辨证 阳虚。

治法 温阳通便。

膏方 肉苁蓉300g，肉桂150g，桑椹200g，黄精300g，黄芪200g，枳壳300g，瓜蒌子150g，郁李仁100g，桃仁150g，苦杏仁150g，当归150g，牛膝200g，淫羊藿300g，黑芝麻200g，蜂蜜600g。将中药净选后混合均匀，于适当容器内浸泡60min。煎煮两次。第1次加6倍量水煎煮2h，收取滤液；

第 2 次加 5 倍量水煎煮 1.5h，收取滤液。合并两次煎煮液静置 24h，滤取上清液浓缩 500～600mL，兑入蜂蜜 600g，浓缩至 800～1000mL 分装即可。每次服用 20mL，每日 2 次。感冒发烧时暂停服用。服用膏方 3 周后复诊，大便 2～3 天 1 行，排出顺利，成形质软，面色见红润，四肢见温，腰膝酸冷明显缓解。舌淡苔白脉平。

参考文献 隋楠，田振国，鞠宝兆. 基于大肠主津理论应用助阳通便膏方治疗功能性便秘 [J]. 中华中医药杂志，2019，34（1）：168-170.

第十节 腹泻

【验案】吴某，男，52 岁。2015 年 11 月 20 日初诊。慢性腹泻 10 余年，近年加重，受凉或进食油腻、生冷饮食后更甚。大便稀溏，常夹有未消化食物，日行五六次。每于清晨即泻，伴有形寒肢冷，腰酸腹痛，肠鸣喜暖，纳食不振，舌淡苔白，脉细沉。诊断为久泻。

辨证 脾肾阳虚。

治法 温补脾肾，化湿止泻。

膏方 党参 120g，炙黄芪 200g，茯苓 120g，炒白术 120g，苍术 90g，炒山药 200g，炒白扁豆 200g，炒薏苡仁 200g，陈皮 90g，煨木香 90g，厚朴 60g，羌活 60g，防风 90g，白芷 90g，葛根 120g，桂枝 90g，干姜 90g，补骨脂 120g，菟丝子 120g，益智仁 120g，肉豆蔻 90g，五味子 30g，焦山楂 120g，焦六神曲 120g，炒麦芽 120g，炒稻芽 120g，炒白芍 200g，炙甘草 30g。另：红参 90g，阿胶 150g，莲子 250g，芡实 250g，饴糖 250g，大枣 250g；上药 1 料，以法制膏。早晚空腹各 1 匙，温水送服。

2016 年 11 月 7 日（立冬）复诊：去年服膏方 2 月后，泄泻已止，1 年来未复发，体重增加，体质明显好转，要求入冬再配膏方巩固。

参考文献 黄河，杨森林，张阳，等. 黄福斌应用膏方治疗久泻之经验 [J]. 江苏中医药，2018，50（2）：18-19.

- -

【验案】患者，男，80 岁，2011 年 9 月就诊。久泄 3 年余，日行 3～4 次，质稀，完谷不化，遇寒加重，双下肢发凉，少腹、项背怕冷，因年迈未行肠镜，行 CT 检查未见异常，经多方（理中汤之类）调治无效，现患者胃脘胀满，饭后尤甚，饮水亦胀，不思饮食，偶有恶心，口舌干燥，望其精神疲惫，面色萎黄，形体瘦削，舌红，苔少乏津，脉沉细而数，小便涩，夜眠差。西医诊断：腹泻待查。中医诊断：久泄。

辨证 脾肾阳虚，气阴两伤。

治法 阴阳两补，酸甘化阴，温润升阳，建安中土。

膏方 人参 150g，茯苓 150g，炒白术 150g，山药 150g，薏苡仁 200g，炒白扁豆 120g，葛根 150g，补骨脂 150g，五味子 90g，肉豆蔻 120g，吴茱萸 30g，菟丝子 120g，小茴香 120g，巴戟天 120g，芡实 90g，石斛 150g，麦冬 150g，生白芍 120g，乌梅 60g，丹参 120g，车前子 120g，木香 60g，防风 90g，砂仁 60g，豆蔻 60g，荷叶 90g，炙鸡内金 150g，炮姜 60g，桂枝 60g，炒谷芽、炒麦芽各 150g，炙甘草 60g，上药共煎浓汁，入鹿角胶 100g、龟甲胶 100g 溶化冲入收膏。取 1 调匙膏滋，餐后 30min 服用，每日 2 次，连续服用 3 个月左右。

2011 年 12 月二诊：3 个月后泄泻渐减，食欲渐增，怕冷仍重，舌苔渐生，上方去木香、防风、车前子、小茴香，加太子参 120g、紫苏叶 60g、骨碎补 90g、仙茅 60g、首乌藤 90g，调治 3 个月泄止。

参考文献 王璐，迟莉丽 . 隗继武应用膏方调治久泄组方用药经验 [J]. 中华中医药杂志，2016，31（11）：4572-4574.

第五章 ◈◈◈ 肾脏疾病

第一节 尿路感染

【验案】患者，女，55 岁，2008 年 11 月 12 日初诊。尿路感染反复发作 1 年余，症见腰酸，小腹胀，小便短数，纳可，大便正常，舌质淡，苔薄腻中剥，脉细弱，要求服膏滋药治疗。

辨证 肾虚，湿热蕴阻下注。

治法 补益脾肾，清热利湿。

膏方 生地黄、熟地黄各 150g，鹿衔草 300g，桑寄生 300g，怀牛膝 150g，枸杞子 200g，山药 200g，党参 250g，白术 150g，女贞子 150g，墨旱莲 200g，石斛 150g，黄芪 300g，当归 150g，白芍 150g，山茱萸 150g，黄精 150g，杜仲 150g，北沙参 150g，麦冬 150g，炒酸枣仁 150g，黄柏 100g，土茯苓 300g，白花蛇舌草 300g，制香附 150g，陈皮 100g，枳壳 100g，茯苓 200g，乌药 150g，巴戟天 150g，制何首乌 200g。另加龟甲胶 200g，驴皮胶 200g，核桃仁 200g，白冰糖 400g 收膏。二诊：去年冬季曾服膏方 1 剂后，至今尿路感染未发过。目前身体情况良好，有时稍腰酸，纳可，大便正常，舌质淡，苔薄，脉细，脾肾气虚，补益脾肾，原膏方续服。

参考文献 张彤，盖云，朱雪萍，等. 叶景华对慢性肾脏病的膏方调治经验 [J]. 北京中医药，2011，30（4）：275-277.

- -

【验案】韩某，女，56 岁。2008 年 12 月 11 日初诊。患者诉尿路感染已有 3 年，平均每年发作 4～5 次，严重时有肉眼血尿，每次发作采用抗生素治疗，疗效大不如以前。刻下：腰膝酸软，背脊怕冷，头晕心悸时作，纳食可，易口干，夜寐多梦，大便偏干，夜尿 2～3 次，排尿时尿道有不适感，舌苔薄、质红，脉细。尿检无异常。既往有痔疮史。

辨证 肾虚不足,邪热内伏。

治法 温补肾气,清解余热。

膏方 黄芪450g,山茱萸150g,黄精150g,续断150g,狗脊150g,猪苓150g,茯苓150g,鹿衔草300g,地栗梗300g,凤尾草300g,槐米150g,当归120g,白术120g,制香附120g,白芍120g,枸杞子200g,女贞子120g,灵芝300g,酸枣仁300g,珍珠母300g,鸡冠花300g,生地黄120g,桑寄生120g,桑螵蛸150g,覆盆子300g,淫羊藿150g,巴戟天120g,仙鹤草300g,怀牛膝300g,高丽红参150g,紫河车粉150g,龟甲胶150g,阿胶150g,鹿角胶100g,冰糖500g,黄酒少许为引。

2009年11月17日再诊:诉服膏方后尿路感染发作1次,服抗生素后即愈。腰酸头晕、睡眠好转,但下半年后症状反复,刻下:胃脘胀,矢气多,偶有眩晕,夜尿2次,痔疮少发。处方予上年膏方去槐米、淫羊藿、狗脊,加青皮、陈皮各60g,潼蒺藜、白蒺藜各150g,制半夏90g,赭石150g,旋覆花90g,紫苏梗150g。目前患者服用陈师之膏方已连续5年,尿路感染已有4年未复发。

参考文献 马志芳.陈以平运用膏方治疗尿路感染复发的经验[J].江苏中医药,2014,46(3):26-27.

第二节 慢性肾炎

【验案】蔡某,女,45岁。1999年12月24日初诊。患者于1997年8月份出现蛋白尿,曾在外院就诊为肾病综合征,经治疗后蛋白尿消失。但劳累或外感后蛋白尿仍时有发作。目前尿检尿蛋白(+),腰酸乏力,四肢发凉,口中黏腻,胃纳欠佳,夜寐安,矢气多,二便可,舌淡苔薄腻,脉弦细。西医诊断:慢性肾炎;肾病综合征。

辨证 脾肾不足,湿热内扰。

治法 健脾补肾,清热利湿。

膏方 黄芪300g,白术150g,防风30g,苍术120g,茯苓120g,山药200g,龟甲120g,生地黄120g,杜仲150g,黄柏120g,淫羊藿150g,巴戟天120g,桑寄生120g,党参200g,当归120g,薏苡仁300g,续断120g,莲

子 300g，玉米须 300g，石韦 500g，狗脊 120g，金樱子 200g，菟丝子 150g，白花蛇舌草 300g。膏方 1 料。另以人参（生晒参）100g，紫河车粉 200g，龟甲胶 150g，冰糖 500g，黄酒为引。

2000 年 11 月 22 日复诊：服用膏方后症状明显好转，感冒已少，肾病未再反复，尚感畏寒，查血肌酐 68μmol/L，血尿素氮 5.0mmol/L，血尿酸 142μmol/L，尿检多次阴性，脉细舌净。上方加炮附子（先煎）60g，余药同上，再服 1 料以巩固。

参考文献 贺学林，李夏玉，邓跃毅 . 陈以平膏方验案举要 [J]. 中医杂志，2002，43（11）：818-819.

【验案】患者，女，35 岁，工人。因双下肢浮肿伴腰痛反复发作 1 年余，加重半月，于 1990 年 10 月 12 日初诊。患者于 1989 年 7 月在田间劳作时淋雨后感咽痛，继则出现面部眼睑浮肿，渐见双下肢水肿、腰痛，查尿常规示：红细胞（+++），尿红细胞形态为多形型，24h 尿蛋白定量为 2.8g，曾在南京某医院肾穿刺确诊为"系膜增殖性肾炎"，服用激素、雷公藤多苷片等药物治疗 1 年余，激素已停用，病情未见明显好转，平素易感冒。近半个月来颜面及四肢浮肿又加重，遂来我院就诊。来诊时颜面四肢浮肿伴腰痛，口渴不欲饮，肢倦乏力明显，梦多眠差，烦闷不安，夜尿 5 次，尿短赤混浊，可见泡沫尿，大便干，2 日 1 次，纳差恶心，月经超前量多，带多色白无臭味，舌质偏淡苔白腻罩黄，脉沉弦，测 BP 16/10kPa，神志清，精神差，眼睑虚浮如蚕卧，咽稍红，双肾区叩击痛（+），双下肢膝下至足背明显可见凹陷性水肿，实验室检查：血常规 Hb 82g/L、WBC 7.8×10^9/L、尿检蛋白（+）、红细胞（++）、24h 尿蛋白定量 1.2g，血 BUN 8.6mmol/L、血 Scr 210μmol/L。西医诊断：系膜增生性肾小球肾炎（MsPGN）。中医诊断：水肿。方选济生肾气丸、中满分消丸合升降散、血府逐瘀汤加减。以膏方调治。

辨证 脾肾气虚，湿热内蕴，气血瘀滞不畅。

治法 益肾健脾，清热利湿，行气活血，佐以利咽固表。

膏方 鹿衔草 300g，楮实子 150g，牛膝 150g，熟地黄 300g，山药

500g，山茱萸 500g，续断 250g，桑寄生 300g，猪苓、茯苓各 300g，苍术、白术各 200g，泽兰、泽泻各 200g，柴胡 150g，黄芩 150g，黄连 30g，姜半夏 200g，藿香 200g，片姜黄 200g，制大黄 200g，蝉蜕 100g，僵蚕 200g，生黄芪 500g，当归 200g，防风 60g，荆芥穗 300g，羌活、独活各 250g，地榆 120g，茜草 200g，水红花子 250g，川芎 300g，三七 350g，丹参 500g，葛根 350g，木贼 100g，海金沙 350g，大腹皮 200g，木瓜 250g，淡竹叶 150g，仙鹤草 500g，青果 200g，杠板归 300g，青风藤 300g，益母草 500g，地锦草 200g，砂仁 100g，陈皮 200g，五倍子 50g，车前子 350g，蛇床子 350g，炙地龙 200g，商陆 250g，焙蟋蟀 30g，炙蝼蛄 30g，红景天 350g，蓖麻 300g，绿萝花 150g，人参 150g，西红花 50g（研粉收膏时兑入），另以龟甲胶 250g，鹿角胶 150g，冰糖 250g，蜂蜜 250g，黄酒为引收膏。早晚空腹各服 1 汤匙，均用开水冲饮。

1991 年 1 月 15 日复诊：患者诉服药后自觉精神体力较前明显好转，腰痛稍减，小便量多，眼睑已不肿，双下肢水肿明显消退，纳食增加，睡眠渐佳，有时肩膝关节疼痛及出虚汗，大便日行 1～2 次，舌尖偏红，苔薄黄根部微腻，脉沉细。复查血 Hb 90g/L、尿检蛋白（+）、红细胞（+）、24h 尿蛋白定量 0.6g，血 BUN 7.8mmol/L、血 Scr 186μmol/L，要求再服膏方 1 料，虑脾肾之气渐复，水湿之邪渐去，遂予上方去木贼、海金沙、木瓜、青果、炙蝼蛄、焙蟋蟀、鹿角胶，加用石菖蒲 200g，薏苡仁 500g，石韦 500g，桂枝 80g，老鹳草 300g，猫爪草 250g，麦冬 250g，墨旱莲 250g，炒蒲黄 150g，蜈蚣 100g，制黄精 300g，阿胶 150g 收膏。1991 年 5 月 8 日来诊，患者诉近半年来一直未感冒过，自觉精神可，饮食、睡眠、二便均如常人般，下肢已不肿，偶有腰部酸楚不适，舌质偏红苔薄白，脉濡。复查血 Hb 102g/L、尿检蛋白（±）、红细胞（+）、血 BUN 6.5mmol/L、血 Scr 116μmol/L，予以上方加减制成丸药调理巩固治疗 3 年，多次肾功能检查均正常，偶作感冒，之后每年冬季均服膏方 1 料，随访至今已近 18 年，病情一直比较稳定，能正常上班工作。

参考文献　邓宝华.运用膏方治疗慢性肾病的体会 [J].世界中医药，2009，4（6）：321-325.

【验案】赵某，女，62 岁，慢性肾炎病史 8 年，尿检以血尿为主，伴少量蛋白，肾功能正常。2000 年造影检查发现右肾畸形。平时服用中药治

疗，入冬后进服膏方。2006 年 11 月 22 日初诊：自觉乏力，腰部酸胀，右侧为甚，时感双下肢肿胀，怕冷，自汗，纳食可，夜寐欠安，夜尿 1～2 次，大便一两日一行。舌苔薄黄，脉细。近 4 月加用雷公藤多苷片，近期复查：尿红细胞 30 万 /mL，多形型。

辨证 肾虚湿热。

治法 益肾健脾，清热利湿。

膏方 续断 150g，桑寄生 150g，制狗脊 150g，厚杜仲 200g，怀牛膝 150g，淫羊藿 150g，仙茅 150g，肉苁蓉 60g，巴戟天 120g，菟丝子 180g，生地黄 80g，熟地黄 80g，桑椹 200g，女贞子 200g，墨旱莲 200g，制黄精 150g，制首乌藤 200g，青龙齿 200g，熟酸枣仁 100g，糯根须 300g，瘪桃干 300g，煅龙骨 300g，煅牡蛎 300g，浮小麦 300g，太子参 300g，生黄芪 300g，潞党参 300g，生薏苡仁 200g，茯苓 300g，怀山药 300g，芡实 300g，川石斛 200g，北沙参 150g，当归 150g，赤芍 150g，白芍 150g，枸杞子 200g，制僵蚕 120g，全蝎 30g，蝉蜕 60g，石韦 150g，白茅根 300g，仙鹤草 300g，大蓟 200g，小蓟 200g，水牛角片（包）120g，生地榆 150g，槐花 200g，荠菜花 200g，白果 120g，丹参 100g，青风藤 200g，蒲公英 200g，白花蛇舌草 200g，枳壳 100g，佛手片 120g，车前子（包）200g，阿胶 200g，鹿角胶 150g，龟甲胶 100g，收膏，并入冬虫夏草 20g，三七粉 30g，以及大枣 150g，龙眼肉 100g，冰糖 500g，银耳 150g，核桃仁 150g，莲子 200g 等药食两用药一同入膏。按医院常规法煎制。服法：每日早晚各 1 汤匙，温开水冲服。

2007 年 11 月 22 日复诊：腰酸，易疲劳，纳可，夜寐安和，偶感胸闷、头晕，血压时有升高，脉细，舌苔薄黄，舌质红。原方去首乌藤、青龙齿、熟酸枣仁，加入潼蒺藜、白蒺藜各 100g，磁石 300g，川芎 100g，全瓜蒌 150g，炙远志 100g，荔枝草 200g，谷芽 200g，麦芽 200g，收膏药同前。

2008 年 11 月 28 日再诊：腰部酸痛，易疲乏，口干欲饮，夜尿 1～2 次，纳可，寐安，脉细，舌苔根部薄黄，舌质红。查空腹及餐后血糖升高，糖化血红蛋白正常。原方去青龙齿、熟酸枣仁，加入鬼箭羽 200g，地骨皮 200g，虎杖 150g，天花粉 100g，生石膏 150g，南沙参 150g，天冬 150g，麦冬 150g，百合 200g，制大黄 30g，积雪草 200g，土茯苓 200g，细料药入西洋参 100g，辅料去冰糖，入木糖醇 300g，药食两用药中去大枣、龙眼肉。

参考文献 易岚. 邹燕勤运用膏方治疗肾病的经验 [J]. 辽宁中医杂志，2010，37（7）：1222-1224.

【验案】杨某，女，28 岁。因乏力、腰酸 5 年于 2011 年 4 月 13 日就诊。患者 5 年前因血尿、蛋白尿诊断为慢性肾炎，长期服用泼尼松治疗，就诊时已减量为每天 5mg，仍乏力，口干，纳差，面色不华，眼睑浮肿，腰酸，夜尿 1 次，尿见有泡沫，无肉眼血尿，大便每天 1 次，舌淡暗红、苔薄黄，脉弦滑。尿常规显示：尿蛋白（++），潜血（+++）。中医诊断：尿血，尿浊；辨证为脾肾两虚，湿热内蕴。治疗：补肾健脾，祛湿通淋。口服三芪口服液、昆仙胶囊，处方：黄芪 50g，芡实 30g，山药、菟丝子、北沙参各 20g，杜仲、茯神、小蓟、白茅根各 25g，制何首乌 10g，女贞子、墨旱莲、藿香各 15g，甘草 5g。每天 1 剂，加水 400mL，煎取 200mL。同时，口服泼尼松，每天 5mg。守方 30 剂，患者于 6 月 2 日前来复诊，仍乏力，纳差，面色不华，腰酸，小便见有泡沫，舌淡、苔白，脉沉。复查尿常规：尿蛋白（++），潜血（−）。考虑尿潜血转阴，目前蛋白尿情况突出，拟予膏方治疗。

辨证 脾肾气虚，湿浊内蕴。

治法 补肾健脾，固摄精微。

膏方 黄芪 900g，芡实 750g，山药、杜仲各 600g，菟丝子 450g，女贞子、熟地黄、炙何首乌、石斛、山茱萸各 360g，砂仁 150g，大枣 250g，龟甲胶、鹿角胶各 300g。上述方药为 30 天剂量，前 12 味加水适量浓煎，去渣取汁，溶入龟甲胶和鹿角胶，浓缩成膏，瓶装冷藏备用。服用方法：早晚各服 1 次，每次服 20mL。服用上方 3 月后，患者精神明显好转，乏力、纳差均显著缓解，面色红润，成功停用泼尼松，复查尿常规示蛋白尿转为阴性。

参考文献 王磊，邹川，郭力恒. 黄春林教授运用膏方治疗慢性肾病经验总结 [J]. 新中医，2013，45（4）：200-202.

【验案】苏某，女，36 岁。慢性肾炎，经汤药治疗蛋白尿阴性至（+），红细胞（+）～（++）。2011 年 12 月 12 日复诊，刻下咽部不适，痰少，纳

食二便调，寐欠安，舌齿印，苔薄黄，脉细。

辨证 气阴亏虚。

治法 补气养阴，清利祛风，活血和络。

膏方 太子参 200g，生黄芪 300g，炒白术 150g，生薏苡仁 150g，墨旱莲 20g，女贞子 200g，山药 100g，山茱萸 120g，制黄精 300g，淫羊藿 120g，仙茅 100g，续断 150g，狗脊 150g，桑寄生 150g，玄参 200g，麦冬 150g，牛蒡子 150g，射干 100g，桔梗 50g，苦杏仁 100g，紫苏叶 150g，全蝎 50g，制僵蚕 100g，蝉蜕 105g，小蓟 200g，侧柏叶 150g，生蒲黄（包）150g，车前草 200g，桑螵蛸 200g，海螵蛸 200g，益智仁 200g，石韦 300g，白花蛇舌草 300g，凤尾草 300g，半枝莲 150g，龙葵 100g，赤芍 200g，土鳖虫 80g，苏木 100g，焦山楂、焦神曲各 200g，炒谷芽、炒麦芽各 200g，枳壳、枳实各 200g，陈皮 100g，佛手 105g，香橼 100g，阿胶 350g，鹿角胶 150g，另西洋参 200g，冰糖 500g，龙眼肉 250g，核桃仁 250g，黑芝麻 250g，生梨 3 个。医院制膏法制作，早晨及临睡前空腹开水烊化温服。

2012 年 11 月复诊：诸症平，受凉偶有咽部不适，尿检蛋白长期阴性，尿红细胞阴性或（±）。前方全蝎减为 30g，继服膏滋 1 料。

参考文献 王欣然，周恩超.周恩超教授膏方治疗慢性肾病经验[J].四川中医，2013，31（8）：8-9.

第三节　膜性肾病

【验案】顾某，男，23 岁。1998 年 12 月初诊。1 年前，于上海某院诊为膜性肾病，遂于陈师处服中药治疗，症情平稳，水肿已退。感腰乏力，24h 尿蛋白 3.4g，尿酸偏高，舌淡苔薄白，脉细。

辨证 脾肾亏虚。

治法 健脾补肾，益气活血。

膏方 黄芪 600g，当归 150g，淫羊藿 200g，山药、薏苡仁各 300g，益母草、苍术、白术、金樱子、菟丝子各 150g，莲子 300g，石韦 200g，续断、狗脊各 150g，土茯苓 300g，山茱萸 150g，红花 90g，桃仁 150g，炙何首乌

200g，山楂、枸杞子、黄精各150g，陈皮45g，猪苓、茯苓各150g，人参粉50g，紫河车粉150g，龟甲胶200g，冰糖500g，黄酒为引。平时服中药治疗。1999年11月复诊，病情好转，24h尿蛋白0.3g，尿酸420mmol/L。腰膝酸软，舌淡苔薄，脉弦细。上方去益母草，加巴戟天120g，怀牛膝150g，泽泻、龟甲各120g，以滋补肝肾。2000年12月三诊，服膏方后，已无腰膝软，24h尿蛋白0.18g。入冬后时有畏寒。上方去猪苓、茯苓、泽泻、石韦，加续断、狗脊各120g，以温补肾阳。2002年12月四诊，服4年膏方，中药汤剂已停，无不适主诉，24h尿蛋白0.04g，尿酸404mmol/L，面色红润，体重增加5kg，舌淡苔薄脉细。上方去土茯苓，加玉米须300g，继续调治。

参考文献　王巍巍，钟逸斐.陈以平膏方治疗肾病验案举隅[J].辽宁中医杂志，2003，30（10）：793.

【验案】赵某，男，68岁。2016年4月10日就诊：蛋白尿6年，肾功能异常1年。肾穿诊断为膜性肾病Ⅱ期。现症见：腰酸痛，神疲乏力，口干，腰膝酸软，手足心热，纳差寐可，尿中泡沫增多，大便干。血压145/68mmHg，血红蛋白（HGB）86g/L，24h尿蛋白定量2.16g，尿肌酐（Cr）182.0μmol/L，血清白蛋白（ALB）34.6g/L。

辨证　气阴两虚，湿浊内蕴。

治法　补肾健脾，利湿泄浊。

膏方　熟地黄、山茱萸、山药各450g，黄芪500g，党参400g，醋龟甲、当归、白术、苍术、茯苓、金樱子、芡实各300g，泽泻、知母各200g，黄柏、牛膝、酒大黄、土茯苓、土大黄、穿山龙各150g，另加阿胶（烊化）、鳖甲胶（烊化）各150g，加冰糖200g收膏，按常规法煎制。服法：每日早晚服用10g，温开水冲服。患者连续服用膏方1年，腰酸痛、神疲乏力、口干明显改善，纳寐可，尿中泡沫减少，大便调。实验室指标HGB 108g/L，24h尿蛋白定量0.93g，Cr 135.5μmol/L，ALB 37.6g/L，改善明显。

参考文献　宋光明，柴可夫.膏方防治慢性肾脏病的思路探讨[J].浙江中医杂志，2018，53（4）：297-298.

第四节 尿酸性肾病

【验案】徐某，男，52岁。2011年12月7日来诊。患者有高尿酸血症史6年，2005年初右肾积水行切除术，2011年3月11日查：BUN 7.0mmol/L，Scr 120μmol/L，尿酸453μmol/L，因盗汗明显找周师服汤剂，药后汗止。5月17日复查：BUN 6.35mmol/L，Scr 102μmol/L，尿酸434μmol/L。现无盗汗，目涩，纳尚可，二便调，寐安，舌质暗红，苔白稍腻，脉细弦。

辨证 肝肾不足，湿瘀内停。

治法 平补肝肾，清利化瘀。

膏方 墨旱莲200g，女贞子200g，制黄精300g，制何首乌200g，菟丝子200g，金樱子200g，生地黄120g，山茱萸200g，玄参200g，怀山药150g，淫羊藿150g，太子参150g，生黄芪200g，炒白术300g，生薏苡仁300g，炒当归100g，赤芍200g，丹参200g，川芎150g，泽兰、泽泻各150g，车前子（包）200g，威灵仙200g，伸筋草300g，苍术120g，豆蔻（后）50g，砂仁30g，土茯苓300g，土鳖虫100g，红花100g，干荷叶150g，白茅根300g，黄柏50g，生牡蛎400g，浮小麦200g，菊花100g，枸杞子200g，郁金100g，焦山楂、焦神曲各500g，炒谷芽、炒麦芽各250g，枳实150g，佛手100g，香橼100g，阿胶400g，龟甲胶100g，鹿角胶100g，另冰糖500g，龙眼肉150g，核桃仁250g，莲子250g，银耳250g。制服法同前。电话随访，服后10个月复查血尿酸320μmol/L，BUN、Scr正常。嘱低嘌呤饮食，以玉米须或丝瓜络煮水代茶饮。

参考文献 王欣然，周恩超．周恩超教授膏方治疗慢性肾病经验[J]．四川中医，2013，31（8）：8-9.

第五节 糖尿病肾病

【验案】患者，女，78岁。初诊日期：2018年11月29日，主诉：尿检异常7个月余。患者于2018年4月8日因尿检异常于当地医院就诊，查 24h 尿蛋白定量 519.1mg，诊断为糖尿病肾病，长期口服中药保肾治疗，病情稳定。今为求膏方治疗遂至本院门诊就诊。现症见：形体肥胖，腰膝酸软，口干，纳谷可，泡沫尿，夜尿多，大便调，夜寐尚安，舌暗红有紫气，苔薄黄腻，脉细。患者既往有"高血压病、2 型糖尿病"病史，血压血糖控制欠佳。西医诊断：糖尿病肾脏疾病。中医诊断：尿浊。

辨证 气阴两虚，湿热下注。

治法 益气养阴，补肾摄精，兼以清热利湿。

膏方 生黄芪 200g，太子参 150g，麸炒白术 150g，茯苓、茯神各 150g，生地黄、熟地黄各 150g，酒萸肉 150g，牡丹皮 150g，泽兰、泽泻各 150g，天冬、麦冬各 150g，酒黄精 200g，菟丝子 150g，覆盆子 150g，淫羊藿 150g，玄参 150g，巴戟天 150g，盐杜仲 150g，骨碎补 150g，怀牛膝 150g，续断 150g，鬼箭羽 150g，地骨皮 150g，麸炒僵蚕 150g，白花蛇舌草 150g，石韦 150g，虎杖 150g，醋莪术 150g，黄蜀葵花 150g，醋延胡索 100g，葛根 150g，佛手 100g，郁金 150g，麸炒苍术 120g，鸡血藤 300g，麸炒枳壳 120g，木香 100g，炒酸枣仁 150g，生麦芽 150g，绞股蓝 150g，鳖甲胶 100g，阿胶 100g。上方熬膏，每日早晚各 1 勺，温水调服。

二诊：2019 年 2 月 11 日，患者腰膝酸软减轻，口干不显，夜尿多，大便偏溏。舌质暗红有紫气，苔薄白，脉细。上方去玄参，怀牛膝减为 100g，葛根、生黄芪改为 300g，加炒薏苡仁 150g，夏枯草 150g，地锦草 150g。

三诊：2019 年 4 月 11 日，患者腰膝酸软不显，鼻干明显，时有鼻衄，下肢抽筋，夜尿仍多。舌质红有紫气，苔薄黄，脉细。复查 ACR 518.2mg/g。上方去巴戟天、熟地黄、阿胶，黄蜀葵花加至 300g，加黄芩 100g，侧柏叶 100g，墨旱莲 150g，木瓜 150g。

四诊：2019 年 6 月 28 日，患者活动后心慌，下肢抽筋，不耐久行，无腰膝酸软。舌质红有紫气，苔薄黄腻，脉细。近期体检示空腹血糖、血脂偏高，上方加荷叶 200g，红曲 30g，生麦芽 200g，生薏苡仁 200g，佩兰 150g，百合 150g。继服膏方 1 料。

五诊：2019 年 8 月 30 日，患者诸症好转，夜尿减少，舌脉同前。8 月 20 日复查尿常规：尿蛋白（++）；ACR 332.4mg/g。上方加至石韦 200g，加另焦栀子 150g，车前草 150g，白英 150g。继服膏方 1 料。

六诊：2019 年 10 月 31 日，患者尿频尿急、无尿痛、无尿灼热感、下肢抽筋时作。舌质红有紫气，苔薄白，舌底脉络迂曲，脉细。复查 ACR 350mg/g。上方加三七粉 100g，盐知母 100g，盐益智仁 150g，龟甲胶 150g。继服膏方 1 料。

七诊：2019 年 12 月 26 日，患者服用膏方症情平稳、尿频尿急减轻、夜尿多、尿沫偏多、舌脉同前。复查尿 ACR 605.2mg/g；糖化血红蛋白 6.8%。上方去车前草、知母，加金蝉花 150g，桑椹 150g，金樱子 150g。继服膏方 1 料。

八诊：2020 年 4 月 23 日，患者诉夜间口干明显、夜尿频多、尿沫多。上方去龟甲胶，加天花粉 150g，桔梗 60g，黄柏 60g。患者目前已服膏方两年余，病情平稳，复查血糖、血脂、肝肾功能、尿 ACR 等指标稳定，仍在门诊随访治疗中。

参考文献 马杰睿，许陵冬. 许陵冬主任运用膏方治疗糖尿病肾脏疾病经验 [J]. 中外医学研究，2021，19（32）：55-58.

第六节 IgA 肾病

【验案】患者，男，35 岁，2008 年 11 月 10 日初诊。患者 IgA 肾病 3 年并有肾结石，经中医药治疗后血尿消失，排出小结石 1 枚。反复感冒，发则咽痛不适，尿中反复出现红细胞，腰酸乏力不适。咽红充血，苔薄舌光红，脉细缓，纳可，有时胃部不适，大小便正常。

辨证 脾肾亏虚。

治法 益肾健脾，理气和胃，清利肺肾。

膏方 生地黄、熟地黄各 10g，枸杞子 20g，山药 20g，熟萸肉 15g，怀牛膝 15g，杜仲 15g，巴戟天 15g，人参 10g，党参 15g，白术 15g，茯苓 15g，景天三七 30g，灵芝 30g，黄精 15g，砂仁 6g，青皮、陈皮各 10g，炙甘草 6g，墨旱莲 20g，仙鹤草 20g，白茅根 20g，黄芪 20g，五味子 10g，茜草 15g，炒酸枣仁 15g，菟丝子 20g，黄柏 10g，青果 10g，玄参 10g，大枣 15g，炒枳壳

15g，制香附 15g。10 剂。另加阿胶 200g，龟甲胶 200g，核桃仁 200g，白冰糖 400g 收膏。

二诊：1 年来一般情况良好，感冒较前发作减少，咽痛较前明显减轻，纳可，二便通畅。舌淡红，苔薄脉细缓，脾肾亏虚仍有，治拟健脾益肾兼见清利，处方：生地黄、熟地黄各 20g，枸杞子 30g，山药 30g，熟萸肉 15g，芡实 10g，金樱子 10g，怀牛膝 15g，杜仲 15g，巴戟天 15g，人参 10g，党参 15g，白术 30g，茯苓 20g，景天三七 30g，灵芝 30g，黄精 15g，砂仁 6g，青皮、陈皮各 10g，炙甘草 6g，墨旱莲 20g，仙鹤草 20g，白茅根 20g，黄芪 20g，五味子 10g，茜草根 15g，菟丝子 20g，黄柏 10g，青果 10g，大枣 15g，炒枳壳 15g，制香附 10g。10 剂。另加阿胶 100g，龟甲胶 300g，核桃仁 200g，白冰糖 400g 收膏。

参考文献 张彤，盖云，朱雪萍，等．叶景华对慢性肾脏病的膏方调治经验 [J]．北京中医药，2011，30（4）：275-277.

第七节 肾结石

【验案】丁某，男，39 岁。1999 年 11 月初诊。患肾结石 1 年，曾于外院行排石治疗，但近期排尿时又发现有结石排出。主诉：劳累后腰痛，头晕乏力，纳可，寐安，舌苔薄白，脉迟。

辨证 肾气亏虚，湿热瘀血结于下焦。

治法 温补肾气，清热利湿，活血祛瘀，通淋排石。

膏方 鹿角霜 150g，金钱草、海金沙各 300g，滑石 120g，瞿麦、石韦、冬葵子、女贞子、墨旱莲、杜仲各 150g，桑寄生 120g，淫羊藿、巴戟天各 150g，续断、狗脊各 120g，鸡内金 150g，当归、赤芍、白芍各 120g，王不留行、威灵仙、川牛膝各 200g，人参 50g，鹿角胶 150g，冰糖 500g，核桃仁 300g，黄酒为引。2000 年 12 月复诊，腰痛已消，结石未再复生。胃胀恶心，舌根黄腻，脉濡。上方加陈皮 45g，清半夏 120g，竹茹、旋覆花各 90g，赭石 120g，黄连 60g 以化湿降逆止呕，余药同前。

参考文献 王巍巍，钟逸斐．陈以平膏方治疗肾病验案举隅 [J]．辽宁中医杂志，2003，30（10）：793.

第八节　慢性肾功能不全

【验案】患者，男，78岁，教师，2003年6月2日初诊。腰痛心慌6年伴双下肢水肿呕恶乏力2个月余。患者平素时有腰酸感，于1998年9月在户外晨练时觉胸闷心慌不适，遂到某医院检查诊断为"多囊肾""冠心病""心房纤颤"，查血Hb 110g/L、尿检蛋白（+）、红细胞（+++）、血BUN 7.5mmol/L、血Scr 146μmol/L，一直服用复方丹参滴丸、消心痛、金水宝、三七片等药物治疗，至2003年11月之前多次检查肾功能均有慢性进展趋势，最高值血BUN 21.5mmol/L、血Scr 647μmol/L、UA 780μmol/L，血Hb 65g/L、血压90/60mmHg，曾加用肾衰宁胶囊、包醛氧化淀粉、别嘌醇片等治疗，病情未得到控制，腰痛心慌时作，2003年4月始发现双下肢水肿渐以加重，时有恶心呕吐，纳食少，怕冷肢倦乏力，初诊时消瘦体质、面色萎黄无华，尿量少，每日行3～4次，大便干结如栗，3日1次，须倚卧于床，动则心慌气喘，腰膝酸冷，口臭口淡不渴，全身皮肤瘙痒，睡眠欠佳，无烦热盗汗，舌淡体胖大边有齿痕，苔白厚腻，脉沉细。体格检查：神志清、精神萎靡、眼睑虚浮、口唇轻度发绀、颈静脉轻度充盈、心率106次/min、心律绝对不齐、呈房颤律、无杂音、右下肺可闻及少许细湿啰音、腹部移动性浊音（+）、双下肢水肿按之凹陷难以复起、双肾区叩击痛（+）。遂于2003年6月2日拟诊，西医诊断为多囊肾、慢性肾功能衰竭（尿毒症期）、冠心病、心房纤颤、心功能IV级，中医诊断为关格、虚劳、心悸而住院治疗。入院后查尿检蛋白（±）、红细胞（+）、血BUN 30.5mmol/L、血Scr 1160μmol/L、UA 790μmol/L、K^+ 6.5mmol/L、血Hb 58g/L、血压80/50mmHg，心率115次/min，24h尿量250mL。在西医常规治疗基础（如吸氧、优质低蛋白饮食、补钙、酮酸、纠酸、促红细胞生成素、利尿剂、控制心室率等）上，患者及家属考虑年老体弱多病，拒绝血液透析，以试用心态予中药口服及灌肠治疗。证属先天禀赋不足，脾肾阳虚，阳损及阴，湿浊瘀毒内阻肾络，犯胃凌心射肺所致，治当阴阳双补、降逆泄浊、宣肺利水、凉血活血，方选温脾汤、苏叶黄连汤、胃苓汤合血府逐瘀汤、荆防败毒散加减。药用制附片、人参、麦冬、苍术、白术、厚朴、白扁豆、紫苏叶、黄连、姜半夏、姜竹茹、石菖蒲、砂仁、草果、荆芥穗、防风、羌活、独活、茜草、黄柏、藿香、葶苈子、丹参、土鳖虫、水蛭、商陆、地肤子、白鲜皮、红景天、蓖麻，浓煎取汁少量多次呷服。中药灌肠方：大黄粉、三七粉、青黛、肉桂粉、煅牡蛎粉、4% 碳酸氢钠 20mL、2% 利多卡因 10mL。每日 2 次，每次 200mL（注意导管插入深度为 30～40cm，相当于深部高位结肠灌肠的深度，臀部抬高 20～30cm）。上述方案调治 1 个月余，患者已能起床在室内散步，精神大有好转，呕恶已消，下肢轻度水肿，怕冷、瘙痒稍有减轻，尿量增多，昼解尿 3 次，夜尿 4 次，大便日行 2 次，2003 年 7 月 20 日出院前血 BUN 26.8mmol/L、血 Scr 890µmol/L、UA 620µmol/L、血 Hb 85g/L、心率 86 次 / min、血压 100/70mmHg，24h 尿量 1150mL。出院后又继以上方加减，结合西药一体化治疗 3 个月余，复查血 BUN 24.6mmol/L、血 Scr 720µmol/L、UA 480µmol/L、血 Hb 88g/L，心率 85 次 /min。病情稳定，已有好转趋势，自觉心慌阵作，时有胸闷，腰痛怕冷，睡眠可，纳食香，皮肤阵阵瘙痒，口干不欲饮，小便清长，大便日行 1 次，舌质淡红苔白腻罩黄，脉结代。正值隆冬季节，嘱予膏方调治。

辨证 脾肾气阳不足，阳损及阴，湿毒渐清，久郁化热，阻于肾络。

治法 调和阴阳，益肾健脾，化湿清热，凉血散瘀，祛风解毒，软坚散结。

膏方 生麻黄 100g，制附片 150g，桂枝 250g，细辛 100g，天冬、麦冬各 300g，黄柏 150g，肉苁蓉 500g，苍术、白术各 300g，薏苡仁 500g，猪苓、茯苓各 300g，泽兰、泽泻各 300g，山药 500g，山茱萸 500g，鹿衔草 250g，楮实子 250g，牛膝 150g，徐长卿 200g，积雪草 300g，六月雪 300g，毛冬青 250g，藤梨根 250g，败酱草 500g，忍冬藤 300g，爵床 250g，杠板归 300g，紫苏叶 300g，黄连 50g，柴胡 200g，炒黄芩 250g，姜半夏 200g，石菖蒲 150g，藿香、佩兰各 200g，丹参 500g，莪术 250g，片姜黄 250g，三七 500g，草河车 250g，地肤子 250g，生黄芪 500g，当归 200g，制黄精 300g，葛根 250g，升麻 100g，制大黄 250g，商陆 250g，艾叶 50g，刺五加 300g，红景天 500g，蓖麻 500g，绿萝花 250g，荆芥穗 350g，羌活、独活各 200g，防

风 150g，茜草 200g，全蝎 150g，昆布 500g，煅牡蛎 500g，西洋参 200g（研粉收膏时兑入），西红花 100g（研粉收膏时兑入），鹿胎膏 250g，阿胶 200g，蜂蜜 250g，黄酒为引收膏。2004 年 1 月 25 日复诊，患者来诊诉，服膏方后精神体力较前明显好转，小便量多，大便每日行 2 次，已不腰痛，纳食正常，仍有畏寒肢冷及皮肤瘙痒，下肢轻度水肿，舌淡红苔白腻根部微黄、脉结代。复查血 BUN 18.2mmol/L、血 Scr 690μmol/L、UA 380μmol/L、血 Hb 90g/L，要求再配膏方 1 料（冰箱冷藏保存）巩固治疗。之后 3 年内基本按上述中西药方案治疗，每年按上方稍事变化熬膏 2 料缓缓图治，病情一直稳定在慢性肾衰竭（氮质血症期），未发展成终末期肾衰竭。2007 年 9 月 2 日突作大量血尿，腰脊疼痛，经检查诊断为"前列腺癌并发骨转移"，经治末效，于 2008 年 4 月 5 日死亡。

参考文献　邓宝华 . 运用膏方治疗慢性肾病的体会 [J]. 世界中医药，2009，4（6）：321-325.

【验案】杨某，男，31 岁。2008 年 3 月 1 日诊。患者因腰酸乏力反复 6 年余求诊于张老。刻诊：腰酸，腰部僵痛，肢倦乏力，尿中多沫，双膝酸软，四末不温，纳寐可，大便调，舌质淡暗，苔白腻，脉细弱。查尿常规：Pro（++）～（+++），24h 尿蛋白定量 2.5～3.8g。血生化：Scr 149.5～273.1μmol/L。诊断为：慢性肾功能不全，慢性肾小球肾炎。方用独活寄生汤、杞菊地黄汤伍以养血活血、温阳补肾、理气和胃之品。

辨证　肾气亏虚，寒湿痹阻，浊瘀内蕴。

治法　益气补肾，祛湿化浊，养血活血，理气和胃。

膏方　独活 100g，桑寄生 150g，防风 100g，炙黄芪 300g，生白术 100g，桂枝 100g，炒白芍 100g，熟地黄 150g，炒牡丹皮 100g，山茱萸 100g，生山药 300g，淡苁蓉 300g，六月雪 300g，白花蛇舌草 300g，石打穿 300g，绵萆薢 300g，茯苓 300g，泽泻 100g，熟黄精 300g，杭菊花 100g，枸杞子 100g，红景天 300g，土茯苓 300g，广郁金 150g，炒当归 100g，鸡血藤 300g，淫羊藿 150g，仙茅 100g，炒酸枣仁 300g，川芎 100g，合欢皮 100g，合欢花 100g，炒山楂、炒神曲各 100g，炙鸡内金 100g，续断 150g，杜仲 150g，党参

150g，砂仁100g，青风藤300g，人参150g，阿胶200g，鹿角胶150g。用法：制成膏方，长期调服。

参考文献 朱美凤，陈岱，王身菊，等.张志坚运用膏方治疗肾病的经验[J].江苏中医药，2010，42（12）：9-10.

【验案】徐某，女，35岁。2011年12月29日来诊。发现慢性肾衰史近4月，进展较快，8月4日查BUN/Scr为11.6/117，11月10日复查BUN/Scr为13.76/182，12月26日复查BUN/Scr为17.53/198，尿蛋白（+++），腰痛，疲乏，怕冷，下肢肿不显，纳食可，大便日行1次，质调，夜尿1次，寐一般，身不痒，舌暗红，苔黄，脉弦。

辨证 脾肾气虚，湿热瘀毒。

治法 补肾健脾益气，清利化瘀解毒。

膏方 杜仲200g，续断150g，制狗脊150g，桑寄生150g，骨碎补100g，潼蒺藜、白蒺藜各100g，淫羊藿150g，仙茅100g，干姜80g，益智仁100g，太子参200g，生黄芪300g，生地黄100g，山茱萸250g，玄参200g，女贞子200g，制黄精250g，制何首乌200g，仙鹤草300g，紫苏叶300g，茵陈250g，生蒲黄（包）150g，五灵脂（包）150g，土茯苓300g，积雪草300g，丹参200g，赤芍150g，土鳖虫100g，制僵蚕100g，全蝎60g，石韦400g，牛蒡子200g，射干100g，茯苓皮300g，茯神150g，猪苓200g，泽兰、泽泻各120g，海藻100g，夏枯草100g，焦山楂、焦神曲各200g，炒谷芽、炒麦芽各250g，枳壳、枳实各120g，佛手100g，香橼100g，干荷叶100g，莲子150g，天花粉80g，芦根150g，知母100g，阿胶400g，鹿角胶50g，另西洋参200g，冰糖500g，核桃仁50g（打粉）。

2012年12月1日复诊：病情改善，腰痛不显，精神较好，怕冷减轻，舌淡红苔薄黄，脉细弦。BUN/Scr为12.16/163，尿蛋白（+）。治疗效显，继守前方，膏滋调服。

参考文献 王欣然，周恩超.周恩超教授膏方治疗慢性肾病经验[J].四川中医，2013，31（8）：8-9.

【验案】患者，男，65岁。因腰酸乏力反复6年于2012年10月5日来诊。既往有高血压病史10年余，血压控制尚可。刻诊：腰酸乏力、纳寐欠佳，夜尿3～4次/晚，大便溏薄，舌淡暗，苔白腻，脉细弱。查肾功能：

Scr 142.8～180.3μmol/L。尿常规：尿蛋白（++）～（+++）。中医诊断：肾衰病。

辨证 脾肾亏虚，湿瘀内蕴。

治法 补肾健脾，利湿化瘀。

膏方 党参450g，茯苓450g，白术220g，牛膝150g，杜仲220g，续断220g，炙何首乌220g，菟丝子、熟地黄、黄芪各450g，丹参450g，绞股蓝220g，薏苡仁450g，熟大黄100g，玉米须220g，天花粉300g，麦冬150g，山楂450g，木香（后下）90g，砂仁（打碎）90g，远志150g，郁金220g。另加阿胶（烊化）150g，鹿角胶（烊化）150g，核桃仁200g，黑芝麻200g，冰糖200g收膏。按医院常规法煎制。服法：每日早晚服用10g，温开水冲服。患者连续服用2年，腰酸乏力明显改善，纳寐可，夜尿1次/晚，大便调。Scr控制在125～159μmol/L，尿蛋白控制在（±）～（+）。

参考文献　郑水燕，谢丽萍，庞汉添，等．史伟运用膏方治疗慢性肾脏病经验 [J]. 江西中医药，2015，46（5）：14-15.

【验案】患者，女，71岁，因"疲倦乏力、纳差2个月余"于2015年11月15日门诊治疗。入院症见：乏力、纳差、不欲饮食、口干，双下肢轻度水肿，无恶心呕吐，无喘憋，尿频，每日1000～1500mL，夜尿3～4次，大便稀，每日1次，眠差。既往有2型糖尿病20余年、慢性肾功能不全2年、高血压病史半年。查：血压162/83mmHg，双下肢轻度凹陷性水肿，舌质暗，苔白腻，脉弦。生化检查示：肌酐366μmol/L，尿素氮12.81mmol/L，尿酸312μmol/L，白蛋白35.2g/L，碳酸氢盐19.1mmol/L，胆固醇6.71mmol/L，空腹血糖9.53mmol/L。血常规示：血红蛋白109g/L。尿常规示：尿蛋白（+）～（++），尿潜血（+），24h尿蛋白定量900mg。双肾超声示：右肾92mm×53mm；左肾96mm×57mm；双肾皮质回声略增强。

辨证 脾肾气虚，湿热郁滞。

治法 补益脾肾为法，配以益气活血之品。

膏方 黄芪250g，太子参200g，黄精200g，柴胡180g，黄芩200g，法半夏220g，厚朴150g，丹参280g，郁金200g，茯苓220g，泽泻200g，车前草280g，益母草200g，益智仁200g，金樱子300g，白芍300g，决明子

300g，菊花 150g，焦山楂 200g，王不留行 200g，酒大黄（后下）150g，百合 250g，阿胶（烊化）250g，龟甲胶（烊化）100g，木糖醇 300g，收膏。按常规法煎制。服法：早晚服用 10g，温开水冲服。服用 1 个月后乏力、食欲明显好转，双下肢水肿消失。此后患者于门诊守方加减治疗，血清肌酐进行性下降，3 个月后复查，血肌酐为 242μmol/L，守方加减继服半年后，血肌酐维持在 150μmol/L 左右。2016 年 11 月复查生化示：血肌酐 118μmol/L，尿素氮 10.88mmol/L，白蛋白 41.2g/L，空腹血糖 7.68mmol/L。患者症状明显改善，无明显乏力，食欲可，无水肿。

参考文献　张晓红，黎伟标，王晓光．王晓光教授运用膏方治疗老年慢性肾脏病的经验总结 [J]．中医临床研究，2018，10（2）：65-69.

【验案】患者男性，70 岁。于 2015 年 9 月 5 日初诊。半月前患者无明显诱因出现乏力，恶心、呕吐，腰膝酸软，双下肢浮肿，小便量少，大便溏薄。舌淡，舌体胖大，边有齿痕，苔白腻，脉沉细。既往史：患慢性肾小球肾炎 10 年。于外院化验肾功：血肌酐 720.2μmol/L，尿素氮 20.5mmol/L，二氧化碳结合力 17.2mmol/L。血常规示：血红蛋白 80g/L。尿常规：尿蛋白（++）。中医诊断：关格。西医诊断：慢性肾功能不全（尿毒症期）。

辨证　脾肾两虚，湿浊内蕴。

治法　健脾益肾，利湿泄浊。

膏方　黄芪 300g，太子参 150g，白术 150g，茯苓 150g，当归 150g，丹参 200g，枸杞子 150g，女贞子 150g，藿香 150g，佩兰 150g，清半夏 120g，陈皮 120g，老头草 150g，阿胶 100g，饴糖 500g，收膏。每天 2 次，每次 15～20mL。同时口服碳酸氢钠片 1.0g，并嘱患者低盐，优质低蛋白饮食，忌食生冷刺激性食物。

二诊：患者腰痛、周身乏力稍有缓解，恶心、呕吐减轻，唯双下肢浮肿仍浮肿，原方加白茅根 300g，车前子 200g。

三诊：患者腰痛、周身乏力缓解，恶心、呕吐减轻，小便量增多，大便正常。复查肾功示：血肌酐降至 500mmol/L，尿素氮 14.5mmol/L，二氧化碳结合力 20.1mmol/L，尿常规尿蛋白（+），继以前方加减，服药两月余，病情平稳。

参考文献　丁宁．中医膏方治疗慢性肾功能衰竭的思路探讨 [J]．中国医药指南，2018，16（4）：183-184.

第六章 ◇◇◇ 内分泌及代谢疾病

第一节 糖尿病

【验案】患者，女，73岁。糖尿病20余年，形体消瘦，腿软乏力，双足怕冷，时有胸闷，口干多饮、多食、多尿，尿黄有泡沫，大便溏。舌暗紫、中有裂纹、苔薄黄，脉弦。

辨证 久病耗损，精气渐衰，气阴两虚，络脉不畅，血瘀气滞。

治法 益气养阴，健脾补肾，佐以清化痰热，活血通络。

膏方 炒党参、生地黄、熟地黄、枸杞子、阿胶、鳖甲胶各150g，炙黄芪、制何首乌、杜仲各300g，炒苍术、白术、炒当归、墨旱莲、山药、人参、西洋参各100g，砂仁、豆蔻各30g，制黄精、玉竹、女贞子、巴戟天、山茱萸、菟丝子各120g，炒续断、桑寄生各90g，冬虫夏草10g，龟甲胶250g，黄酒200g。如法收膏，每次服1调羹，每日2次。服膏方期间，患者随诊监测，血糖平稳达标，诸症渐愈，疗效颇佳。

参考文献 陈琦军．张祝华运用膏方治疗2型糖尿病经验[J]．浙江中医杂志，2010，45（9）：642-643.

【验案】王某，男，53岁，2007年11月13日门诊。主诉：2型糖尿病史10年，近期服用二甲双胍片、格列齐特缓释片。近期空腹血糖控制在8.5～9.0mmol/L。今年体力比往年差，双眼视物模糊，腰背酸痛。胃纳可，二便尚调，夜寐尚安。检查：脉缓略滑，舌质嫩红，中裂，苔少。血压110/80mmHg。中医诊断：消渴。西医诊断：2型糖尿病。

辨证 肾阴亏虚。

治法 补肾养阴生津。

膏方 西洋参100g（另煎汁收膏和入），人参150g（另煎汁收膏和入），南沙参 300g，北沙参 300g，太子参 300g，党参 300g，生黄芪 300g，茯神 150g，焦白术 100g，生甘草 30g，当归 100g，川芎 100g，生白芍 200g，生地黄 200g，熟地黄 200g，泽泻 100g，山药 300g，牡丹皮 60g，山茱萸 150g，枸杞子 250g，制黄精 300g，制何首乌 300g，炒杜仲 300g，续断 60g，炒狗脊 150g，焦谷芽 100g，焦麦芽 100g，焦山楂 100g，焦鸡内金 100g，砂仁（后下）30g，莲子（后下）30g，石斛 300g，麦冬 150g，玄参 100g，芦根 100g，桃树胶 300g，菊花 150g，密蒙花 150g，青葙子 150g，槟榔 60g，茯苓皮 60g，葫芦壳 60g，三棱 60g，蓬莪术 60g，炒莱菔子 300g，陈皮 100g，阿胶 300g（收膏时用），木糖醇 200g（收膏时用），大枣 100g，核桃仁 150g。熬膏不用酒，按传统方法熬膏滋。服用方法：每日早晚各服 1 匙，开水冲服。注意事项：如有感冒发热、伤食、泄泻等，应暂停服用，愈后再服。

参考文献　顾锂铀，秦亮甫．秦亮甫教授运用膏方治疗糖尿病的经验 [J].吉林中医药，2011，31（6）：508-510.

【验案】钱某，男，76 岁，2007 年 12 月 4 日门诊。主诉：2 型糖尿病史 10 年，近期服用格列吡嗪控释片（瑞易宁）5mg qd p.o，伏格列波糖片（倍欣）0.2mg tid p.o（三餐前）。近期空腹血糖控制在 7.4mmol/L 左右，餐后 2h 血糖 10mmol/L 左右，糖化血红蛋白 7.2%。有高血压病史 20 年，近期服用氯沙坦钾（科素亚）片 50mg，每日 1 次。偶有头晕。入秋以来，大便偏干，欠畅，小便尚调，腰酸，双耳听力减退，乏力，胃纳可，夜寐尚安。检查：脉弦实，舌质偏红，中裂，苔少。血压 150/75mmHg。中医诊断：消渴。西医诊断：2 型糖尿病，高血压病 1 级（极高危）。

辨证　肝阳上亢，肾阴亏虚。

治法　平肝潜阳，补肾养阴。

膏方　西洋参 100g（另煎汁收膏和入），南沙参 300g，北沙参 300g，太子参 300g，党参 300g，生黄芪 300g，茯神 150g，焦白术 100g，生甘草 60g，当归 100g，川芎 100g，炒白芍 100g，生地黄 150g，熟地黄 150g，泽泻 100g，山药 300g，牡丹皮 60g，山茱萸 100g，枸杞子 150g，制黄精 200g，制何首乌 300g，炒杜仲 300g，续断 60g，炒狗脊 150g，焦谷芽 100g，焦麦芽 100g，焦山楂 100g，焦鸡内金 100g，砂仁（后下）30g，豆蔻（后下）30g，石斛 100g，麦冬 150g，芦根 100g，五味子 100g，桃树胶 300g，黄芩 30g，桑寄生 60g，夏枯草 150g，罗布麻叶 300g，天麻 200g，石决明 300g，钩藤 200g，珍珠母 300g，茺蔚子 300g，炒槐花 300g，车前草 300g，茯苓皮 150g，葫芦壳 150g，三棱 100g，莪术 100g，决明子 300g，生山楂 100g，炒莱菔子 300g，茵陈 300g，桃仁 100g，阿胶 300g（收膏时用），元贞糖 200g（收膏时用），大枣 100g。熬膏不用酒，按传统方法熬膏滋。服用方法：每日早晚各服 1 匙，开水冲服。注意事项：如有感冒发热、伤食、泄泻等，应暂停服用，愈后再服。

参考文献　顾锂铀，秦亮甫．秦亮甫教授运用膏方治疗糖尿病的经验 [J]．吉林中医药，2011，31（6）：508-510．

【验案】陈某，男，56 岁，广东人。2011 年 3 月 5 日初诊，以"反复口干多饮 2 年，头晕胸闷 20 余天"为主诉就诊。曾于 2 月下旬至本院住院治疗，查：体重指数（BMI）为 27.5，血糖 5.6～9.9mmol/L，HbA1c 为 6.8%；总胆固醇（TC）为 6.36mmol/L，甘油三酯（TG）为 1.63mmol/L，低密度脂蛋白胆固醇（LDL-C）为 4.79mmol/L。心电图提示亚急性前壁心肌损伤可能，前侧壁心肌缺血。心肌酶谱正常。心脏彩超提示主动脉硬化、左房稍大，室间隔厚度正常高限、室壁运动节段性异、主动脉瓣关闭不全（轻微）、左室收缩功能正常、舒张功能减低。B 超提示轻 - 中度脂肪肝。后因患者拒绝西药治疗，加之家中有急事，要求自动出院，因外出工作，煮药不便，特来门诊求诊以索取膏方。患者长年在外工作，生活欠规律，少动好静，且性格执拗，不善交谈。刻诊：面色偏赤，体型偏胖，动作稍迟缓。诉时有胸闷不适，头晕，疲倦，手足稍麻，心烦，微恶寒，口不渴，纳食一般，二便调，舌淡红夹瘀点、苔薄腻，脉沉细略涩。方用桂枝加附子汤合四逆散、陈夏六君子汤、桃红四物汤、肾四味加减。

辨证　心脾肾不足，夹痰瘀郁阻。

治法　温补心肾，健脾化痰，开郁活血。

膏方　桂枝、白芍、炙甘草、熟附子、枳壳、桃仁、红花、当归、川芎、法半夏、白术、柴胡、香附、郁金、黄芩、黄连、益智仁、防风各 50g，决明子、山楂、玄参、赤芍、生姜、大枣、西洋参、茯苓、生地黄、补骨脂、淫羊藿、枸杞子、菟丝子、茵陈、鸡内金、炒麦芽各 75g，葛根、黄芪、玉米须、炙何首乌、薏苡仁、苍术、石决明各 150g，山茱萸 100g，陈皮 30g。由本院药剂科制成膏方，嘱其每天 2 勺，开水冲服，连服 2 月。另加三黄降糖片口服，每次 4 片，每天 3 次；复方丹参片，每次 2 片，每天 2 次，口服。并嘱改变饮食、生活方式。

9 月 19 日复诊，见精神可，胸闷、头晕较少出现，余无明显不适，纳寐均佳，二便调，舌淡红、苔薄白，脉细滑。HbA1c 5.9%，TC 5.0mmol/L，TG 1.58mmol/L，LDL-C 3.62mmol/L。心电图提示窦性心律，T 波低平。心脏彩超提示左室射血分数 68%，主动脉硬化，左房增大，二尖瓣关闭不全（轻度），左室收缩功能正常、舒张功能减低。B 超提示轻度脂肪肝。病情改善，再次索取膏方。患者发现糖尿病 3 年，抗拒西药，而中药也因工作原因常时续时断。而膏方每天服用 1 次，易于接受。半年后体检结果显示血糖正常，血脂基本正常，脂肪肝由中度转为轻度，生化检查余无异常，心电图也较前改善。尤其患者体质增强，体力充沛。当然，也与患者改变生活方式，少食多动，积极配合分不开。

参考文献　李赛美．糖尿病膏方运用与思路述略 [J]．新中医，2012，44（5）：5-6.

【验案】王某，男，53 岁。2016 年 11 月 25 日初诊。主诉：反复口干、多饮多食 10 年，加重伴乏力 1 月。患者中年男性，素喜食膏粱厚味，肥甘饮烈席难拒，中州失衡，运化失度。有糖尿病史 10 余年，现服用"二甲双胍、阿卡波糖片"，近测空腹血糖 8～9mmol/L。刻下：口渴欲饮，口苦口臭，多食易饥，神疲乏力，心烦易怒，腰膝酸软，溲黄异臭，大便黏滞。舌质偏红、苔黄腻，脉弦滑。西医诊断：2 型糖尿病。中医诊断：消渴。先予香砂六君子汤加减以健脾化湿，消运开路。处方：木香 10g，砂仁 6g（后下），黄连 6g，黄芩 10g，党参 20g，炒白术 15g，茯苓 15g，生甘草 6g，苍术 15g，玄参 15g，淡竹叶 15g，通草 6g，桑叶 20g。7 剂，水

煎服，日 1 剂。2016 年 12 月 2 日复诊：患者乏力减轻，多食易饥、心烦易怒、小便黄臭较前好转，仍觉口渴欲饮，口苦口臭，腰膝酸软，大便黏滞不畅。舌质偏红，舌苔黄腻，脉弦滑。继予之膏方。

辨证 脾气不足，肝胃阴液亏虚，湿热内蕴。

治法 益气养阴，清热利湿，化瘀泄浊。

膏方 黄连 30g，黄芩 120g，玄参 150g，苍术 150g，绞股蓝 200g，薏苡仁 300g，桑叶 200g，天花粉 300g，淡竹叶 15g，通草 60g，生甘草 60g，丹参 150g，生山楂 200g，生黄芪 200g，麦冬 120g，生地黄 200g，山茱萸 120g，山药 300g，茯苓 150g，泽泻 150g，牡丹皮 100g，木香 100g，砂仁 50g，人参 100g，西洋参 100g，莲子 300g，龟甲胶 150g，鳖甲胶 150g，木糖醇 300g，黄酒 250mL。上方，膏方炼膏，分早晚各 1 匙，照此法随诊 2 月，患者血糖控制平稳，空腹血糖 6～7mmol/L，餐后 2h 血糖 8～10mmol/L，神振，口苦口干、多食易饥、腰膝酸软等症明显好转。

参考文献 顾颖杰，陈霞波，周开，等.王晖运用膏方治疗糖尿病之经验[J].江苏中医药，2018，50（1）：21-23.

【验案】患者，女，57 岁。2017 年 5 月 7 日初诊，患者诉糖尿病 4 年余，现长期口服二甲双胍片 500mg，每日 2 次，阿卡波糖片 50mg，每日 3 次，血糖控制欠佳，空腹血糖约 8～9mmol/L，餐后 2h 血糖约 14～18mmol/L，今随机血糖 15.2mmol/L，糖化血红蛋白 8.9%。患者口干多饮，多尿，夜尿频，每晚 3～5 次，饮食正常，大便正常，体型适中，无其他不适，舌淡红苔黄厚，舌下络脉瘀滞，脉沉滑。诉西医建议加用格列齐特，患者不愿意加用格列齐特，要求中药降血糖。西医诊断：2 型糖尿病。中医诊断：消渴。

辨证 气阴两虚，湿热内阻。

治法 益气养阴，清热化湿。

膏方 消渴膏方加减：葛根 30g，黄连 20g，黄芩 15g，桑白皮 15g，地骨皮 15g，黄芪 15g，黄精 15g，人参 15g，熟地黄 15g，藿香 15g，豆蔻 15g，鸡内金 15g，苍术 15g，马齿苋 30g，阿胶 10g。4 剂，制膏成 20 袋，1 日 3 次，

1 次 1 袋。嘱患者糖尿病饮食，继续口服降糖药。

二诊（2017 年 5 月 15 日）：患者口干缓解，饮水量较前减少，夜尿频次减少，纳眠可，大便正常，舌淡红苔黄，舌下络脉瘀滞，脉沉。随机血糖 12.3mmol/L。将前方中的黄连减量为 10g，马齿苋减量为 15g，20 剂制膏 120 袋，1 日 3 次，1 次 1 袋。

三诊（2017 年 6 月 26 日）：患者神清神可，诉近来精神可，无其他不适，纳食可，睡眠可，小便正常，无夜尿频，大便正常，舌淡红苔薄白，舌下络脉瘀滞，脉滑。自诉血糖控制可，空腹血糖约 6～7mmol/L，餐后 2h 血糖约 11～14mmol/L。前方去马齿苋，改葛根为 20g，15 剂制膏 90 袋，1 日 3 次，1 次 1 袋。

2017 年 7 月 28 日电话随访，患者诉精神可，血糖控制可，空腹血糖 5.5～7.0mmol/L，餐后 2h 血糖约 7～10mmol/L，糖化血红蛋白 6.7%。

参考文献 杨梅，马一丹，张俊立，等.张发荣教授运用膏方治疗糖尿病经验探析 [J]. 四川中医，2020，38（6）：22-24.

【验案】周某，女，82 岁。2012 年 12 月 15 日初诊。主诉：发现糖尿病 10 余年，水肿 1 月余。患者消渴之证由来已久，阴损及阳，开阖无度，两下肢浮肿，按之没指，疲乏神倦，腰酸膝软，尿频而少。舌淡红，苔薄白，脉细。西医诊断：糖尿病、糖尿病肾病。中医诊断：水肿（肾阳衰微证）。先予以开路方济生肾气丸化裁。处方：熟附片 6g，肉桂 3g，山药 20g，熟地黄 12g，山茱萸 12g，茯苓 15g，粉牡丹皮 12g，泽泻 12g，车前子 30g（包），怀牛膝 12g，黄芪 30g，炒白术 12g，菟丝子 12g，大腹皮 12g。7 剂。水煎，每日 1 剂分 2 次服。12 月 22 日复诊：患者水肿消退，急则治标，缓则治本，为防病复，继以膏方调理以阴阳精血共补。

辨证 肾阳衰微。

治法 阴阳精血共补。

膏方 熟附片 60g，肉桂 30g，山药 200g，熟地黄 150g，山茱萸 120g，茯苓 150g，粉牡丹皮 120g，泽泻 120g，车前子 150g（包），怀牛膝 120g，黄芪 300g，炒白术 120g，菟丝子 120g，大腹皮 120g，枸杞子 120g，续断 120g，

淫羊藿 120g，炒杜仲 150g，补骨脂 120g，五味子 60g，人参 150g，陈皮 120g，黄精 150g，砂仁 60g，豆蔻 60g，香附 120g，冬虫夏草 30g。另龟甲胶 150g、鹿角胶 200g、阿胶 150g、木糖醇 250g、黄酒 250g，和入药汁中收膏，1 料。小包装 25～30g，每服 1 包，首周每日 1 服，无不适则次周起日 2 服。遇发热、感冒、胃痛、腹泻等停服。

参考文献　孙海燕，陈意. 陈意运用膏方治疗糖尿病之经验 [J]. 江苏中医药，2021，53（5）：28-30.

【验案】高某，男，79 岁。2011 年 11 月 21 日初诊。主诉：有糖尿病史 30 余年。刻诊：头晕目眩，形寒畏冷，四肢不温，耳鸣少寐，口干舌燥，大便干结，数日一行，腰膝酸软，足履不稳。尿频且短，夜间为甚。舌淡红，苔薄白，脉弦细两尺弱。西医诊断：糖尿病。中医诊断：消渴。

辨证　阴阳两虚。

治法　滋补填精，调和阴阳。

膏方　炙龟甲 150g，枸杞子 150g，鹿角霜 150g，肉苁蓉 150g，熟地黄 120g，人参 150g，当归 120g，怀牛膝 150g，山药 150g，山茱萸 120g，菟丝子 120g，白芍 120g，制何首乌 150g，五味子 120g，麦冬 150g，巴戟天 120g，桑螵蛸 120g，炙远志 60g，益智仁 120g，冬虫夏草 30g，黄芪 150g，炒白术 120g，茯苓 120g，生龙骨、生牡蛎各 200g，墨旱莲 150g，杜仲 150g，女贞子 120g，枫斗 200g，乌药 120g，香附 120g。另龟甲胶 200g、鹿角胶 200g、阿胶 150g、木糖醇 250g、黄酒 250g，和入药汁中收膏，1 料。小包装 25～30g，每服 1 包，首周每日 1 服，无不适则次周起日 2 服。遇发热、感冒、胃痛、腹泻等停服。次月随访，诸症好转。

参考文献　孙海燕，陈意. 陈意运用膏方治疗糖尿病之经验 [J]. 江苏中医药，2021，53（5）：28-30.

【验案】李某，男，68 岁。2012 年 12 月 5 日初诊。主诉：有糖尿病史 20 年。患者目前采用胰岛素治疗，血糖控制不佳，糖化血红蛋白偏高，平素易感冒。刻诊：神疲乏力，精神不佳，口干舌燥，晨起口苦，头晕眼花，腰酸膝软，四肢麻木，剧则刺痛。舌淡红边有瘀点，苔薄白，脉细弦

而涩。西医诊断：糖尿病。中医诊断：消渴。

辨证　气阴两虚。

治法　益气养阴，滋补肝肾，和血通络。

膏方　人参150g，黄芪200g，炒白术150g，防风120g，麦冬120g，五味子120g，枸杞子150g，菊花120g，生地黄120g，山茱萸120g，山药120g，牡丹皮120g，茯苓120g，泽泻120g，墨旱莲150g，女贞子120g，杜仲150g，黄精150g，桑寄生150g，怀牛膝150g，蜈蚣30条，蔓荆子150g，木瓜120g，鸡血藤150g，赤芍120g，三七120g，佛手120g，绿萼梅60g，夏枯草120g，枫斗200g，丹参200g，全蝎60g，灵芝孢子粉100g。另阿胶250g、龟甲胶250g、木糖醇250g、黄酒250g，和入药汁中收膏，1料。小包装25～30g，每服1包，首周每日1服，无不适则次周起日2服。遇发热、感冒、胃痛、腹泻等停服。

2013年1月19日复诊：患者诉冬令未尽，膏方余量不多，要求续开，诉药后精神转佳，口苦已息，口干有缓，头晕腰酸已少，肢麻仍感，刺痛未作，守法增开膏方1料。

参考文献　孙海燕，陈意.陈意运用膏方治疗糖尿病之经验[J].江苏中医药，2021，53（5）：28-30.

【验案】薛某，女，49岁。2012年11月19日初诊。主诉：发现血糖偏高近1年。患者年届七七，天癸既绝，有糖尿病家族史，2011年体检发现血糖升高，空腹测10.5mmol/L，经控制饮食及运动后，血糖有降，但仍波动，维持在7.0mmol/L左右。刻诊：头晕目眩，两目干涩，口干舌燥，入夜潮热，时有盗汗，心悸烦躁，夜不安寐，大便干结，性情急躁。舌红，苔薄白，脉细数。西医诊断：糖尿病。中医诊断：消渴。

辨证　阴虚火旺。

治法　滋阴降火，补养肝肾。

膏方　知母120g，黄柏120g，生地黄150g，山茱萸120g，山药120g，牡丹皮120g，茯苓150g，泽泻120g，地骨皮120g，秦艽120g，生龙骨200g，生牡蛎200g，焦栀子120g，夏枯草120g，制何首乌150g，天冬150g，麦冬150g，炙龟甲150g，鳖甲150g，酸枣仁200g，炙远志150g，五味子120g，丹参 200g，决明子 120g，桑寄生 150g，西洋参 200g，白芍 120g，墨旱莲 150g，女贞子 120g，柏子仁 120g，香附 120g，枳壳 120g。另龟甲胶 200g、鳖甲胶 200g、阿胶 100g、木糖醇 250g、黄酒 250g，和入药汁中收膏，1 料。小包装 25～30g，每服 1 包，首周每日 1 服，无不适则次周起日 2 服。遇发热、感冒、胃痛、腹泻等停服。

2013 年 2 月 26 日复诊：诉服用膏方后头晕口干已少，潮热汗出已息，血糖稳定，然夜寐或欠，家事扰心，欲继服中药汤剂治疗。

参考文献 孙海燕，陈意．陈意运用膏方治疗糖尿病之经验 [J]. 江苏中医药，2021，53（5）：28-30.

第二节 痛风

【验案】朱某，男，50 岁，癸未年冬日订制膏方。痛风 6 年，每年发 2～3 次，高血压病史 10 余年。嗜食肥甘，形体丰腴，肢软无力，虚汗频频，胃脘易胀，性急易怒，面红目赤，口苦，大便偏干。血脂、血黏度、血尿酸高于正常值。舌红，苔薄，脉弦细。天命之年，气血渐衰，形丰之体，易酿痰湿，脾弱则运化少权，水亏则不能涵木。药饵之外，还应素食养性。

辨证 脾肾亏虚，痰湿内停，肝火旺盛。

治法 健脾益气，益肾泄浊，佐以清火平肝。

膏方 炙黄芪 300g，潞党参 300g，于白术 200g，云茯苓 200g，广陈皮 100g，姜半夏 100g，豆蔻（后下）50g，紫苏梗 100g，生山楂 100g，山茱萸 150g，黄精 200g，灵芝草 100g，淫羊藿 150g，肉苁蓉 150g，生地黄 200g，山慈菇 100g，薏苡根 150g，夏枯草 100g，滁菊花 50g，苦丁茶 100g。上方 1 料。另加核桃仁 250g，大枣 200g，莲子心 150g，枸杞子 150g，阿胶 250g，鳖甲胶 150g，西洋参 100g，人参 200g，饴糖 250g，锦纹冰糖 350g，依法制膏。每日晨起沸水冲饮 1 匙。

参考文献 黄纲，程亦勤，楼映．唐汉钧膏方验案撷菁 [J]. 上海中医药杂志，2007，41（1）：13-15.

【验案】陈某，男，33岁，公司职员。2014年11月15日初诊。主诉：反复关节疼痛5年。患者5年前患痛风，每年急性发作3~4次，体重偏胖，神疲乏力，血尿酸506mmol/L；时有口干、胃反酸，夜寐欠佳，大便尚调，小便正常。刻诊：四肢关节肿胀，无明显畸形，活动尚可。舌淡苔薄，脉沉。中医诊断：痛痹。

辨证 脾失健运，肝肾不足，气虚血瘀。

治法 健脾疏肝补肾，益气活血化瘀通络。

膏方 生黄芪300g，太子参150g，炒白术150g，紫苏梗120g，姜半夏90g，广陈皮120g，银柴胡120g，赤芍120g，炒白芍120g，沙苑子120g，炒蒺藜120g，广郁金150g，合欢皮120g，佛手片120g，熟地黄300g，泽泻150g，牡丹皮150g，紫丹参300g，怀山药300g，山茱萸150g，白茯苓150g，茯神150g，桑椹150g，枸杞子150g，覆盆子120g，金樱子120g，炒决明子150g，菟丝子150g，北五味子150g，车前子（包煎）150g，当归150g，桃仁120g，红花120g，苦参300g，土茯苓300g，百合150g，炒苍术120g，苦杏仁（后下）120g，薏苡仁300g，砂仁（后下）60g，桂枝120g，龙骨（先煎）300g，生牡蛎（先煎）300g，蚕沙90g，羌活90g，独活90g，防风150g，汉防己150g，茵陈30g，虎杖150g，川牛膝120g，怀牛膝120g，川芎90g，红景天300g，山慈菇90g，六月雪300g，炒杜仲120g，续断120g，茜草120g，制狗脊150g，忍冬藤300g，鸡血藤300g，络石藤300g，吴茱萸30g，黄连60g，生甘草60g。上方1料。另加细料：人参100g，西洋参150g，阿胶120g，黄明胶120g，三七粉60g，紫皮枫斗60g，冰糖300g，饴糖200g，蜂蜜200g，黄酒200g。文火收膏。冬至前后开始，每日晨起空腹及每晚睡前沸水冲服，每次1匙，连服60日。感冒发热、胃不适或腹泻，暂停服药，症缓续服。经过1年膏方调治，再用煎剂予以适当巩固，关节疼痛发作次数减少，尿酸接近正常，随访疗效满意。

参考文献　李淑，罗瑞静，彭勇，等.李斌膏方验案举隅[J].中医文献杂志，2019（1）：43-46.

【验案】毛某，男，35岁。2020年9月17日就诊。主诉：右第一、第二跖趾关节疼痛2年，加重3天。现病史：患者2年前因饮酒后出现右侧第一、第二跖趾关节红肿热痛，自行服用药物后症状稍缓解，后症状反复发作，以小关节隐痛为主。3天前饮酒后再次出现右侧第一、第二跖趾关节红肿热痛，伴活动受限，遂至我院就诊，白细胞总数 $12.23×10^9$/L，中性粒细胞数 $9.08×10^9$/L，血尿酸 602.50mmol/L。自诉口干口渴，心烦不安，纳可，眠差，小便黄。舌红，苔黄腻，脉滑数。西医诊断：急性痛风性关节炎。中医诊断：痹证。

辨证 湿热蕴结。

治法 清热利湿，通络止痛。

膏方 四妙散合五皮饮加减制膏，方药如下：葛根 30g，盐黄柏、川牛膝、炒川楝子、红花、续断、炙甘草各 10g，薏苡仁、麸炒苍术、茯苓皮、冬瓜皮、陈皮、山楂各 15g，枸杞子、桑椹、丝瓜络、木瓜、金钱草、醋延胡索、麦冬、马齿苋、百合各 20g。6 剂。2 日 1 剂，每日 2 次，早晚餐后用开水冲服。2 周后复诊，患者诉症状均较前明显改善，未再疼痛，血尿酸 372mmol/L。久病伤阴，续予膏方 6 剂调治巩固，原方去黄柏、川楝子、红花、续断、延胡索等苦寒辛燥之品，加南沙参 20g、黄精 10g 以补气养阴。3 个月后随访，患者痛风未再发作，病情控制良好，其余症状较前均明显改善。

参考文献 屈信，秦明，张霞，等. 基于"菀陈则除之"理论运用膏方治疗急性痛风性关节炎体会 [J]. 浙江中医杂志，2022，57（2）：149.

第三节　甲状腺炎

【验案】患者，女，47 岁。乙酉年初冬日订制膏方。案牍劳形，颈背板滞不舒，平时易疲乏，易患感冒，喉旁常有紧压感，两侧甲状腺轻度肿大，质地韧，慢性咽炎时发，有经前乳胀，胃纳尚可。实验室检查：T3、T4、FT3、FT4、TSH 均正常，TG-Ab 64%，TPO-Ab 74.8%。B超、甲状腺细针穿刺提示：桥本氏甲状腺炎。舌尖红，苔薄腻，脉濡。此因劳则伤精，思虑伤神，正气虚损则外邪易侵，虚邪留恋，机体阴阳失调。予膏方治疗，并嘱惜养心力，忌辛辣饮食。

辨证 正虚邪恋，湿痰凝结。

治法 扶正消瘿。

膏方 软柴胡 100g，广郁金 100g，制香附 100g，预知子 100g，夏枯草 100g，浙贝母 100g，海藻 100g，莪术 200g，赤芍 100g，广陈皮 100g，姜半夏 100g，黄芩 100g，金银花 100g，婆婆针 100g，炙黄芪 300g，潞党参 200g，白术 200g，茯苓 200g，生地黄、熟地黄各 200g，玄参 150g，天冬 200g，黄精 300g，山茱萸 200g，丹参 200g，白芍 100g，天麻 200g，杜仲 200g，当归 300g，淫羊藿 200g，肉苁蓉 200g。上方 1 料。另加核桃仁 200g，大枣 200g，莲子 100g，枸杞子 150g，阿胶 500g，西洋参 200g，人参 200g，饴糖 200g，锦纹冰糖 250g，依法制膏。每日晨起或睡前沸水冲饮 1 匙。

参考文献 黄纲，楼映. 唐汉钧教授运用膏方防治外科病的经验 [J]. 中华中医药杂志，2007，22（10）：695-697.

【验案】陈某，女，28 岁，于 2015 年 10 月 21 日以"颈前区肿大不适 4 个月余"为主诉来诊。患者 4 个月前确诊为桥本病，现症见：颈前区肿大，乏力，畏寒，手足欠温，小便可，大便秘结，纳可，夜寐差。查体：双侧甲状腺Ⅱ度肿大，质韧，舌淡红，苔薄白微腻，脉细弱。查甲状腺功能示：FT3、FT4、TSH 值均正常，TG-Ab 1565IU/mL，TPO-Ab 760IU/mL。中医诊断：瘿病。西医诊断：桥本甲状腺炎。患者曾服用过治疗本病的中药汤剂，初见成效，但因工作忙碌服药不规律、药物口感差等原因，间断服药，使病情反复。考虑时近冬季，可改予膏方治疗。四诊合参，拟滋阴养血、补心安神之开路方，方药如下：地黄、麦冬、党参、当归、柏子仁、酸枣仁、火麻仁、茯神、远志、五味子、桔梗、桂枝、干姜、大枣、炙甘草，10 剂，每天 2 次，水煎服。11 月 4 日二诊：患者便秘、夜寐差症状缓解，予之膏方。

辨证 气血亏虚，气滞痰阻。

治法 补益气血，理气化痰。

膏方 党参、茯苓、白术、甘草、当归、川芎、熟地黄、黄芪、陈皮、清半夏、砂仁、大枣、酸枣仁、茯神、远志、菟丝子、桂枝、佛手、香橼、鹿角胶、蜂蜜、黄酒，上述诸药为 1 料，熬制成膏，每天晨起 1 袋，含服。

2016 年 1 月 13 日三诊：患者仍时感乏力，手足欠温、寐差症状消失，便秘明显缓解，双侧甲状腺Ⅰ度肿大，复查甲功均在正常值范围内，予益气养血、滋阴理气之汤药，方药如下：党参、白术、茯苓、炙甘草、当归、白芍、麦冬、五味子、佛手、香橼，7 剂，每天 2 次，水煎服，以巩固疗效。追访 3 个月，患者情况平稳，嘱患者定期复查。

参考文献　景诗雨．张兰运用膏方治疗桥本甲状腺炎经验 [J]．湖南中医杂志，2017，33（5）：26-27.

第四节　甲状腺功能亢进症

【验案】徐某，女，37 岁。2016 年 12 月 13 日初诊。主诉：发现颈前隆起近 2 年，加重伴乏力 3 个月。2015 年 1 月发现颈前正中隆起，伴有心慌、心累，汗出明显，双手发颤，食量增大，经某医院检查确诊为"甲状腺功能亢进症"，开始服用丙硫氧嘧啶，早晚各 100mg，心率控制在 80～90 次/min，多食情况有所改善，但 3 个月前，无明显诱因出现颈前部突起加重，约有鸡蛋大小，皮色如常，性急易怒，口干少津，体倦乏力，反复感冒，多次辗转求医，未见好转。刻下症见：甲状腺肿大，质地稍硬，心烦身疼，体倦乏力，失眠，口干，纳可，大便干结，小便偏黄，舌暗红无苔，脉弦细。检查：消瘦，甲状腺Ⅱ度肿大，甲状腺区可闻及血管杂音，脉搏 90 次/min，TSH 0.001mIU/L，FT3 21.85pmol/L↑，FT4 69.5pmol/L↑，肝肾功能未见明显异常。B 超示：甲状腺弥漫性肿大。根据病史、查体及四诊合参，诊断为瘿病。先予以开路方：柴胡 12g，牡丹皮 12g，枳壳 9g，香附 12g，郁金 12g，牡蛎 30g（先煎），浙贝母 15g，夏枯草 15g，玄参 15g，延胡索 15g，甘草 3g。7 剂，水煎服，1 剂/d，100mL/次，服用后心累、心烦身疼好转，但口中仍觉干燥，始发心累、体倦，睡眠较差，观之胸中郁结稍疏，理应扶正为主，观症属心肾气阴两亏之象，进行膏方综合诊治。

辨证　肝郁痰瘀，气阴两亏。

治法　开郁调肝，软坚散结消瘿。

膏方 黄芩 150g，栀子 108g，龙胆 108g，北柴胡 180g，郁金 150g，香附 150g，生地黄 150g，玄参 180g，麦冬 180g，牡蛎 150g，浙贝母 150g，夏枯草 108g，黄芪 360g，党参 360g，山药 180g，白花蛇舌草 150g，半枝莲 108g，地榆 150g，黄精 180g，陈皮 180g，阿胶 108g，焦山楂 108g，延胡索 108g，酸枣仁 360g，远志 150g，茯神 180g，泽泻 108g，五味子 108g，菟丝子 108g，炙甘草 108g，上药红糖收膏，制成 120 袋，10g/袋，早晚各服 1 袋，温开水调送。并嘱其勿食海产品、辛辣刺激物，避免剧烈运动，规律生活，保持情绪舒畅。服用 60 天后，临床症状明显缓解，颈前包块缩小，精神转佳，复查甲状腺功能基本正常。

参考文献 江澄，张发荣. 张发荣膏方调治甲状腺功能亢进症经验 [J]. 中医药临床杂志，2018，30（5）：862-864.

第五节 甲状腺功能减退症

【验案】患者，女，24 岁，初诊日期 2003 年 9 月 4 日，诊断为"甲状腺功能减退症"，症见颈部瘿瘤，纳可寐可，二便正常，查甲状腺功能 TT3 及 TT4 降低，TSH 升高，甲状腺 B 超提示双侧甲状腺弥漫性肿大，舌质淡，苔薄白，脉细弱，证属瘿瘤，以汤药治疗直至 12 月 12 日处以膏方。

辨证 气阴两亏，痰气互阻。

治法 养阴益气，化痰通络。

膏方 北沙参 120g，麦冬 120g，川石斛 150g，黄精 200g，墨旱莲 150g，女贞子 150g，太子参 150g，郁金 120g，生牡蛎 300g，夏枯草 150g，黄药子 120g，海藻 120g，昆布 90g，浙贝母 120g，炒蛤壳 150g，浮海石 120g，炙鳖甲 150g，炒白术 90g，茯苓 150g，枳壳 120g，陈皮 60g，丹参 120g，上药浓煎 3 次取汁，阿胶 250g，鳖甲胶 250g，烊化收膏，早晚各 1 次，开水送服。服用 1 剂后，复查甲状腺功能正常，瘿瘤消退，后用逍遥丸调理 3 个月，至今复查未复发。

参考文献 吴晋兰. 膏方医案四则 [J]. 浙江中医学院学报，2005，29（4）：43-44.

【**验案**】患者，女，50 岁，2008 年 8 月 10 日初诊。遍体浮肿 10 余年，按之无凹陷，毛发脱落，2 周来尿量减少，腹胀突然加剧，卧床不起，口臭便秘，言语欠清，声音低哑，面红，肢冷畏寒，舌质红，苔白腻，脉弦滑。实验室检查符合原发性甲状腺功能减退诊断。予温阳化浊膏配合左甲状腺素钠片（优甲乐）。

辨证 阳气亏虚，痰湿郁滞。

治法 温阳化浊。

膏方 人参 90g，黄芪 300g，制附子 60g，肉桂 30g，杜仲 150g，补骨脂 120g，淫羊藿 150g，菟丝子 150g，肉苁蓉 150g，巴戟天 150g，紫河车 90g，熟地黄 300g，枸杞子 150g，黄精 150g，当归 120g，白芥子 300g，石菖蒲 180g，青皮 90g，陈皮 120g，薏苡仁 150g，白术 150g，苍术 90g，茯苓 150g，川芎 150g，赤芍 150g，神曲 150g，红景天 60g，灵芝 90g，阿胶 180g，鹿角胶 150g。上药除阿胶、鹿角胶外，其余药物加水煎煮 3 次，滤汁去渣，合并滤液，加热浓缩为清膏，再将阿胶、鹿角胶加适量黄酒浸泡后隔水炖烊，冲入清膏和匀，最后加蜂蜜 300g 收膏即成，每次 15～20g，每日 2 次，开水调服。连用 30 天后，患者遍体浮肿明显消退，已能起床自由活动，步履轻快，肢体温暖，口臭已除，腑气通畅，小便量多，语清音响，舌质淡，苔薄白，脉沉。复查甲状腺功能已正常，故停用左甲状腺素钠片，继服温阳化浊膏 1 年后，复查甲状腺功能正常，随访 3 年未见复发。运用上方（温阳化浊膏）时，若心阳虚证明显者，加桂枝、薤白等；脾阳虚证明显者加干姜、砂仁等；阴虚证明显者去附子、肉桂，加生地黄、山茱萸、麦冬、龟甲等；水湿证明显者加猪苓、泽泻、冬瓜皮等；痰浊证明显者去附子，加半夏、莱菔子等；血瘀证明显者加丹参、桃仁、红花等。

参考文献 田忠于．何刚以中医膏方治疗甲状腺功能减退症经验 [J]. 中国中医药信息杂志，2013，20（11）：87.

【**验案**】刘某，女，65 岁。以乏力、畏寒、面色无华 1 年余，加重伴纳差 1 个月为主诉，于 2012 年 11 月 5 日初诊。1 年前无明显诱因自觉全身倦怠乏力，畏寒，少汗，未予诊治，1 个月前上症加重，且纳差，大便干。入院症见：乏力、畏寒、头晕、纳差、大便干、夜寐差。双眼睑结膜色淡,面色无华,口唇色淡,甲状腺无明显肿大,心率 60 次 /min,律齐,心音弱,双下肢轻度水肿,舌质淡红,舌体胖大,边有齿痕,舌苔薄,脉细弱。甲状腺功能:FT3 2.00pmol/L(正常值 3.2～9.3pmol/L)、FT4 5.52pmol/L(正常值 8.6～25.8pmol/L)、TSH 36.80μIU/L(正常值＜10.0μIU/L)。中医诊断:虚劳。西医诊断:甲状腺功能减退症。

辨证 脾肾阳虚,气血两虚。

治法 温补脾肾,补益气血。

膏方 淫羊藿 150g,补骨脂 150g,巴戟天 150g,熟地黄 200g,枸杞子 150g,菟丝子 150g,炙黄芪 300g,黄精 300g,当归 150g,杜仲 150g,党参 100g,炒白术 100g,首乌藤 200g,炒山楂 150g,炙甘草 80g。上药浸一宿,武火煎取 3L,沉淀沥清;文火收膏时,加入鹿角胶 100g,阿胶 100g,冰糖 100g,大枣 30 枚,熬至滴水成珠为度;每服 1 汤匙,清晨最宜。如遇感冒、食滞需暂停数天。两月后随访,原有症状基本消失,复查甲状腺功能示:FT3 4.12pmol/L、FT4 9.05pmol/L、TSH 9.20μIU/L,均在正常范围。

参考文献 陈如泉,吴东.陈如泉运用膏方调治甲状腺功能减退经验 [J].湖北中医药大学学报,2014,16(3):109-111.

第七章 ◇◇ 妇科疾病

第一节 月经量少

【验案】患者，女性，42 岁，2004 年 12 月 2 日初诊，诉近 2 年因工作繁忙，压力大，应酬多，发现经量逐渐减少，经期推迟，37～45 天 1 行，色暗，量少，挟血块，1～3 天净，伴小腹胀痛，腰酸，经前乳胀，烦躁，失眠，记忆力下降，易疲劳。舌质偏暗边瘀，苔薄白，脉细弦。

辨证 肝郁气滞，脾肾两虚。

治法 疏肝理气解郁，健脾补肾。

膏方 柴胡 60g，当归 100g，白术 100g，白芍 100g，茯苓 100g，郁金 100g，淮小麦 300g，路路通 100g，预知子 60g，生蒲黄、炒蒲黄各 100g，制香附 100g，鸡血藤 300g，炙何首乌 150g，益智仁 150g，生黄芪 150g，杜仲 150g，桑寄生 150g，菟丝子 150g，女贞子 150g，首乌藤 300g，合欢花 100g，山药 200g，牡丹皮 100g。上药煎浓汁，加入阿胶 250g、鹿角胶 100g 烊化，再加入冰糖 250g，黄酒 1 料炼制成膏，早晚 1 匙开水冲服。2005 年 12 月 8 日复诊，诉去年服膏方后精神状态好转，月经量较前增多，只是近两月来经量又有减少趋势，要求今年再服膏方调经。

参考文献 徐彩华. 膏方在月经不调中的应用初探 [J]. 中医药临床杂志，2007，19（5）：526-527.

- -

【验案】施某，女，40 岁。2012 年 11 月 16 日初诊。患者月经量少 2 年，色淡质稀，5 天净，周期尚准，无痛经，腰酸明显，肢软乏力，夜寐欠安，舌红苔薄，脉弦细。中医诊断：月经过少。

辨证 肾虚血亏。

治法 益气补肾，养血调冲。

膏方 巴戟天、肉苁蓉、当归、熟地黄、枸杞子、丹参、香附、狗脊、续断、天冬、石楠叶、山药、茯苓各120g，菟丝子、覆盆子、党参、益母草、首乌藤、淮小麦各240g，太子参、黄芪、杜仲、牛膝、鸡血藤、虎杖、透骨草、合欢皮各150g，川芎、赤芍、白芍、山茱萸、预知子各100g，艾叶、甘草、陈皮各50g，东阿阿胶250g，鹿角胶50g，黑芝麻、大核桃仁各500g，枣泥50g，龙眼肉100g，虫草菌粉、孢子粉各40g，移山参30g，冰糖、黄酒各400g，收膏。每日1～2次，每次1匙，空腹温水调服。

参考文献 李香萍．傅萍妇科膏方验案3则[J]．江苏中医药，2014，46（9）：52-53.

【验案】杜某，女，37岁，2016年11月16日初诊。患者因月经量少2年余就诊。婚育史：2-0-3-2（足月产-早产-流产-现存子女）。诉2年前因"生活作息不规律，人流后"月经量渐少，期准，1～2天干净，血色淡暗，质稀，时点滴即止，伴腰膝酸软，失眠。当下诉经前乳胀明显，情志抑郁，夜寐不佳，大便不畅，口渴欲饮，咽干口燥，秋季掉发，舌质红，苔薄黄，脉细。

辨证 肝肾阴虚。

治法 滋养肝肾，滋阴清热，养阴解郁，养心安神，理气调冲。

膏方 太子参、制黄精各200g，天冬、麦冬、黄芩、郁金、熟地黄、合欢皮、桑叶、制大黄、菟丝子、月季花各100g，枸杞子、生地黄、炒白芍、首乌藤、金银花、覆盆子、鲜铁皮石斛、桑椹、大枣各150g，石决明180g，蒲公英、淮小麦、虎杖各300g，梅花、砂仁各50g，当归120g，蜜甘草30g，1料，水煎浓汁。另：鹿角胶100g，龟甲胶150g，阿胶250g，灵芝破壁孢子粉30g，西洋参50g，西红花6g，琥珀60g，核桃仁、熟黑芝麻各300g，黄酒、冰糖各500g，收膏切片，早、晚空腹服。1年后回访，诉服膏后，月经量增，可维持量多3天，色鲜，以此可维持至初秋，后月经量又渐少，故今冬令又来求膏。

参考文献 蔡彬彬，何嘉琳．何嘉琳妇科膏方医案3则[J]．新中医，2019，51（12）：371-373.

第二节 月经过多

【验案】患者朱某，2005 年 11 月 20 日初诊，女性，36 岁，自诉经水提前 7～10 天，经行量多，色鲜红，伴小血块，7～8 天净，末次月经 11 月 10 日，时感头晕乏力，动则汗出，口干欲饮，两颧潮红。舌质偏红，苔薄白。

辨证 阴虚火旺，气血两虚。

治法 养阴清热，补气养血。

膏方 当归 100g，川芎 100g，生地黄 150g，炒白芍 150g，党参 150g，白术 150g，茯苓 100g，甘草 50g，鸡血藤 300g，炙何首乌 150g，生黄芪 300g，炒黄芩 60g，麦冬 150g，玄参 150g，黄精 150g，桑椹 150g，青蒿 100g，地骨皮 100g，女贞子 150g，墨旱莲 150g，仙鹤草 150g，朝白参 100g，石斛 300g，芦根 300g，上药煎浓汁，加入阿胶 250g，龟甲胶 200g 烊化，再加入冰糖 250g，黄酒 1 料炼制成膏，早晚各 1 匙开水冲服。嘱经行复诊。2005 年 12 月 8 日复诊，诉经水提前 3 天，色红，量多，但较前减少，口干好转，无腹痛，予中药芩术四物汤加减 5 剂。

2006 年 2 月 10 日三诊，诉服膏方后经水提前 1～3 天，色红，量减，7 天净，头晕乏力好转，口干欲饮，两颧潮红症状消失。

参考文献 徐彩华 . 膏方在月经不调中的应用初探 [J]. 中医药临床杂志，2007，19（5）：526-527.

第三节 月经先期

【验案】华某，女，29 岁。2012 年 11 月 28 日初诊。患者月经先期 1 年余，1 月 2 至，口干咽燥，心烦易怒，纳香便软，舌红苔薄，脉细。中医诊断：月经先期。

辨证 肝肾阴虚。

治法 补益肝肾。

膏方 菟丝子、覆盆子、紫石英、金樱子、葛根各 200g，淮小麦 300g，杜仲、黄芪、玄参各150g，生地黄、熟地黄、枸杞子、墨旱莲、女贞子、桑椹、狗脊、续断、山药、党参、太子参各120g，山茱萸、天冬、麦冬、生白芍、五味子、香附、预知子、白术、牡丹皮、地骨皮各100g，绿梅花、陈皮、橘络各50g，东阿阿胶250g，龟甲胶100g，鹿角胶50g，黑芝麻、大核桃仁各500g，枣泥、龙眼肉各100g，虫草菌粉40g，孢子粉20g，冰糖、黄酒各400g，收膏。每日1～2次，每次1匙，空腹温水调服。

参考文献　李香萍. 傅萍妇科膏方验案3则 [J]. 江苏中医药，2014，46（9）：52-53.

第四节　经间期出血

【验案】叶某，女，32岁。2008年12月8日诊。患者产后1年余，经间期出血1年，平素血海满溢如常，如期而至，经行量中，每逢经净10天，阴道少量出血，5天而止，伴腹胀腰酸心烦，大便干结，乳房胀痛，胃脘不适，夜寐不安，带黄量多，舌苔腻、尖红，脉细。

辨证　肝肾不足，肝失所养，疏泄失司。

治法　补益肝肾，疏肝和营。

膏方　生地黄100g，麦冬90g，地骨皮90g，玄参90g，白芍120g，牡丹皮90g，栀子90g，当归90g，柴胡100g，炒白术90g，云茯苓150g，煨姜30g，炒荆芥100g，熟地黄150g，黄柏90g，山茱萸120g，枸杞子150g，墨旱莲150g，山药150g，杜仲120g，党参200g，炙黄芪200g，黄芩90g，椿根皮120g，小茴香60g，陈皮60g，川厚朴90g，续断150g，茜草120g，火麻仁150g，炙鸡内金120g，五味子90g，制香附120g。另：龟甲胶100g，阿胶250g，核桃仁300g，湘莲子120g，饴糖200g，冰糖200g，蜂蜜150g，黑芝麻200g，西洋参150g（煎汁另入），人参150g（煎汁另入）。服用膏方3个月后，诸症改善。

参考文献　李盛楠，徐莲薇，牟艳艳. 孙卓君采用调补肝肾之膏方治疗妇科病验案3则 [J]. 江苏中医药，2011，43（1）：49-51.

第五节　闭经

【验案】患者宋某，女性，30 岁，2004 年 12 月 8 日初诊，自诉人工流产 3 次后月经推后 7～10 天，经行量少，色暗红，伴小血块，3～4 天净，现因停经 3 个月，注射黄体酮针 3 天后于 12 月 28 日经转，色暗，量少，4 天净，形体渐胖，畏寒，腰膝酸软，夜尿频多，性欲减退，动则汗出，神疲乏力，面色萎黄，失眠多梦，大便偏软，日 2～3 次。舌质淡胖，苔薄白，脉细濡。

辨证　脾肾阳虚，气血亏损。

治法　健脾益气，补肾填精。

膏方　当归 100g，生地黄、熟地黄各 150g，赤芍、白芍各 150g，清甘草 60g，生黄芪 300g，菟丝子 150g，女贞子 150g，枸杞子 150g，茺蔚子 150g，覆盆子 150g，车前子 100g，仙茅 100g，淫羊藿 100g，巴戟天 150g，肉苁蓉 150g，肉桂 30g，鸡血藤 300g，炙何首乌 150g，山药 200g，白术 100g，葛根 100g，制香附 100g，炒枳壳 60g，生谷芽、炒谷芽各 150g，紫河车 100g。上药煎浓汁，加入阿胶 250g，鹿角胶 100g 烊化，再加入冰糖 250g，麦芽糖 200g，黄酒适量，炼制成膏，早晚 1 匙开水冲服。

2005 年 6 月 5 日复诊，诉服膏方后经水尚准，一月一行，末次月经 4 月 15 日，现停经 50 天，查尿妊娠试验：阳性。欣喜而归。

参考文献　徐彩华. 膏方在月经不调中的应用初探 [J]. 中医药临床杂志，2007，19（5）：526-527.

【验案】周某，女，18 岁，于 2016 年 12 月 28 日就诊。患者 15 岁初潮，既往经行正常，因"刻意节食、增大运动量"后月经先后不定期，量少色暗，后经闭。初诊时停经 8 个月余，否认性生活史，予破血通经方剂 7 剂以期经转。2017 年 1 月 28 日复诊诉月经仍未转，时值冬令，予膏方以调经。当下，患者体稍胖，腹胀胸闷，口偏干，大便欠畅，带下偏少，夜寐可，面色偏黄，肤质欠润，面痘隐隐，舌红苔薄，脉细弦。

辨证　阴亏胃热。

治法 滋阴清胃，调理冲任，疏肝活血通经。

膏方 葛根、菟丝子、益母草各 300g，鲜石斛、熟地黄、茯苓各 120g，麦冬、川芎、泽泻、泽兰、姜半夏、卷柏、郁金、炒枳壳、肉苁蓉、仙茅、车前子各 100g，炒玉竹、黄精、生鸡内金各 200g，当归、制何首乌、枸杞子、川牛膝、鸡血藤、透骨草、丹参、白芥子、续断、覆盆子、小胡麻、淫羊藿各 150g，石菖蒲 90g，蛇床子、桃仁各 60g，陈皮、砂仁、五味子各 50g，甘草 30g，1 料，水煎浓汁。另：鹿角胶、龟甲胶各 125g，阿胶 250g，西红花 10g，灵芝破壁孢子粉 30g，黄酒、木糖醇各 500g，收膏，每天早、晚各 1 勺，开水冲服。1 年后回访，患者诉就诊后周余月经来转，后继服膏方，至今月经准期而至，量中，色鲜，5 天净，诸症缓解，面色红黄隐隐，明润含蓄。

参考文献 蔡彬彬，何嘉琳.何嘉琳妇科膏方医案 3 则 [J]. 新中医，2019，51（12）：371-373.

第六节 痛经

【验案】 患者徐某，女性，17 岁，2005 年 12 月 20 日初诊。13 岁初潮，经水每落后，40～50 天 1 行，无原发痛经，2 年前因冷饮后感经行第 1 天小腹痛，逐年加重，每需躺在床上 1 天，今年 10 月份起服温经止痛中药后，痛经有所好转，末次月经 12 月 10 日，色暗，量中等，伴小块，5 天净，经行第 1 天小腹痛伴恶心呕吐，得热减，四肢不温，大便软，日数次，面色㿠白，平素体质虚弱，易外感，舌淡红边瘀，脉细涩。

辨证 寒凝气滞血瘀。

治法 散寒除湿，温经止痛。

膏方 艾叶 60g，当归 100g，生地黄 150g，赤芍、白芍各 100g，干姜 30g，小茴香 30g，乌药 30g，生蒲黄、炒蒲黄各 100g，五灵脂 100g，鸡血藤 300g，何首乌 150g，仙茅 100g，仙鹤草 150g，制香附 100g，怀山药 200g，苍术、白术各 100g，薏苡仁 300g，茯苓 100g，川楝子 100g，延胡索 200g，生黄芪 300g，防风 100g。上药煎浓汁，加入鹿角胶 250g 烊化，再加入冰糖 250g，黄酒适量，炼制成膏，早晚 1 匙开水冲服。

2006 年 5 月 1 日患者复诊，诉月经周期基本正常，37 天左右一行。色红，量中等，5 天净，痛经愈，近 5 个月来无感冒，四肢温，胃纳一般，其母要求再补 1 次，予八珍汤加减调之，嘱忌生冷饮食。

参考文献　徐彩华.膏方在月经不调中的应用初探 [J]. 中医药临床杂志，2007，19（5）：526-527.

第七节　崩漏

【验案】患者，女，20 岁。2009 年 11 月 15 日初诊。室女，月经淋漓不尽 2 月余，量时少时多，血色鲜红或暗红，质稠，性激素和 B 超检查未见异常，西医诊为青春期功能性子宫出血。因读中学劳累过度，伴见五心烦热，两颧潮红，口干，头昏腰酸，夜寐欠安，舌红，苔薄黄，脉弦细数。中医诊为崩漏。先予中药滋养肝肾、凉血止血，使水旺阴足，其血自止。调治 2 月余，月经如常。后予膏方继续澄源复旧。

辨证　肝肾阴虚。

治法　滋补肝肾。

膏方　炒生地黄 100g，当归 60g，炒白芍 150g，炒丹参 60g，炒牡丹皮 100g，怀山药 150g，制何首乌 150g，制山茱萸 100g，制黄精 100g，女贞子 150g，墨旱莲 150g，麦冬 100g，枫斗 120g，龟甲 100g，炒黄柏 60g，泽兰 100g，益母草 150g，炒杜仲 150g，炒续断 150g，黄芪 100g，炒白术 150g，炒白扁豆 150g，茯苓 120g，炙远志 100g，炒酸枣仁 150g，淫羊藿 150g，鹿角霜 100g，炒枳壳 60g，砂仁 60g，佛手 60g，炒麦芽 150g，焦山楂 150g，大枣 150g，炙甘草 60g。另阿胶 100g，龟甲胶 200g，蜂蜜 250g，冰糖 250g，黄酒 250g，收膏。每天晚饭后 1h 以沸水冲饮 1 匙。

参考文献　葛蓓芬.陈学奇妇科膏方经验琐谈 [J]. 中华中医药杂志，2013，28（10）：24-25.

第八节　慢性盆腔炎

【验案】李某，女，35 岁，2012 年 12 月 27 日就诊。盆腔炎多年，数次人流，正气已虚，腰背酸楚，肛门坠胀，神疲乏力，产后足跟疼痛，畏寒肢冷，小便频数，夜寐梦扰，纳平便调，脉细软，舌淡偏红，苔薄黄腻少津。

辨证　肝肾亏损，湿热瘀滞。

治法　清养肝肾，疏理冲任。

膏方　西洋参（先煎入膏）90g，党参、沙参各 120g，生黄芪 100g，焦白术 90g，茯苓、茯神各 90g，女贞子 120g，桑椹 120g，墨旱莲 120g，菟丝子 120g，覆盆子 120g，玉米须 90g，车前草 180g，生地黄、熟地黄各 90g，缩砂仁 30g，侧柏叶 90g，仙鹤草 300g，炒地榆 90g，赤芍、白芍各 90g，伸筋草 150g，络石藤 180g，威灵仙 120g，补骨脂 90g，防己 90g，炒薏苡仁 90g，全当归 90g，制香附 90g，续断 120g，杜仲 120g，桑寄生 120g，金狗脊 120g，炒谷芽、炒麦芽各 90g，椿根皮 180g，知母、黄柏各 90g，柴胡、延胡索各 90g，大血藤 300g，黄连 60g，首乌藤 180g，合欢皮 120g，柏子仁 90g，蒲公英 300g，牡丹皮 120g。另：陈阿胶 250g，鳖甲胶 200g，冰糖 500g，蜂蜜 200g，核桃仁 200g，湘莲子 200g，灵芝 150g，黄酒 500g。

参考文献　张静，胡国华. 胡国华运用膏方治疗盆腔炎 2 则 [J]. 河南中医，2015，35（4）：808-809.

【验案】曹某，女，33 岁，2011 年 12 月 15 日就诊。结婚 2 年，两次人工流产，有盆腔炎病史，上月突发腹痛，诊断为急性盆腔炎，经治疗痛止经转量少，腰背酸楚，畏寒肢冷，大便欠畅时溏，夜寐尚可，脉细软，舌偏红苔薄少津。时值冬令，以膏代煎，冀体健正复，经调。

辨证　正虚复感湿热，冲任受损。

治法　清热化湿，补肾健脾，疏理冲任。

膏方　人参（先煎入膏）100g，西洋参（先煎入膏）100g，生黄芪 100g，党参、沙参各 90g，白术、白芍各 90g，茯苓、茯神各 120g，女贞子

120g，桑椹 120g，墨旱莲 120g，生地黄、熟地黄各 90g，缩砂仁 30g，全当归 180g，紫丹参 150g，鸡血藤 180g，泽兰叶 120g，益母草 150g，川牛膝 120g，续断 120g，川杜仲 120g，金狗脊 90g，大血藤 300g，蒲公英 300g，车前草 300g，刘寄奴 120g，青皮、陈皮各 60g，柴胡、延胡索各 90g，川楝子 90g，广郁金 120g，粉葛根 90g，炒谷芽、炒麦芽各 60g，络石藤 120g，白薇 120g，荷叶 90g，怀山药 120g，生甘草 60g，苍术 90g，石见穿 150g，三棱、莪术各 90g。另：陈阿胶 200g，鹿角胶 100g，鳖甲胶 150g，湘莲子 200g，核桃仁 200g，大枣 100g，黑芝麻 100g，冰糖 500g，蜂蜜 250g，黄酒 500g。患者次年再来膏方调理，述盆腔炎未曾发作。

参考文献 张静，胡国华 . 胡国华运用膏方治疗盆腔炎 2 则 [J]. 河南中医，2015，35（4）：808-809.

第九节　滑胎

【验案】张某，女，32 岁，2017 年 8 月初诊。患者以滑胎为主诉就诊，婚后 5 年，均于孕 40～60 天后自然流产，末次流产时间为 2017 年 5 月。现症见：面色㿠白，眼眶暗黑，体胖，平素乏力，易头晕，多汗，腰膝酸楚，食少而胖，情绪焦虑抑郁，欲孕，又恐流产，眠差，夜尿多，大便多溏，月经周期正常，月经量少，经色淡红，带下量多，稀薄，舌质淡红，舌体胖大，边齿痕，舌苔略厚腻，脉沉细无力。实验室检查结果示：内分泌六项正常，双方染色体正常，血型 O 型，男方精液正常，封闭抗体阴性。彩超：子宫附件未见异常。诊断为滑胎。嘱其早睡早起，加强锻炼，规律饮食。先以补气健脾、升阳除湿为治疗原则，予以扶正祛邪，升阳益胃汤化裁服用 14 剂。服药后食欲增进，白带减少。舌质淡红、苔薄白，脉沉细。湿去邪减，正气未复，尚需补肾健脾，补气养血固冲，正值入冬，给予人参养荣汤、五子衍宗丸、寿胎丸合方加味制成膏剂，调理半年。

辨证　脾肾不足，痰湿瘀阻。

治法　补肾健脾，补气养血固冲。

膏方 人参 150g，黄芪 300g，白术 200g，熟地黄 200g，当归 150g，白芍 150g，茯苓 150g，柴胡 90g，菟丝子 200g，枸杞子 200g，桑寄生 200g，淫羊藿 200g，沙苑子 150g，覆盆子 200g，鹿角片 150g，紫河车 100g，补骨脂 200g，益智仁 200g，杜仲 100g，续断 100g，芡实 200g，山药 200g，陈皮 150g，炒神曲 150g，炒山楂 150g，紫苏梗 100g，阿胶 250g，鹿角胶 100g，熔化收膏，每日早晚各 1 勺。治疗 3 个月后，五脏平和，气血旺盛，准予试孕，先其时安胎，排卵后给予寿胎丸和四君子加味以固肾安胎，10 月后顺产男婴。

参考文献 高翠霞，宋红湘. 宋红湘运用膏方防治滑胎经验 [J]. 河南中医，2019，39（9）：1346-1349.

【验案】 患者，女，39 岁，2017 年 1 月 9 日因"自然流产 6 次，未避孕未孕 1 年余"前来就诊。平素月经周期 30～60 天，7 天净，量中，色暗红，有血块，无痛经，无腰酸，伴有乳胀，偶有腹胀。自然流产 6 次（G6P0A6），末次月经（LMP）：2016 年 12 月 19 日，5 天净。现不易上火，无口苦口干，纳可，眠可，二便调。舌淡红，苔白，脉细。2011 年 8 月孕 7 周胚胎停育，2012 年 4 月、9 月各孕 7 周余胚胎停育，2013 年 7 月孕 8 周胚胎停育，2014 年 12 月孕 5 周余胚胎停育行清宫术，2015 年 12 月孕 5 周余胚胎停育行清宫术。2016 年 12 月 20 日查性激素六项：催乳素（PRL）398μIU/mL，雌二醇（E_2）55.60pmol/L，卵泡刺激素（FSH）14.91mIU/mL，黄体生成素（LH）4.86mIU/mL，孕酮（P）2.04nmol/L，睾酮（T）0.9nmol/L，抗米勒管激素（AMH）2.27ng/mL。2016 年 9 月 18 日 B 超显示：左侧卵巢内小囊声像（21mm×13mm），子宫、右附件区未见明确占位性病变。配偶查精液分析正常。西医诊断：① 复发性流产，② 继发性不孕。中医诊断：① 滑胎，② 继发性不孕。

辨证 肾虚肝郁。

治法 补肾健脾，疏肝养血。

膏方 种子膏方：盐菟丝子 60g，酒女贞子 30g，枸杞子 25g，盐巴戟天 50g，金樱子 25g，酒黄精 90g，干石斛 25g，当归 30g，白芍 30g，丹参 30g，鸡血藤 100g，桑寄生 30g，续断 30g，盐杜仲 30g，狗脊 30g，熟党参 30g，白术 25g，茯苓 20g，炙甘草 15g。1～2 次 /d，每次 1 匙，温水调服。同时予以中药处方：熟党参 15g，桑寄生 20g，续断 15g，山药 15g，覆盆子 15g，盐菟丝子 20g，黄芪 15g，白术 15g，酒女贞子 15g，酒黄精 15g，干石斛 10g，素馨花 10g。12 剂，每日 1 剂，煎煮 2 次，每次水煎煮为 250～300mL，合并水煎液，分 2 次早晚温服，并嘱患者平日检测基础体温。

二诊（2017 年 2 月 28 日）：患者未有明显不适，纳眠可，二便调，舌淡红，苔白，脉弦细。LMP：2 月 9 日，5 天净。2 月 22 日彩超示：子宫内膜厚 7mm，子宫双附件无明显异常。2 月 20 日监测卵泡见左侧卵泡 22mm×11mm，2 月 21 日左侧卵泡 17mm×14mm，2 月 22 日左侧未见卵泡。基础体温：月经周期的第 16 天（C16）升温，上升缓慢。药用种子膏方，服法同前；配合中药处方：北柴胡 10g，当归 10g，白芍 15g，盐菟丝子 15g，熟地黄 15g，盐巴戟天 15g，白术 15g，茯苓 15g，丹参 15g，素馨花 10g，合欢花 10g，酒女贞子 15g。12 剂，煎服法同前。

三诊（2017 年 4 月 10 日）：患者停经 33 天，LMP：3 月 8 日。4 月 1～2 日如厕后咖啡色分泌物，现无阴道出血，无腹痛，无腰酸，纳可，眠可，二便调，舌淡红苔白脉细滑。4 月 1 日人绒毛膜促性腺激素（HCG）18.63mIU/mL，P 54.5nmol/L；4 月 4 日 HCG 144.7mIU/mL，P 27.1ng/mL；4 月 10 日 HCG 1921mIU/mL，P 20.9ng/mL。4 月 1～3 日肌内注射黄体酮 20mg。药用安胎膏方加寿胎丸加减：熟党参 15g，桑寄生 20g，续断 15g，山药 15g，覆盆子 15g，盐菟丝子 20g，黄芪 15g，白术 15g，芡实 15g，蒸陈皮 5g，苍术 15g，甘草 6g。7 剂，煎服法同前。

四诊（2017 年 4 月 25 日）：患者停经 48 天，孕 7 周，咖啡色分泌物消失，现无阴道出血，无腹痛，无腰酸，偶恶心，无呕吐，偶口苦，纳可，眠可，二便调。舌淡红，苔白，脉细滑。4 月 15 日 HCG 10834mIU/mL，P 31ng/mL，4 月 23 日 HCG 46167mIU/mL，P 20.7ng/mL；4 月 25 日 B 超示宫内妊娠 7 周余，胚芽 9mm，可见心管搏动。药用寿胎丸加四君子汤加减，配合院内制剂助孕丸 6g/ 次，每日 3 次，口服巩固治疗。随访顺利诞下一男婴。

参考文献　余庆英，罗颂平，郜洁 . 罗颂平运用膏方治疗高龄复发性流产的经验撷要 [J]. 中华中医药杂志，2020，35（1）：206-208.

第十节　胚胎移植调理

【验案】郑某，女，37岁，于2016年12月3日就诊。婚后未避孕未孕3年有余，期间查输卵管造影示"双侧输卵管通而不畅"，2次"人工受精"失败，后因"输卵管因素，原发不孕"于当地行胚胎移植术，取卵配对6枚，移植1次未成功着床。初诊时患者情绪焦虑，要求中药调理以增加胚胎移植术成功率。患者既往月经期准，量中，色常，无腹痛。当下，患者时觉渴而欲饮，夜寐尚可，二便尚调，舌质偏红，脉细数。

辨证　肝肾不足，阴精亏虚。

治法　补肝肾，健脾胃，养胞宫。

膏方　太子参、枸杞子、制黄精、马齿苋各200g，蒲公英、菟丝子、贯众各300g，生黄芪、生地黄、覆盆子、炒白芍、制何首乌、肉苁蓉、淫羊藿、山楂炭、蒲黄、桑椹、巴戟天、大枣、鲜铁皮石斛各150g，天冬、浙麦冬、泽泻、蒸山茱萸、三棱、莪术、熟地黄各100g，当归、茯苓各120g，薏苡仁、蜜甘草各30g，砂仁、佛手、梅花各50g。1料，水煎浓汁。另：鹿角胶、西洋参各50g，灵芝破壁孢子粉30g，龟甲胶200g，阿胶250g，西红花6g，核桃仁、熟黑芝麻各300g，黄酒、冰糖各500g，收膏切片，早、晚空腹服。1年后回访，患者诉服膏3个月后，诸症缓解，心情舒畅，即行胚胎移植术，顺利着床，后续激素水平上升平稳，妊娠过程顺利，孕38周剖宫产喜得一男婴。

参考文献　蔡彬彬，何嘉琳.何嘉琳妇科膏方医案3则[J].新中医，2019，51（12）：371-373.

第十一节　高催乳素血症

【验案】陈某，女，32岁。2008年11月10日诊。患者有高泌乳素血症，一向月经落后。现产后1年余，月经40天一行，经量正常，经前乳房时胀，心烦易怒，平素腰酸，神疲乏力，夜寐欠安，面色欠华，纳食不佳，小腹发胀，头痛，落发，鼻炎时发，偶有胸闷，二便尚可，舌边红，苔薄腻，脉沉细。

辨证 肝肾不足，肝失疏泄，血海满溢失常。

治法 填精活血，疏肝和营调冲。

膏方 山药120g，山茱萸120g，生地黄、熟地黄各150g，淫羊藿120g，菟丝子120g，五味子90g，炙甘草60g，当归90g，白芍100g，巴戟天120g，川楝子100g，柴胡90g，丹参100g，牡丹皮90g，炙黄芪200g，川芎90g，炒枳壳120g，苍术、白术各90g，枸杞子90g，乌梅90g，辛夷90g，苍耳子90g，黄芩90g，制何首乌120g，钩藤120g，防风90g，赤芍90g，首乌藤300g，肉苁蓉120g，生麦芽450g，远志90g，红花90g，怀牛膝120g，鸡血藤150g，炙鸡内金90g，陈皮60g，天麻90g。另：湘莲子120g，黑芝麻120g，核桃仁300g，龟甲胶150g，阿胶200g，冰糖150g，蜂蜜150g，人参100g（煎汁另入），西洋参100g（煎汁另入）。服用膏方3个月后，诸症改善。

参考文献 李盛楠，徐莲薇，牟艳艳.孙卓君采用调补肝肾之膏方治疗妇科病验案3则 [J].江苏中医药，2011，43（1）：49-51.

第十二节 乳腺增生

【验案】患者，女，38岁。甲申年初冬日订制膏方。双乳经前胀痛已年余，工作烦劳，渐次加重，两乳外上象限可及片状肿块，质地坚韧，有触痛；B超示双乳乳腺增生。另萎缩性胃炎5年许，入晚胃脘两胁胀气不适大，便有时干或稀薄不调，舌红苔薄脉细。此由患者素体脾胃虚弱，工作压力大，日久情志为患，肝气郁滞而成。

辨证 肝气犯胃，冲任不调。

治法 健脾疏肝理气血，补肝益肾调冲任。

膏方 炙黄芪300g，潞党参300g，白术200g，云茯苓200g，麦冬100g，白芍100g，川厚朴50g，枳实50g，佛手50g，大腹皮50g，紫苏梗50g，谷芽、麦芽各50g，广郁金150g，制香附50g，川芎100g，紫丹参300g，赤芍100g，淫羊藿150g，肉苁蓉150g，鹿角片100g，天冬100g，全当归300g，炙何首乌200g，生地黄、熟地黄各200g，滁菊花50g，黄芩50g。上方1料。另加核桃仁150g，大枣150g，枸杞子100g，阿胶400g，西洋参100g，人参 200g，饴糖 200g，锦纹冰糖 250g，依法制膏。每日晨起或睡前沸水冲饮 1 匙。

参考文献　黄纲，楼映.唐汉钧教授运用膏方防治外科病的经验 [J]. 中华中医药杂志，2007，22（10）：695-697.

【验案】谢某，女，42 岁，2003 年 11 月初诊，患者近 4 个月来双乳胀痛结块明显，素有便秘，多梦，怕冷，手脚不温，容易感冒，体位改变时常感头晕耳鸣，偶有心慌，脱发明显，胃纳尚可，性格急躁。舌质红苔薄，根部有红斑，光剥，脉弦弱。楼师认为气为阳，血为阴，阴平阳秘精神乃治。气者，人之根本也。人之生存全赖此气，气血虚衰，无以润养，则头晕耳鸣、心慌、乱梦纷纭；正气不足，卫外不固，则易感冒；肝气郁滞，疏泄不利，则双乳胀痛结块，性格急躁；阳气不达四肢则怕冷。

辨证　脾肾亏虚，肝郁不舒。

治法　补益气血，滋阴润燥，填精益肾。

膏方　生黄芪 200g，陈皮 120g，火麻仁 120g，制何首乌 200g，茯苓、白术、生地黄、桃仁各 120g，玄参 200g，知母、柏子仁、远志各 120g，丹参 150g，玉竹 200g，肉苁蓉 150g，白扁豆、莲子、天冬、麦冬、柴胡、广郁金、佛手、淫羊藿各 120g，薏苡仁 200g，大枣 200g。另加龟甲胶 250g，鹿角胶 250g，黄酒 250g，冰糖 500g，入药汁中收膏。早晚各 1 次，空腹服用。如遇伤风停滞等症，则暂缓服用。1 个月为 1 个疗程。至 2004 年 11 月复诊，患者双乳胀痛症状已完全消失，手检乳房松软，未及明显结块。头晕耳鸣、多梦、便秘等均明显好转。原方再进 1 剂调补。

参考文献　王慧萍，楼丽华.楼丽华应用膏方治疗乳腺增生病经验 [J]. 浙江中西医结合杂志，2009，19（6）：355-356.

【验案】秦某，女，37 岁。初诊：2008 年 11 月 27 日。诉双乳经前胀痛 2 年余，甲状腺腺瘤史半年，子宫肌瘤病史半年，平素月经周期短，量少，双乳房触及散在条索状结节，轻度触痛。颈结部有异物感不适，检查左甲状腺下极触及一肿块，大小约 1cm×1.5cm，质软韧，边界清楚，随吞咽上下活动，无明显触痛。舌红苔薄脉细濡。外院彩超：双乳回声不均，

左侧甲状腺下极见一大小约 10mm×11mm 低回声区，包膜完整，未见异常血供，子宫后壁见一肿块约 8mm×5mm。

辨证 气滞肝郁，冲任失调，血瘀痰凝。

治法 疏肝理气，调摄冲任，化痰散结。

膏方 柴胡 50g，浙贝母 100g，玄参 100g，黄芩 50g，郁金 100g，香附 100g，预知子 90g，淫羊藿 150g，肉苁蓉 90g，鹿角片 100g，党参 200g，白术 150g，茯苓 150g，黄精 150g，丹参 300g，天冬 150g，当归 150g，生地黄 150g，川芎 100g，佛手 50g，延胡索 100g，夏枯草 100g，莪术 300g，王不留行 100g，土茯苓 150g，菟丝子 150g。上方 1 料。另加核桃仁 100g，大枣 100g，莲子 100g，龙眼肉 50g，阿胶 500g，西洋参 100g，人参 200g，饴糖 200g，锦纹冰糖 200g，依法制膏。每日晨起或睡前沸水冲饮 1～2 匙。

二诊：2009 年 12 月 3 日。双乳胀痛有所好转，经行量中等，体检子宫肌瘤未见，甲状腺结节缩小至 5mm×6mm，吞咽时不活动，舌质偏红苔薄，脉细濡，再拟益气健脾，疏肝理气，调摄冲任，补益肝肾调理。药用：炙黄芪 300g，潞党参 200g，白术 300g，云茯苓 200g，黄精 300g，山茱萸 300g，柴胡 50g，黄芩 50g，郁金 100g，香附 50g，天冬 300g，麦冬 300g，佛手片 50g，全当归 300g，生地黄 200g，熟地黄 200g，豆蔻（后下）50g，川芎 100g，杭白芍 300g，女贞子 100g，墨旱莲 100g，杜仲 300g，桑椹 200g，炙何首乌 300g，酸枣仁 100g，合欢皮 200g，淫羊藿 200g，肉苁蓉 300g，灵芝 200g，蚕茧 100g，海浮石 100g，夏枯草 50g，玫瑰花 50g。上方 1 料。另加核桃仁 100g，大枣 100g，莲子 100g，龙眼肉 50g，阿胶 500g，西洋参 100g，人参 200g，饴糖 200g，锦纹冰糖 200g，依法制膏。每日晨起或睡前沸水冲饮 1～2 匙。

参考文献 黄纲，周敏 . 唐汉钧膏方调治乳腺病验案 3 则 [J]. 辽宁中医杂志，2011，38（11）：2250-2251.

- -

【验案】黄某，女，27 岁，因"经前乳房胀满疼痛 1 年余，全身调理欲求嗣"于 2015 年 11 月 27 日至本院门诊就诊。患者平素月经规律，月经周期 28～30 天，7 天净，量中，色红，有血块，有腰酸，经前乳胀明显，经前烦躁易怒。暂避孕，有生育需求。LMP：2015 年 11 月 16 日，7 天净。

现偶有腰痛，小腹胀痛，口干，易上火，纳可，眠多梦，大便溏，小便调。舌淡红，齿印，苔白，脉细弦。既往乳腺增生症史。彩超示：子宫内膜厚 1.5cm；右卵泡 1.8cm×1.7cm；子宫、双附件未见异常。西医诊断为乳腺增生症。中医诊断为经行乳房胀痛。

辨证　肝郁脾虚。

治法　健脾疏肝。

处方　苍术 15g，白术 15g，茯苓 15g，白扁豆 15g，鸡血藤 30g，五指毛桃 30g，地骨皮 10g，布渣叶 15g，广藿香 10g，薏苡仁 15g，丹参 15g，赤芍 15g。配合协定膏方。随诊，患者诉服用膏方后经行血块减少，乳胀明显减轻，现已孕 6 月余。

膏方　五指毛桃，鸡血藤，当归，黄精，党参，山药，川芎，丹参，牛膝，芡实，麦芽，稻芽，枸杞子，白术，茯苓，广藿香，女贞子，布渣叶，路路通，香附，苍术，白扁豆，王不留行，黑豆衣，炙甘草，陈皮。另：核桃仁，黑芝麻，饴糖、红糖收膏。此膏方主要发挥健脾补肾、疏肝理气、养血活血之功。每日 1～2 次口服。

参考文献　杜鑫，林炜娴，丘维钰，等.罗颂平运用膏方异病同治验案举隅 [J].辽宁中医杂志，2017，44（9）：1964-1966.

第十三节　更年期综合征

【验案】钱某，女，50 岁，2007 年 11 月 7 日初诊。年逾七七，天癸衰竭，经绝年余，潮热盗汗，头晕耳鸣，腰膝酸痛，神疲乏力，心烦失眠，胃脘作胀，口干口苦，大便秘结。舌质红，苔薄，脉细小弦。西医诊断：绝经综合征。

辨证　肝肾阴虚，虚火上炎，胃失和降，气血失调。

治法　滋阴补肾，养肝健脾，益气补血。

膏方　知母 120g，黄柏 90g，熟地黄 200g，山茱萸 150g，百合 250g，枸杞子 150g，女贞子 120g，菟丝子 150g，杜仲 200g，补骨脂 120g，天麻 150g，钩藤 120g，黄芪 200g，党参 150g，白术 150g，白芍 120g，茯苓

100g，当归 150g，丹参 200g，牡丹皮 90g，郁金 120g，地骨皮 120g，桑寄生 120g，鸡血藤 150g，牛膝 200g，小麦 300g，酸枣仁 200g，首乌藤 150g，合欢皮 120g，砂仁 30g，木香 120g，甘草 50g，人参 50g，人参粉（收膏时入）2g，冬虫夏草 3g，珍珠粉 30g，阿胶（烊化兑入）300g，鹿角胶（烊化兑入）250g，大枣 300g，核桃仁 250g。上药浸 1 宿，武火煎取 3 汁，沉淀沥清；文火收膏时，加入冰糖 300g，饴糖 150g，熬至滴水成珠为度。每日早晚各服 1 调羹，开水冲服。如遇伤风停滞等症，则暂缓服用。

参考文献　冯静华，王燕，束兰娣 . 戴德英治疗绝经综合征经验撷菁 [J]. 河北中医，2011，33（12）：1767-1769.

【验案】张某，女，49 岁。2009 年 12 月 10 日诊。患者诉平时畏寒，夜寐欠安，腰酸，神疲乏力，头晕，肢麻，潮热，盗汗，口干，烦躁不安，睡眠不实，杂梦纷纭，便秘。月经经期紊乱，或超前，或并月，量时多时少，舌苔薄腻，脉细弦。有慢性胃炎病史。

辨证　阴阳失调，肝肾阴虚。

治法　协调阴阳，滋补肝肾。

膏方　仙茅、淫羊藿、知母、石决明、火麻仁、瓜蒌子、柏子仁、松仁、麦冬、桑寄生、生地黄、生何首乌、当归、桑椹、杜仲、制狗脊、续断、丹参、黄柏各 200g，黄连 50g，肉桂 20g，石菖蒲、郁金各 120g，女贞子、墨旱莲、枸杞子、川石斛、天麻、黄芩、酸枣仁、首乌藤、灵芝、桑寄生、茯苓、茯神各 150g，炒白术、制半夏各 120g，焦山楂、焦神曲、杭白菊、大枣各 100g，远志 90g。1 料，诸药煎浓汁。另：西洋参、龙眼肉各 200g，鹿角胶 150g，龟甲胶 250g，冰糖 300g，收膏。

参考文献　王少墨，王庆其 . 王庆其膏方问诊组方遣药经验 [J]. 浙江中医杂志，2011，46（12）：861-862.

【验案】刘某，女，55 岁。2012 年 11 月 21 日初诊。患者绝经 1 年，时有潮热汗出，夜寐少眠，尿频不固，舌淡红，苔薄，脉细弦。中医诊断：围绝经期综合征。

辨证　肝肾不足。

治法 养肝肾益精血。

膏方 生地黄、熟地黄、枸杞子、墨旱莲、女贞子、桑椹、南沙参、北沙参、山药、狗脊、续断、茯苓各120g，益智仁、太子参、杜仲、桑螵蛸、忍冬藤、白术、合欢皮各150g，山茱萸、天冬、麦冬、乌药、预知子、娑罗子、牡丹皮、佛手各100g，葛根、黄芪、菟丝子、覆盆子各240g，首乌藤、淮小麦、酸枣仁各300g，陈皮50g，东阿阿胶250g，鹿角胶50g，龟甲胶100g，龙眼肉、枣泥各100g，移山参、孢子粉各10g，大核桃仁、黑芝麻各500g，冰糖、黄酒各400g，收膏。每日1～2次，每次1匙，空腹温水调服。

参考文献 李香萍. 傅萍妇科膏方验案3则 [J]. 江苏中医药，2014，46（9）：52-53.

【验案】侯某，女，47岁。2010年5月26日初诊。绝经1年。近1年潮热频作，颈面部、胸前为著，继而汗出，日作10余次，夜间凌晨发作时常因大汗淋漓而惊醒，甚需更衣后再寐。平素性情急躁，心烦易怒，遇事后更甚，失眠多梦，觉浅易醒，腰背酸痛，眼睛干涩，带下量少，阴道干燥，手足心热。诊其舌脉：舌红质干，苔薄微黄，脉细数。实验室检查：E_2 11.0pg/mL，FSH 123.79mIU/mL，LH 43.59mIU/mL。西医诊断：围绝经期综合征。予激素替代治疗3个月，症状缓解，但停药后复发，故求助于中医。方取我院更年期制剂益坤饮（生地黄、枸杞子、白芍、生牡蛎、钩藤、淫羊藿等）加减，服药3个月症状好转。2010年10月4日患者来诊，诉因停药2周，症状反复，考虑时值秋冬季节，乃进补膏方最佳时期，故予膏方维持、缓补。

辨证 肾阴不足，水不制火，阴虚火旺。

治法 滋肾养阴，清肝宁心安神。

膏方 生地黄150g，枸杞子200g，山药200g，山茱萸190g，紫河车粉60g，钩藤200g，黄连50g，莲子心50g，赤芍、白芍各150g，丹参150g，牡丹皮150g，川牛膝100g，茯神150g，酸枣仁100g，柏子仁100g，首乌藤150g，合欢皮100g，煅紫贝齿200g，生牡蛎300g，麦冬100g，鳖甲150g，补骨脂150g，续断150g，淫羊藿150g，杜仲150g，肉苁蓉150g，黄芪150g，茯苓 150g，浮小麦 300g，生甘草 50g，大枣 100g，香附 100g，郁金 100g，阿胶 150g，龟甲胶 150g。精选道地药材，水浸 1 宿，浓煎 3 次，滤汁，去渣，浓缩，把蒸烊化开的阿胶、龟甲胶和蜂蜜、冰糖各半适量倒入清膏中，文火慢慢熬炼，不断用铲搅拌，起锅前将紫河车粉 60g 撒入，均匀调和。每日早晚空腹开水冲服 1 大食匙，连续服用 90 天，服膏期内少食辛辣刺激生冷之品。服法及禁忌同前。3 个月后复诊：诉潮热出汗不显，心情舒畅，阴道分泌物增多，睡眠明显改善，眼干、关节酸痛好转，复查性激素：E_2 38.52pg/mL，FSH 73.84mIU/mL。

参考文献　任宇航.陈霞运用膏方治疗妇科疾病验案 2 则 [J].江苏中医药，2016，46（1）：57-58.

【验案】仲某，女，48 岁，2012 年 11 月初诊。肾气渐衰，劳累烦心，气血耗损，时感神疲乏力，五心潮热，自汗，动则加重，头晕耳鸣，口干便秘，纳平，夜寐欠安，脉细数，舌红苔黄腻。既往高血压史，已绝经。时值冬令，以膏代煎，冀体健正复。

辨证　肝肾阴虚。

治法　补肝益肾，滋阴潜阳。

膏方　人参 100g，何首乌 150g，制黄精 120g，西洋参 100g，枸杞子 120g，淮小麦 150g，糯稻根 150g，碧桃干 150g，合欢皮 120g，紫草 150g，山茱萸 120g，铁皮石斛 20g，女贞子 120g，菟丝子 120g，北沙参 90g，桑椹 120g，桑寄生 120g，当归 150g，合欢皮 120g，青皮、陈皮各 60g，紫丹参 150g，郁金 90g，预知子 120g，党参 150g，柏子仁 120g，肉苁蓉 120g，炙黄芪 150g，山楂肉 120g，生地黄、熟地黄各 90g，瓜蒌子 120g，杜仲 120g。辅料：陈阿胶 250g，鳖甲胶 250g，小红枣 250g，莲子 150g，核桃仁 150g，龙眼肉 120g，僵蚕 150g，冰糖 500g，黄酒 500g。2013 年 11 月二诊：患者因去年冬至服膏，滋补肝肾，月经已半年未行，头眩耳鸣亦瘥，精力充沛，今又至冬令进补之际，宗原法，以冀来年健康更进一筹。

参考文献　李娟，何珏，张静，等.朱南孙教授膏方治疗更年期综合征 [J].吉林中医药，2016，36（5）：445-447.

【验案】林某，49 岁，教师。2014 年 11 月初诊，月经量少，经期尚准，烘热盗汗，心烦失眠，头痛，纳差，腹胀矢气。舌质淡，苔薄腻，脉细数。诊断：更年期综合征。

辨证 肾阴亏虚，心肝火旺。

治法 清心平肝，和胃安神，滋养肾阴。

膏方 黄芪 200g，党参 100g，白术 100g，茯苓 100g，甘草 60g，当归 60g，白芍 90g，生地黄、熟地黄各 150g，砂仁 30g，佛手 60g，大枣 100g，黄连 30g，麦冬 90g，牡丹皮 90g，生栀子 90g，木香 90g，枳壳 90g，焦山楂、焦神曲各 90g，桑椹 150g，女贞子 90g，墨旱莲 150g，枸杞子 150g，菊花 90g，白蒺藜 90g，延胡索 90g，防风 90g，黄芩 60g，肉桂 60g，干姜 60g。水煎浓汁。辅料：阿胶 100g，龟甲胶 50g，鳖甲胶 50g，西洋参 100g，冰糖 300g。忌浓茶、生萝卜、咖啡等。如遇感冒等症，暂缓服用。2015 年 11 月来诊，经水已断，纳馨，时有烘热盗汗、小腹胀痛，偶有失眠，便干，舌淡红，苔薄，脉细。原方加决明子 150g，何首乌 150g 疏肝理气，滋补肾精，泄热通腑。2016 年 11 月来诊，诸症已消，因服药效果明显，望每年服用膏方调理身体，放拟滋阴补肾等诸药补益身体。

参考文献 郭姗姗，王珍贞，汤倩珏. 王大增运用"清心平肝法"膏方治疗更年期综合征 [J]. 长春中医药大学学报，2018，34（1）：67-69.

【验案】患者，45 岁。初诊日期：2016 年 1 月 16 日。患者因潮热汗出就诊，年近七七，近 1 年月经紊乱，时而提前时而推后，末次月经：2015 年 11 月 14 日，经行量少，色红质稠。潮热汗出，颈面、胸前为著，日作 10 余次，活动后加重，凌晨汗出，影响睡眠。平素易心烦，急躁易怒，腰背酸痛，口干口苦，纳谷不香，夜寐欠安，多梦易醒，带下量少，阴道干涩，大便质干，小便调畅。舌质红，苔薄黄，脉细。实验室检查：雌二醇 31.15pg/mL，卵泡刺激素 32.02mIU/mL，黄体生成素 29.39mIU/mL。妇科 B 超未见明显异常。妇科检查，外阴已产式；阴道通畅；宫颈轻度炎症；子宫后位，正常大小，活动可，无压痛；附件双侧未见明显异常。中医诊断：绝经前后诸证。西医诊断：围绝经期综合征。先拟开路方试调 1 周，方取益坤饮加减（白芍、枸杞子、山茱萸、钩藤、莲子心、生牡蛎等）。1月25日二诊：诉服药1周后腰背酸痛减轻，潮热汗出次数减少，日作7～8次，纳谷转香，无胃肠道不适反应。考虑时值冬令，乃进补膏方最佳时期，继以膏滋缓调。

辨证 肝肾不足，水不制火，阴虚火旺。

治法 滋肾养阴，平肝宁心。

膏方 钩藤200g，莲子心100g，牡丹皮、丹参各100g，赤芍、白芍各100g，天冬、麦冬各100g，山茱萸100g，炙鳖甲150g，山药100g，肉苁蓉100g，川牛膝100g，益母草150g，续断300g，桑寄生200g，菟丝子200g，紫河车100g，合欢皮100g，佛手100g，茯神300g，酸枣仁150g，浮小麦300g，生黄芪200g，太子参150g，炒白术120g，陈皮100g，砂仁50g，椿根皮150g，核桃仁200g，煅牡蛎300g，大枣200g。另用阿胶200g，龟甲胶200g，饴糖250g收膏。每天早、晚饭后1h后以沸水冲饮1匙服用。服膏期间忌辛辣、刺激、生冷之品。3个月后复诊：诉潮热汗出不显，阴道分泌物增多，月经按时来潮，量中色红，心情舒畅，睡眠改善，口干、腰酸好转。复查性激素：E_2 42.52pg/mL，FSH 13.84mIU/mL，LH 10.65mIU/mL。

参考文献 曹圣君，陈霞.运用膏方调治绝经前后诸证的思路与方法探析[J].山东中医杂志，2018，37（5）：398-400.

【验案】吴某，女，48岁。初诊日期：2018年12月12日。患者近3年出现月经先后不定期伴量少，继之出现烘热汗出，时头胀头晕，潮热盗汗，失眠梦扰，烦躁易怒，口干咽燥，易大便不实。末次月经：11月15日，量少，色鲜红，2天净。无痛经，伴腰酸腿软，四肢乏力，经前乳房胀痛；舌红、苔薄，脉弦细数。11月18日检查血清内分泌指标提示：雌二醇18pmol/L，卵泡刺激素49.89U/L，黄体生成素22.88U/L。西医诊断：更年期综合征。中医诊断：绝经前后诸证。

辨证 肝肾阴虚。

治法 调补肝肾，燮理阴阳。

膏方 生地黄150g，炒白芍150g，淫羊藿120g，巴戟天90g，肥知母

90g，关黄柏 90g，首乌藤 300g，生龙骨（先煎）300g，生牡蛎（先煎）300g，紫丹参 150g，京赤芍 90g，牡丹皮 90g，山栀子 90g，茯神木 90g，酸枣仁 150g，山茱萸 90g，制黄精 90g，枸杞子 150g，桑椹 90g，紫苏梗 90g，制香附 120g，嫩钩藤 300g，厚杜仲 90g，抚川芎 90g，金狗脊 90g，鸡血藤 150g，焦山楂 120g，炒神曲 120g，佛手片 90g，炒枳壳 90g，地骨皮 90g，青蒿 300g，缩砂仁（后下）60g，明天麻 90g，灯心草 30g。细料（另入）：鳖甲胶 100g，龟甲 100g，陈阿胶 100g，西红花 6g，金钗石斛 150g，饴糖 400g。患者服膏方 1 个月余，门诊随访，烘热汗出基本消失，夜寐安好，情绪尚稳。嘱其保持乐观情绪。

参考文献　丛超，王月娇，李盛楠，等.徐莲薇运用膏方治疗更年期综合征经验 [J]. 上海中医药杂志，2019，53（9）：33-35.

【验案】周某，女，48 岁。主诉：潮热汗出伴月经不调 3 年余。患者自诉 3 年前开始出现潮热出汗，伴烦躁易怒，伴月经量少，月经稀发，偶感心慌、胸闷，胁肋及腰部酸痛无力，纳食一般，夜寐欠佳，大便规律，小便频数。舌红，苔薄黄，脉沉细。至我院门诊就诊，查性激素全套结果示：睾酮 15.95ng/dL；雌二醇 25.89pg/mL；孕酮 0.12ng/mL；卵泡刺激素 43.80mIU/mL；黄体生成素 25.04mIU/mL；垂体催乳素 6.01g/L；性激素结合球蛋白 279.73nmol/L；游离雄激素指数 0.69%；甲状腺球蛋白 7.26ng/mL；降钙素 5.49pg/mL。子宫附件彩超未见明显异常。中医诊断：围绝经期综合征。

辨证　肾精不固，肝郁不舒。

治法　补肾固精，佐以疏肝安神。

膏方　熟地黄 20g，黄芪 25g，乌药 10g，益智仁 10g，桂枝 10g，柴胡 15g，丹参 15g，肉苁蓉 15g，川牛膝 15g，陈皮 15g，党参 20g，山茱萸 10g，狗脊 15g，补骨脂 15g，当归 20g，黄精 20g，山药 20g，茯神 20g，甘草 15g，东阿阿胶 15g。上方共 14 剂，制膏，早晚各 1 次。1 个月后患者复诊，诉潮热出汗减轻，已能平稳入睡，纳食可，偶见胁肋及腰部酸痛无力，余未诉其他明显不适，舌红，苔薄黄，脉弦细，拟方如前法。

参考文献 张艳，华川，田晓玲，等.华川运用膏方调理围绝经期综合征经验 [J].湖北中医杂志，2020，42（12）：22-24.

【验案】患者时至更年，脏气渐衰，绝经半年，潮热汗出，情绪易激动，夜寐眠浅，入睡困难，左少腹隐痛，腰酸神疲，畏寒肢冷，小便频数，纳可，大便调。脉弦细无力，舌暗偏红苔薄。以膏代煎，缓缓调治，冀来年体健恙除。

辨证 肝肾亏虚，冲任气滞。

治法 养肝益肾，宁心安神，疏利冲任。

膏方 西洋参 100g，人参 90g，生黄芪 100g，焦潞党参 90g，北沙参 90g，全当归 120g，生地黄、熟地黄各 90g，缩砂仁 30g，赤芍、白芍各 90g，鸡血藤 180g，女贞子 120g，菟丝子 120g，覆盆子 120g，续断 120g，川杜仲 120g，槲寄生 120g，紫草 300g，白花蛇舌草 300g，淮小麦 300g，糯稻根 300g，瘪桃干 300g，百合 180g，首乌藤 180g，合欢皮 120g，车前草 180g，玉米须 180g，麦冬 90g，酸枣仁 90g，徐长卿 150g，川楝子 90g，小青皮 90g，络石藤 180g，伸筋草 180g，苍术 90g，大腹皮 90g，炒谷芽、炒麦芽各 120g，枳壳 90g，制香附 90g，黄连 60g，甘草 60g，牡丹皮 90g，福泽泻 90g，细料：陈阿胶 250g，鹿角胶 100g，龟甲胶 100g，冰糖 300g，蜂蜜 250g，湘莲子 150g，核桃仁 250g，木灵芝 120g，蛹虫草 100g，黄酒 500mL。

参考文献 谷灿灿，何珏，黄彩梅，等.胡国华教授妇科膏方经验浅析 [J].光明中医，2016，31（8）：1070-1072.

第十四节 子宫肌瘤

【验案】郑某，女，45 岁，子宫肌瘤病史 4 年，月经量多病史 4 年。4 年前 B 超发现子宫肌瘤，进行性增大，伴月经量多，见血块。面色萎黄，眼眶黧黑，唇色稍紫暗，时少腹隐痛，易出汗，神疲乏力，夜寐较差、易醒，纳可，便结。舌质淡暗，苔白，脉沉细；无生育要求。2016 年 2 月 B 超示：子宫增大，前壁可见一大小约 4cm×3.5cm×3cm 肿物，考虑子宫肌瘤可能。

辨证 血虚瘀滞。

治法 软坚散结，固本养血。

膏方 橘核、荔枝核、白术、茯苓各50g，牡蛎、薏苡仁、黄精、岗稔根各60g，海藻、风栗壳、乌药、三棱、莪术、香附、三七各20g，木香15g，鸡血藤、五指毛桃、党参各100g，怀牛膝、丹参、续断、桑寄生、狗脊各30g。另加：人参30g，核桃仁50g，饴糖150g。每2个月服用膏方1料（非经期服药）为1周期，共3个周期，服药期间未有明显不适。半年后复诊，月经量较前减少，自觉虚汗减少，睡眠改善，精神状态佳。复查B超，子宫肌瘤未见明显增大。

参考文献 袁烁，曹蕾，卢如玲. 邓高丕攻补兼施癥瘕膏方遣方经验介绍[J]. 新中医，2018，50（8）：221-223.

【验案】崔某，女，初诊年龄46岁，已婚。初诊日期2003年11月11日，主诉：子宫肌瘤数年。2003年6月23日第六人民医院查B超示，子宫62mm×52mm×49mm，多发肌瘤，其中左侧壁较大36mm×35mm×30mm。刻下：月经周期尚准，经行少腹疼痛，经行疲劳感，腰酸，夜寐欠安，夜尿频，胃脘不适，进食后腹胀感，伴有反酸。舌苔薄舌质紫暗，脉细小弦。现病史：患者多发性子宫肌瘤数年。月经史：12岁初潮，6/30，末次月经2003年10月25日。生育史：怀孕1次，无早产，人流1次，现有子女1个。中医诊断：癥瘕。西医诊断：围绝经期多发性子宫肌瘤。

辨证 脾肾亏虚，气血不足，痰瘀阻滞。

治法 健脾补肾，益气补血，消瘤散结。

膏方 党参300g，黄芪300g，当归120g，川芎45g，香附120g，三棱90g，莪术90g，丹参120g，牡丹皮120g，桂枝60g，茯苓120g，赤芍150g，白芍150g，皂角刺120g，土鳖虫120g，水蛭120g，苏木90g，夏枯草120g，威灵仙150g，重楼150g，浙贝母90g，海藻90g，海带90g，川楝子120g，延胡索120g，狗脊120g，杜仲150g，桑寄生120g，制何首乌200g，鳖甲120g，覆盆子120g，蚕茧壳120g，五味子45g，川乌90g，合欢皮300g，柏子仁

120g，酸枣仁 120g，远志 90g，陈皮 90g，大腹皮 90g，煅瓦楞子 300g，煅白螺蛳壳 300g，炒麦芽 120g，薏苡仁 120g，大枣 120g，炙甘草 60g。另：白参 50g，阿胶 150g，核桃仁 150g，龙眼肉 150g，冰糖 500g，饴糖 500g，蜂蜜 250g，黑芝麻 250g。医嘱：① 每日 2 次，每次 1 匙，忌食生冷、辛辣、油腻滑肠之物，忌食萝卜、浓茶、咖啡等，如遇感冒发热等病症，暂停服用；② 注意经期保暖，避免加重痛经。患者每年冬季就诊膏方门诊，继而分别于 2004 年 11 月 9 日、2005 年 11 月 17 日、2006 年 11 月 20 日就诊服用膏方并且复查 B 超子宫肌瘤较初诊有所减小。

参考文献　贾丽娜. 李祥云教授膏方治疗围绝经期子宫肌瘤 [J]. 中国中医药现代远程教育，2019，17（11）：33-35.

第十五节　卵巢早衰

【验案】李某，女，35 岁，已婚，2010 年 11 月 27 日就诊，患者 4 年前突然出现月经后期渐至闭经，月经 3 个月至半年余一潮，查性激素六项，呈卵巢早衰改变，经门诊中药治疗 1 年余，现月经 40～60 天 1 行，3 天净，量偏少，色暗红，少量血块，无痛经，经前轻微乳胀，末次月经：11 月 13 日。现症见：偶有烦躁易怒，阴道分泌物少，性欲低下，失眠，纳可，二便调，舌质淡暗，苔薄白，脉弦细。既往体健，孕 5 产 1 流 4。西医诊断：卵巢早衰。中医诊断：闭经。

辨证　脾肾亏虚，肝郁不舒。

治法　补肾填精，健脾疏肝，佐以安神。

膏方　菟丝子 200g，葛根 200g，女贞子 150g，党参 150g，茯苓 150g，山茱萸 150g，熟地黄 150g，杜仲 150g，枸杞子 150g，黄精 150g，续断 150g，桑椹 150g，鹿衔草 150g，巴戟天 150g，白芍 150g，制何首乌 150g，仙茅 150g，淫羊藿 150g，沙苑子 150g，丹参 150g，香附 150g，郁金 150g，柏子仁 150g，合欢皮 150g，知母 150g，百合 100g，砂仁（后下）100g，炙甘草 60g；另加阿胶 500g，龟甲胶 100g，大枣 150g，冰糖 300g，黄酒 300mL 收膏。第 1 周每日服 1 调羹，1 周后改为 2 次 /d，空腹开水冲服。服膏方期间，间断服用中药或佐以成药，疗效颇佳。

参考文献　王占利，李坤寅，桑霞，等．张玉珍运用膏方调治卵巢早衰经验 [J]. 辽宁中医杂志，2011，38（12）：2341-2342.

【验案】顾某，女，37 岁，2013 年 11 月 20 日初诊。卵巢早衰，经闭不行，E_2 下降，FSH 上升，近 2 年赖黄体酮经行，烘热汗出，带下少，少腹胀满，腰膝酸软，疲惫乏力，脾气急躁，大便欠实，脘胀嗳气偶作。舌红，苔薄，脉细。

辨证　肝肾亏虚。

治法　滋养肝肾，调理冲任。

膏方　云茯苓、山茱萸、怀山药、淫羊藿、菟丝子、补骨脂、续断、桑寄生、杜仲、大血藤、泽兰叶、鸡血藤、炒党参、焦山楂、焦神曲各 150g，生地黄、熟地黄、牡丹皮、泽泻、仙茅、巴戟天、当归、白芍、炒白术、路路通、皂角刺、鹿角霜各 100g，生黄芪、益母草、败酱草各 300g，制黄精 120g，柴胡、姜半夏各 60g，坎炁 10 条，薄荷、砂仁、生甘草各 30g，公丁香 25g。另：人参、西洋参、龟鹿胶、紫河车粉各 100g，陈阿胶、冰糖、饴糖各 250g，陈酒 200g，西红花 10g。次年随访诉药后月经自然来潮。

参考文献　张利．黄素英膏方治疗妇科病证经验浅析 [J]. 山西中医，2015，31（7）：9-10.

【验案】李某，女，37 岁。2011 年 11 月 8 日初诊。近年余，月经每每提前 7～10 天不等，量少色淡，质稀，经前乳房胀痛，心烦易怒，遇事易潮热出汗，性情急躁，带下量少，阴道干涩，性欲减退，头晕耳鸣，腰酸腿软，皮肤不润，面色萎黄，入睡困难，多梦易醒，纳谷偏少，二便尚调。舌质淡、苔薄，脉细。实验室检查月经第 3 天血性激素示：E_2 37.49pg/mL，FSH 15.3mIU/mL，LH 6.81mIU/mL。于西医院诊断为卵巢储备功能下降，曾予 HRT 治疗，停药后症状反复，故辗转求助于中医。先拟开路方试调 1 周。11 月 15 日二诊：诉服药 1 周后感腰酸腿软减轻，睡眠有所改善，纳谷转香，且无胃肠道不适，又正值冬令，继以膏方缓调。

辨证　肾虚肝郁，郁而化火。

治法 补益肝肾，养血柔肝，通调胞络，佐以健脾和胃。

膏方 女贞子 200g，墨旱莲 200g，熟地黄 200g，山药 150g，山茱萸 100g，菟丝子 150g，肉苁蓉 150g，巴戟天 150g，紫河车粉 100g，生黄芪 300g，太子参 300g，炒白术 200g，茯苓 150g，陈皮 100g，砂仁 50g，香附 100g，郁金 100g，当归 150g，赤芍 150g，炒白芍 150g，鸡血藤 150g，益母草 200g，五灵脂 100g，泽兰 100g，酸枣仁 100g，钩藤 200g，煅牡蛎 300g，浮小麦 300g，大枣 100g，阿胶 150g，龟甲胶 150g。精选道地药材，水浸 1 宿，浓煎 3 次，滤汁，去渣，浓缩，把蒸烊化开的阿胶、龟甲胶、蜂蜜、冰糖各半适量倒入清膏中，文火慢慢熬炼，不断用铲搅拌，起锅前将紫河车粉 100g 撒入锅内，均匀调和。每日早晚空腹开水冲服 1 大食匙，连续服用 90 天，服膏期内少食辛辣刺激生冷之品。

参考文献 任宇航. 陈霞运用膏方治疗妇科疾病验案 2 则 [J]. 江苏中医药，2016，46（1）：57-58.

【验案】杨某，女，35 岁，2016 年 12 月 2 日初诊。月经量少 3 年余。月经 25 天 1 行，每行 3～5 日，末次月经（LMP）12 月 1 日，前次月经（PMP）11 月 5 日，3 天净，月经量少，色淡，质黏腻；带下量多，动辄汗多，夜寐欠安，情绪时易烦躁、时易低落，双手麻木，二便尚调。苔薄，脉弦滑。辅助检查：FSH 22.9IU/L，LH 7.5IU/L，PRL 15μg/L，E_2 195pmol/L，P 0.7nmol/L，T 0.8nmol/L。骨密度报告显示：骨量减少。

辨证 脾失健运，肝血不足，心失所养，冲任疏调失畅，肾水满溢失司。

治法 健运脾胃，补养气血为主，佐以疏肝理气，宁心安神，并治以填补肾精，疏调冲任。

膏方 生黄芪 120g，炒白术 150g，杭白芍 150g，生地黄、熟地黄各 120g，全当归 150g，抚川芎 90g，鸡血藤 300g，淫羊藿 150g，巴戟天 90g，肉豆蔻 60g（后下），灶心土 300g（包煎），紫丹参 150g，煅龙骨 300g（先下），制香附 90g，淮小麦 300g，炙甘草 90g，茯苓、茯神各 100g，蓬莪术 90g，预知子 120g，枸杞子 120g，桑螵蛸 120g，海螵蛸 120g，生茜草 60g，荔枝核 90g，桑椹 120g，鸡内金 90g，焦山楂 120g，焦六曲 120g，青皮、陈皮各 90g，炒苍术 90g，香白芷 90g，广木香 90g，春砂仁 30g（后下），菟丝子 120g，柴胡 90g，另加人参 120g，核桃仁 90g，莲子 90g，紫河车 90g，陈阿胶 150g，龟甲胶 90g，鹿角胶 60g，饴糖 300g，黄酒 500g。每日服 2 次，每次 1 匙。忌生冷、辛辣、油腻滑肠之物，忌萝卜、茶叶、咖啡等。感冒、发热、咳嗽、腹泻、经期时停服。

参考文献　肖珊，赵莉，徐莲薇 . 徐莲薇膏方治疗卵巢储备功能下降经验 [J]. 中医文献杂志，2019（3）：36-38.

【验案】郑某，女，37 岁，数度人工流产，胞宫受损，精气耗伤，经行后期量少，色暗有血块，伴少腹隐痛，神疲乏力，夜寐梦扰易醒，纳可，便结。脉细软尺弱，舌质偏红苔薄。时值冬令，以膏代煎，缓缓调治，冀来年体健经调。

辨证　肾精亏损，瘀血阻滞，络道不畅，冲任失调。

治法　补肾填精，调理冲任。

膏方　西洋参 100g，人参 100g，党参、沙参各 100g，紫丹参 180g，全当归 120g，赤芍、白芍各 90g，生地黄、熟地黄各 90g，缩砂仁 30g，桃仁、红花各 90g，莪术 90g，焦白术 90g，巴戟天 90g，肉苁蓉 90g，女贞子 120g，桑椹 120g，菟丝子 120g，续断 120g，川杜仲 120g，益母草 180g，泽兰叶 120g，川牛膝 90g，怀牛膝 90g，生山楂 90g，麦冬 90g，泽泻 90g，牡丹皮 90g，首乌藤 180g，合欢皮 10g，百合 180g，甘草 60g，络石藤 180g，伸筋草 180g，枳壳 90g，广木香 60g，预知子 100g，炒谷芽、炒麦芽各 90g。细料：陈阿胶 300g，鹿角胶 100g，鳖甲胶 100g，湘莲子 150g，核桃仁 200g，西红花 10g，木灵芝 100g，蛹虫草 100g，紫河车粉 50g，龙眼肉 100g，小红枣 100g，铁皮石斛 20g，黄酒 500mL。

参考文献　谷灿灿，何珏，黄彩梅，等 . 胡国华教授妇科膏方经验浅析 [J]. 光明中医，2016，31（8）：1070-1072.

第十六节　多囊卵巢综合征

【验案】患者，女，28 岁，停经 1 年余前来就诊。13 岁月经初潮后，月经不规则，2～12 个月一行，量少，查性激素六项和 B 超，西医诊断为多囊卵巢综合征，前来中医治疗。患者形体肥胖，伴带下稀少，腰酸神疲，大便溏烂，舌淡苔薄白，脉细。予中药调治半年余，月经如期而行，唯经量较少。时值冬令，以膏方继续"和缓"调治。

辨证 气血两虚，脾虚失运，痰湿瘀阻。

治法 益气养血，健脾化痰，活血通络。

膏方 黄芪 150g，党参 150g，炒白术、苍白术各 100g，熟地黄 100g，当归 60g，生白芍 150g，炒川芎 60g，怀牛膝 60g，紫丹参 100g，茯苓 120g，浙贝母 100g，制半夏 60g，陈皮 60g，郁金 100g，香附 60g，石菖蒲 100g，制山茱萸 150g，仙茅 150g，淫羊藿 150g，覆盆子 150g，菟丝子 150g，杜仲 150g，桑寄生 150g，制玉竹 100g，炒枳壳 60g，砂仁 50g，红花 30g，泽兰 100g，益母草 100g，炮姜 30g，焦六曲 100g，大枣 150g，炙甘草 60g。另阿胶 200g，龟甲胶 100g，冰糖 250g，饴糖 250g，黄酒 250g，收膏。每天晚饭 1h 后以沸水冲饮 1 匙。1 年后回访，患者月经每月如期而至，经量正常，体重下降，医院复查多囊卵巢综合征化验指标及 B 超均已正常。

参考文献 葛蓓芬．陈学奇妇科膏方经验琐谈 [J]．中华中医药杂志，2013，28（10）：24-25.

【验案】王某，女，23 岁。2003 年 12 月 15 日初诊。患者月经稀发 2 年余。初潮 16 岁，以往月经尚规则，近 2 年来其周期延长至 40～60 天，经期 2～3 天，经量明显减少且色暗。曾在当地医院检查性激素（月经第 3 天），卵泡刺激素 5.7mIU/L，黄体生成素 15.5mIU/L；B 超提示子宫偏小，双卵巢多囊样改变。诊为多囊卵巢综合征，曾服中药 3 个月及达英 -35 半年，停药后月经不能自行来潮。刻诊：月经延后 10 天，末次月经为 2003 年 11 月 5 日（人工周期停经），量少，色暗有块，3 天干净；颜面痤疮频发，形体肥胖，喉中有痰，体毛较多而密，口干，便秘。舌质红，苔薄，脉细滑略数。患者不愿意服用西药，但又无法坚持服中药，时值冬令，予膏方以调经。

辨证 肾精亏虚，夹有痰瘀。

治法 滋肾育阴，消痰化瘀。

膏方　黄芪、生地黄、生山楂、丹参各 150g，山茱萸、麦冬、知母、蝉衣、陈皮、牡丹皮各 60g，怀山药、葛根、制何首乌、菟丝子、枸杞子、当归、虎杖、覆盆子、制黄精、茯苓、赤芍各 120g，苍术、制香附、石菖蒲、浙贝母各 90g，芷红花 20g，泽泻 100g；细料：人参 50g，紫河车、川芎各 30g，特优二级石斛 120g；辅料：阿胶、冰糖、黄酒各 250g，鹿角胶 150g。上药 1 料，依法熬膏。每服 1 匙（20g 左右），每日早晚各 1 次，空腹温水冲服。服膏方期间，忌食生冷、油腻、辛辣之品。嘱经转时复诊，经期改服汤剂。若遇外感、呕吐、腹泻等则暂停服药。

2003 年 12 月 30 日二诊：患者服膏方 10 天后，月经来潮。时值经行，量少、色红。舌尖红、苔薄，脉细数。治拟活血通络，予桃红四物汤加减。嘱经净后续服膏方，经转时复诊，改服汤剂。

参考文献　宋文瑛，宋世华．宋氏妇科膏方运用临证经验 [J]．浙江中医杂志，2014，49（1）：24-25．

【验案】 患者，女，29 岁，2015 年 8 月 24 日初诊。主诉：5 年未避孕，未孕，13 岁初潮，月经周期 3～10 个月，月经量少，末次月经 2014 年 4 月 15 日；现闭经 6 个月，身高 158cm，体质量 65kg，体型肥胖，自幼脾胃虚弱，纳差食少，虚胖无力，全身困乏，虚汗淋漓，动则益甚，反复感冒，大便溏，查彩超及性激素六项诊断为多囊卵巢综合征。现症：白带量多，色白，质清，大便溏，小便正常，脉沉细无力，舌淡胖大、边齿痕，苔白厚腻，舌下脉络瘀阻，输卵管通液正常。男方精液正常。西医诊断：多囊卵巢综合征。中医诊断：闭经病，证属脾肾两虚，痰瘀互结。治宜补气健脾，升阳除湿。方药以升阳益胃汤化裁，调理 1 个月，食欲增进，食量增加，体质量下降 2.5kg，自感有力，2015 年 9 月 28 日月经来潮，脉沉缓有力，舌质淡红，苔薄白。湿去邪减，尚需补气和血，温肾健脾以固本。正值入冬，给予膏方继续调理。

辨证　脾肾两虚。

治法　补气和血，温肾健脾。

膏方　黄芪 150g，党参 150g，炒苍术、炒白术各 100g，熟地黄 100g，当归 100g，炒白芍 150g，柴胡 60g，炒川芎 60g，怀牛膝 60g，紫丹参 100g，茯苓 120g，浙贝母 100g，制半夏 60g，陈皮 60g，炮姜 60g，郁金 100g，醋香附 60g，石菖蒲 100g，酒萸肉 150g，枸杞子 150g，鹿角霜 150g，淫羊藿 150g，覆盆子 150g，紫河车 150g，紫石英 150g，菟丝子 150g，杜仲 150g，桑寄生 150g，天冬 100g，炒麦芽 100g，炒谷芽 100g，紫苏梗 100g，焦六曲 100g，大枣 150g，炙甘草 60g。另阿胶 200g，鹿角胶 100g，蜂蜜 500g，黄酒 250g，收膏。每日中、晚饭后 1h 以沸水冲饮 1 匙。服膏方期间告知患者生活规律，坚持运动，忌食辛辣生冷。膏方调理期间回访，告知于 2015 年 11 月 20 日和 2016 年 1 月 10 日月经各来潮 1 次，经量可。2016 年 2 月 15 日膏方服用完毕来复诊，告知月经未潮，嘱其尿妊娠试验，已孕。

参考文献　高翠霞，宋红湘．宋红湘主任医师运用膏方调理妇科疾病经验 [J]．中医研究，2019，32（5）：50-51．

第十七节　子宫内膜异位症

【验案】陈某，女，19 岁，学生。2018 年 11 月 1 日初诊。主诉：巧克力囊肿术后 3 年复发。现病史：患者平素月经规则，初潮年龄 14 岁，月经周期 28～30 天，量中，7 天尽，色暗红，有小血块，中度痛经。末次月经 2018 年 10 月 23 日，色质量如常。素感疲倦，畏寒肢冷，面生痤疮，发易脱落，平日脾气急躁、多思多虑，胃脘胀满，经期自觉腰酸，纳寐皆可。舌淡红，苔薄白，舌边有齿痕，脉弦涩，尺脉沉。既往史：2015 年 10 月于某妇儿医院行"腹腔镜下卵巢囊肿剥除术"，术后病理提示左侧卵巢子宫膜异位囊肿。孕产史：无性生活史。2018 年 9 月 14 日查经腹部彩超示右卵巢囊性占位，约 39mm×24mm×32mm，内液稠；2018 年 10 月 6 日复查彩超示右侧卵巢囊性结构，约 38mm×25mm。查肿瘤标志物 CA125：41.1U/mL。西医诊断：卵巢子宫内膜异位囊肿。中医诊断：癥瘕。

辨证　肝郁气滞，肾虚血瘀。

治法　疏肝理气，滋肾活血，破瘀消癥。

膏方　逍遥散合自拟内异方加减。当归 100g，炒白芍 100g，柴胡 60g，茯苓 100g，炒白术 100g，生甘草 50g，桃仁 100g，红花 60g，三棱 100g，莪术 100g，生山楂 100g，水红花子 100g，大血藤 200g，白花蛇舌草 150g，盐杜仲 150g，槲寄生 150g，续断 150g，枸杞子 150g，桑椹 150g，黑芝麻 100g，知母 100g，淫羊藿 100g，桑白皮 150g，制玉竹 120g，薏苡仁 300g，炒党参 150g，浙贝母 100g，佛手 100g，蒲公英 300g，炒鸡内金 120g，炒麦芽 150g，朝白参片 50g，阿胶 250g，鳖甲胶 150g，灵芝孢子粉 30g，珍珠粉 30g，冰糖 350g。医嘱：膏方需置于冰箱内冷藏，每日 2 次，每次 1 匙；忌食生冷、辛辣、油腻滑肠之物，忌食萝卜、浓茶、咖啡、酒等；如遇感冒、发热、腹泻等病症或者月经来潮，暂停服用。患者于 2018 年 12 月 3 日查经腹部彩超示右侧卵巢囊性结构，约 15.7mm×10.2mm。2019 年 3 月 10 日复查彩超示子宫附件未见明显异常。复查癌抗原 125（CA125）34.3U/mL。

参考文献 黄钟威，叶利群. 叶利群膏方治疗卵巢子宫内膜异位囊肿术后复发验案二则 [J]. 中医文献杂志，2021，39（2）：73-75，79.

【验案】金某，女，34 岁，职员。2019 年 11 月 18 日初诊。主诉：巧克力囊肿术后 2 年余复发。现病史：患者平素月经规则，初潮年龄 15 岁，月经周期 30 天，量少，5 天尽，色暗红，有大血块，中度痛经。末次月经 2019 年 10 月 19 日，色质量如常。近 1 年自觉潮热，脱发严重，华发早生，平日脾气急躁、易怒，目涩，胸闷，腹胀便秘，经前乳房胀痛，经期腰部酸痛，纳呆，失眠多梦。舌红，苔少，脉弦细数。既往史：2017 年 3 月于当地妇幼保健院行"腹腔镜下卵巢囊肿剔除术"，术后病理提示：双侧卵巢子宫膜异位囊肿。孕产史：1-0-0-1。2019 年 11 月 6 日查经阴道彩超示：子宫轻度腺肌症改变，宫内节育器，右侧卵巢囊性结构（液稠），约 24.8mm×15.3mm、9.8mm×6.1mm。查乳腺彩超示：双乳乳腺增生症伴结节样改变，超声 BI-RADS 分类 Ⅱ 类。2019 年 11 月 20 日查 CA125 38.4U/mL，CA199 9.3U/mL；查抗米勒管激素 0.80ng/mL。查性激素水平：卵泡刺激素 15.35mIU/mL，黄体生成素 8.70mIU/mL，孕激素 0.42ng/mL，催孕素 6.85ng/mL，雌二醇 34.0pg/mL，睾酮 0.59ng/mL。西医诊断：卵巢子宫内膜异位囊肿、卵巢功能减退。中医诊断：癥瘕、月经过少病。

辨证 肝肾阴虚，肝郁血瘀。

治法 滋补肝肾，疏肝理气，破瘀消癥。

膏方 归芍地黄汤合逍遥散加减。熟地黄150g，山药150g，山茱萸100g，泽泻100g，牡丹皮100g，当归100g，炒白芍100g，生白术100g，柴胡60g，生甘草50g，火麻仁100g，菊花100g，黑豆衣120g，瘪桃干150g，糯稻根250g，石菖蒲100g，淮小麦300g，浙贝母100g，生牡蛎300g，佛手100g，蒲公英300g，大血藤200g，白花蛇舌草150g，三棱100g，莪术100g，生山楂100g，煅自然铜90g，水红花子100g，桑椹150g，枸杞子150g，麦冬100g，西洋参片50g，鲜铁皮石斛21g，阿胶150g，鳖甲胶150g，龟甲胶100g，灵芝孢子粉30g，炙穿山甲粉30g，珍珠粉30g，冰糖200g，蜂蜜150g。

2019年12月18日查经阴道彩超示：右侧卵巢囊性结构，约19mm×19mm，内液稠。患者服完膏方后于叶利群门诊处续服中药。2020年1月18日复查彩超示子宫附件未见明显异常；复查CA125 33.7U/mL，AMH 2.1ng/mL，FSH 8.23mIU/mL，LH 4.10mIU/mL，P 0.56ng/mL，PRL 6.22ng/mL，E_2 30.0pg/mL，T 0.45ng/mL。

参考文献 黄钟威，叶利群.叶利群膏方治疗卵巢子宫内膜异位囊肿术后复发验案二则[J].中医文献杂志，2021，39（2）：73-75，79.

第十八节 子宫腺肌病

【验案】刘某，女，40岁，2017年3月20日初诊。主诉：B型超声检查发现子宫腺肌病10年。病史：既往月经规律，行经期5~7天，月经周期24~45天，月经量中，色鲜红，质中，血块（+），痛经（++）。近两年痛经明显加剧，经期头痛（+），腰酸（+），乳胀（+）。末次月经：2017年3月14日，7天经净，经量适中，色鲜红，血块（+），痛经（++），痛经尤以第1天为甚，腰痛（+），乳胀（+）。前次月经：2017年2月10日，7天经净，月量适中，痛经（++）。孕产史：妊娠2次，生产1次，无生育要求。现饮食、睡眠尚可，大小便正常，舌暗红，苔薄白，脉细。子宫附件彩色超声检查提示：①子宫后壁不均质改变，考虑子宫腺肌病伴肌瘤可能（大小约 45mm×46mm），建议治疗后复查；② 子宫前壁肌层稍低回声结节（大小约 29mm×25mm）。血清 CA125 45IU/mL。中医诊断：癥瘕。西医诊断：子宫腺肌病；子宫平滑肌瘤。

辨证 血瘀。

治法 活血化瘀，散结止痛。

膏方 散结补血方：荔枝核、橘核、岗稔根、牡蛎（先煎）、续断、三七、海藻、板栗壳、鸡血藤、盐牛膝、醋三棱、醋莪术、醋香附、乌药、木香（后下）、大腹皮、路路通、丹参、桑寄生、狗脊、酒黄精、五指毛桃、熟党参、白术、炒苍术、白扁豆、千斤拔、茯苓、山药、北柴胡、蒸陈皮、麦芽、桃仁、薏苡仁、皂角刺、重楼、人参、核桃仁、元贞糖，每次约 5mL，每日 1～2 次，温水调服。

2017 年 4 月 16 日二诊。末次月经为 2017 年 4 月 10 日，5 天经净，经量适中，色红，血块（+），痛经（+），服药后痛经较治疗前明显缓解，腰痛（±），乳胀（+）。饮食、睡眠尚可，大小便正常。舌淡红，苔白，脉细。处方：守上方膏方。

2017 年 5 月 18 日三诊。末次月经为 2017 年 5 月 8 日，6 天经净，经量适中，色红，血块无，痛经消失，腰痛（-），乳胀（-）。饮食、睡眠尚可，大小便正常。舌淡红，苔白，脉细。血清 CA125 降至 28.5IU/mL。嘱患者注意生活调摄，无须继续膏方治疗，定期复查 B 型超声及血清 CA125，门诊随访。

参考文献 李元琪.罗颂平运用膏方治疗子宫腺肌症经验 [J].安徽中医药大学学报，2018，37（1）：26-27.

【验案】肖某，女，47 岁，因"经行腹痛 3 年余"于 2015 年 10 月 27 日至本院门诊就诊。患者体胖，平素月经规律，周期 25 天，5 天净，量中，色暗红，血块多，经期腹痛严重，需服用芬必得等止痛药缓解（整个经期），有腰酸，无乳胀。G3P3A0，现置环避孕。LMP：2015 年 10 月 10 日，5 天净。现症见：下腹偶刺痛，经后甚，纳眠可，二便调。舌淡稍暗，苔白，脉弦细。妇科检查：外阴正常；阴道畅，少量白色分泌物；宫颈中度糜烂，质中，无举痛；宫体中后位，较常稍大，无压痛；双附件未见异常。彩超示：考虑子宫腺肌病；子宫内膜（EN）厚 6mm；双附件未见异常。

西医诊断为子宫腺肌病；中医诊断为痛经。

辨证 脾肾不足兼血瘀。

治法 补益脾肾，活血化瘀。

处方 橘核 15g，荔枝核 15g，三七 10g，牡蛎 30g，香附 10g，苍术 12g，黄芪 15g，鳖甲 20g，白术 15g，党参 15g，黄精 15g，黑豆衣 15g。配合口服协定膏方及桔荔散结片。

膏方 五指毛桃，鸡血藤，当归，黄精，党参，山药，川芎，丹参，牛膝，芡实，麦芽，稻芽，枸杞子，白术，茯苓，广藿香，女贞子，布渣叶，路路通，香附，苍术，白扁豆，王不留行，黑豆衣，炙甘草，陈皮。另：核桃仁、黑芝麻、饴糖、红糖收膏。此膏方主要发挥健脾补肾、疏肝理气、养血活血之功。每日 1～2 次口服。

2015 年 12 月 8 日二诊。LMP：2015 年 11 月 28 日，7 天净。量少，色红，无血块，腹痛较前减轻（不需服止痛药）。PMP：2015 年 11 月 3 日，5 天净。量偏多，色暗红，经行腹痛稍缓解，月经第 3 日服芬必得，血块多。现纳眠可，二便调。舌淡红，苔白，脉细。拟方：上方去白术、黑豆衣，加丹参 15g，赤芍 15g。同时口服配合协定膏方及桔荔散结片。随诊，患者诉连续两个周期月经量中，色红，无血块，经行腹痛较前减轻，余无明显不适。

参考文献 杜鑫，林炜娴，丘维钰，等. 罗颂平运用膏方异病同治验案举隅 [J]. 辽宁中医杂志，2017，44（9）：1964-1966.

第十九节　不孕症

【验案】陈某，女，35 岁，2018 年 6 月 5 日因"未避孕未孕 7 余年，促排失败"就诊。既往月经规律，LMP：2018 年 5 月 23 日，4 天净，量中，色鲜红，无血块。症见：性急易怒，口干欲热饮，潮热盗汗，无手足心热及汗出，纳可眠差，二便调，舌尖红，苔薄白，脉沉细。辅助检查：2018 年 3 月 23 日经阴道彩超：子宫前位，前后径 4.8cm，内膜总厚度 0.8cm，回声均匀，左侧卵巢体积 6.1mL，卵泡数 3 个，最大 2.2cm×2.0cm，右卵巢体积 3.1mL，卵泡数 4 个，0.2～0.5cm。性激素：2018 年 5 月 4 日

（M4）FSH 7.3mIU/mL，LH 1.7mIU/mL，P 0.28ng/mL，E$_2$ 58.6pg/mL，AMH 0.44ng/mL。诊断：中医为不孕症；西医为继发性不孕，卵巢储备功能下降（DOR）。

辨证 肝肾亏虚。

治法 滋补肝肾。

膏方 桑椹160g，菟丝子100g，覆盆子60g，枸杞子60g，熟地黄60g，当归60g，白芍80g，鸡血藤100g，玄参80g，麦冬80g，阿胶120g，党参160g，炒白术80g，茯苓60g，莲子60g，陈皮60g，补骨脂60g，1个月量，制膏，早晚空腹服用，每次1勺。同时配合穴位贴敷、艾灸（关元、肾俞）。2018年7月10日二诊，患者诉潮热盗汗缓解，上述膏方继服2个月。2018年9月17日三诊，复查性激素（M4）：FSH 7.26mIU/mL，LH 3.01mIU/mL，E$_2$ 59.58pg/mL，AMH 0.97ng/mL。患者AMH较前回复，守方不变，继续服用3个月。2019年1月15日四诊，复查性激素（M4）FSH 7.59mIU/mL，LH 3.43mIU/mL，E$_2$ 50.70pg/mL，AMH 1.18ng/mL。患者激素水平较就诊时明显好转，于下次月经周期成功取卵6枚。

参考文献 孙国娟，胡黄煜，谢萍．谢萍教授运用膏方治疗妇科疾病经验浅析[J]．世界最新医学信息文摘，2019，19（76）：245.

【验案】患者，女，30岁，2008年1月6日就诊。结婚3年不孕，丈夫精液检查正常。患者形体消瘦，面色少华，16岁月经初潮，月经常延后15～30天，月经量少色暗，临期少腹冷痛，得暖而舒，易疲劳，伴腰膝酸软，畏寒肢冷，性欲淡漠，且久不受孕，心情郁闷，大便溏烂，舌淡苔薄，脉沉细。检查：子宫体偏小，子宫内膜薄，双侧输卵管通液畅通，甲状腺功能正常，孕酮和雌二醇偏低。考虑该患者调理时间较长，正值冬令，先予膏方调治。

辨证 脾肾阳虚，冲任空虚。

治法 温补脾肾，养血填精。

膏方 炙黄芪300g，炒党参150g，炒白术150g，炒山药300g，熟地黄120g，炒当归100g，柴胡60g，炒白芍150g，炒川芎60g，制香附60g，山茱萸 150g，炒杜仲 150g，炒续断 150g，怀牛膝 100g，仙茅 150g，淫羊藿 300g，覆盆子 150g，菟丝子 150g，紫石英 60g，鹿角霜 100g，巴戟天 100g，补骨脂 150g，益智仁 150g，金樱子 150g，芡实 150g，乌药 60g，陈皮 60g，紫苏梗 60g，炒谷芽、炒麦芽各 150g，肉桂 30g，炮姜 60g，炙甘草 100g。再入阿胶 350g、鹿角胶 50g，饴糖 500g，熔化收膏。每中饭晚饭后以沸水各冲饮 1 匙。患者于 2008 年 4 月来复诊，自述月经已逾 10 天余未行，血、尿 HCG 检测已怀孕，后顺产 1 女。

参考文献　葛蓓芬．陈学奇妇科膏方经验琐谈 [J]．中华中医药杂志，2013，28（10）：24-25.

【验案】顾某，女，29 岁，2019 年 12 月 21 日初诊。主诉：原发不孕 2 年余，月经稀发 10 余年。现病史：罹患多囊卵巢综合征 10 余年，婚后备孕 2 年余未孕，2 年来曾用来曲唑、尿促性素促排卵失败 3 次。平素服黄体酮胶囊方可使月经按时来潮，不服西药月经 2～3 个月 1 次，7 天干净，量中，色红，无血块，无痛经。末次月经 2019 年 12 月 12 日。身高 160cm，体质量 67kg，与标准体质量相比，超重 14kg，糖耐量、胰岛素释放试验均正常。2019 年 10 月 15 日查性激素示：卵泡刺激素 6.26mIU/mL，黄体生成素 17.81mIU/mL，雌二醇 35.00pg/mL，睾酮 0.74ng/mL。经阴道彩超示：双侧卵巢多囊改变，输卵管造影示双侧输卵管尚通畅。丈夫精液常规检查正常。症见：面色萎黄，素易感疲倦，情绪紧张，思虑过重，经前乳房刺痛，经期腰酸，小便尚调，大便稀溏，每天 2 次，偶见饭后半小时即行大便，纳呆，浅眠易醒，余无殊。舌红，苔薄白，舌边有齿痕，脉细，尺脉沉。西医诊断：多囊卵巢综合征，原发性不孕。中医诊断：月经后期，不孕症。

辨证　脾肾亏虚，肝郁气滞。

治法　补肾健脾，疏肝解郁。

膏方　固脾毓麟汤加减而成膏方 1 剂，处方：太子参、盐杜仲、槲寄生、续断、菟丝子、覆盆子、山药、枸杞子各 150g，炒白术、茯苓、知母、淫羊藿、锁阳、炒黄芩、浙贝母、佛手、酒萸肉、黄精、紫苏梗、百合、红莲子、芡实、鹿角胶各 100g，陈皮、炙甘草、柴胡各 60g，苎麻根 200g，蒲公英、淮小麦、阿胶各 300g，西洋参 50g，朝白参、灵芝孢子粉、珍珠粉、紫河车各 30g，木糖醇 350g。

2020 年 2 月 17 日二诊：患者减肥成功瘦下 10kg，服用膏方期间未再服西药，月经均能按时来潮，自诉曾出现过蛋清状白带，诸症缓解，遂继续予以上方加减调理。复查性激素：FSH 7.26mIU/mL，LH 10.81mIU/mL，E_2 45.00pg/mL，T 0.60ng/mL。

2020 年 4 月 23 日三诊：患者月经过期未至，自测尿妊娠试验（+），查血 β- 人绒毛膜促性腺激素（β-HCG）527.0mIU/mL，E_2 417.0pg/mL，孕酮（P）21.98ng/mL。后于门诊中药保胎至孕 3 个月，于 2020 年 11 月诞下一女。

参考文献　肖飞霞，叶利群. 叶利群运用膏方调经助孕治疗不孕症经验介绍 [J]. 新中医，2021，53（20）：202-205.

【验案】患者，女，39 岁，2018 年 11 月 20 日初诊。因"双侧输卵管阻塞，IVF 前调理"就诊。月经史：16 岁，3～5 日 /28～32 日，末次月经 12 月 3 日。患者经量近 5 年来趋少，无痛经，无血块，经前乳胀，偶有经行腰酸。30 岁时宫外孕 1 次，两侧输卵管阻塞，IVF 前调理。平素手足欠温，胃嗳气反酸，偶口干苦，大便成形，口糜清物，脉沉细弦，舌质偏红，边有齿印，苔薄厚腻。西医诊断：双侧输卵管阻塞，继发性不孕。中医诊断：继发性不孕。

辨证　肝郁化热，脾虚湿滞。

治法　疏肝和胃，健脾化湿。

膏方　人参 100g，西洋参 100g，生黄芪 120g，天冬、麦冬各 90g，全当归 120g，赤芍、白芍各 90g，鸡血藤 180g，女贞子 100g，桑椹 100g，菟丝子 120g，淫羊藿 150g，石楠叶 100g，藿香、佩兰各 90g，荷叶 90g，黄连 60g，黄芩 60g，紫苏子 90g，姜半夏 90g，竹茹 90g，赭石 300g，枳壳 90g，青皮、陈皮各 60g，炒牡丹皮 90g，厚朴 90g，路路通 120g，丝瓜络 100g，桑寄生各 120g，络石藤 180g，紫丹参 100g，川芎 60g，瓦楞子 300g，土茯苓 180g，陈阿胶 200g，鳖甲胶 100g，鹿角胶 100g，冰糖 250g，饴糖 100g，蜂蜜 120g，核桃仁 120g，湘莲子 150g，黑芝麻 120g，黄酒 500mL。膏方 1 剂，每次1匙，早晚温水冲服，服用90天。2019年4月5日进行IVF胚胎移植成功，10个月后顺利诞下一子。

参考文献 黄家宓，顾娟，陈建芳，等.胡国华教授膏方辅助生殖技术治疗不孕症经验浅析[J].时珍国医国药，2021，32（10）：2523-2524.

【验案】患者，35岁，2018年12月7日初诊。因"结婚10年，不避孕6年未孕"就诊。月经史：14岁，5/（25～40），末次月经11月29日。经量近3年来趋少，无经行腹痛，无血块，经前乳胀，偶有经行腰酸。2018年11月1日查性激素六项示：LH 5.17mIU/mL，FSH 21.12mIU/mL，E_2 17.3pg/mL，P 0.2nmol/L，T 0.34nmol/L，PRL 4.23nmol/L。丈夫精子功能正常。患者已做试管婴儿取卵4次，移植1次未成功，生化妊娠，仍有3个胚胎准备移植。平素手足欠温，大便易溏，有甲状腺结节，情绪不佳，夜寐一般。脉细软，舌偏红，苔薄。西医诊断：卵巢储备功能低下，原发性不孕。中医诊断：原发性不孕。

辨证 脾肾阳虚，肝郁气滞。

治法 补肾疏肝，健脾养血。

膏方 人参100g，西洋参100g，生黄芪150g，太子参120g，紫丹参100g，生地黄、熟地黄各90g，全当归120g，鸡血藤180g，杭川芎90g，女贞子100g，桑椹100g，枸杞子90g，巴戟天90g，天冬、麦冬各90g，威灵仙180g，益母草180g，桃仁、红花各90g，茯苓、茯神各180g，山药180g，炒牡丹皮90g，橘核、橘络各90g，山慈菇90g，夏枯草120g，浙贝母90g，桑寄生各120g，小青皮90g，续断120g，首乌藤180g，合欢皮120g，炒谷芽、炒麦芽各90g，陈皮60g，大枣70g，皂角刺120g，墨旱莲120g，伸筋草120g，生甘草60g，陈阿胶200g，鳖甲胶100g，鹿角胶100g，冰糖200g，蜂蜜200g，湘莲子120g，黑芝麻120g，核桃仁120g，蛹虫草100g，紫河车粉30g，三七粉30g，黄酒500g。膏方1剂，每次1匙，早晚温水冲服，服用90天。2019年4月患者第二次胚胎移植成功，末次月经2019年3月4日，5月14日查B超提示宫内早孕，孕囊23mm×16mm×29mm，内见卵黄囊，9个月后顺利诞下一子。

参考文献 黄家宓，顾娟，陈建芳，等．胡国华教授膏方辅助生殖技术治疗不孕症经验浅析 [J]．时珍国医国药，2021，32（10）：2523-2524.

【验案】患者，女，29 岁。2017 年 10 月 30 日初诊。因"未避孕 1 年未孕"就诊。月经史：15 岁初潮，（3～5）/（35～50）。末次月经：2017 年 9 月 15 日，量少，经血色暗，无血块，经前腰酸，伴乳胀。平素潮热汗出间作，口干，四肢欠温，心烦，食纳可，夜寐晚、欠安，时有便秘，小便调。舌尖红，苔薄白，脉弦细。月经周期第 3 天晨血：黄体生成素 11.83mIU/mL，卵泡刺激素 23.36mIU/mL，雌二醇 25pg/mL，抗米勒管激素 0.08nmol/L。妇科 B 超：卵巢、子宫体积偏小。西医诊断：原发性不孕症，DOR。中医诊断：不孕症。

辨证 肾阴偏虚，癸水不足，心火偏旺于上，肾水不足于下，心肾失交。

治法 滋阴补肾，清心安神，益气健脾。

膏方 钩藤 100g，莲子心 50g，黄连 50g，紫贝齿 250g，山药 200g，山茱萸 100g，太子参 150g，合欢皮 100g，茯苓 100g，熟地黄 100g，续断 100g，麦冬 150g，当归 150g，紫河车 60g，酸枣仁 150g，肉苁蓉 150g，知母 100g，百合 200g，川牛膝 100g，赤芍 120g，陈皮 60g，厚朴 100g，党参 100g，炒白术 120g，荆芥 30g，珍珠粉（收膏和入）50g，东阿阿胶 300g，鳖甲胶 100g，鹿角胶 100g，最后加入蜂蜜 500g，小红枣 200g，核桃仁 250g，黑芝麻 200g，红糖 150g 收膏。早、晚空腹分服，每次 1 汤匙，以温开水冲服。嘱患者服膏方期间忌生冷、辛辣之物；忌萝卜、茶叶、咖啡等；感冒、咳嗽、发热、腹泻停服。

患者 1 个月后诸症减轻，3 个月膏方服尽复查性激素：LH 8.55mIU/mL，FSH 10.51mIU/mL，E_2 49pg/mL，AMH 1.1nmol/L，继以夏桂成补肾调周法论治。

参考文献 陈雯玥，洪丹丹，刘歆玥，等．基于国医大师夏桂成"心宁肾实"理论的卵巢储备功能低下的膏方防治 [J]．中华中医药杂志，2021，36（3）：1408-1411.

【验案】患者何某，女，35 岁，2016 年 5 月 16 日初诊。自然流产后未避孕未孕 1 年，患者 14 岁月经初潮，既往月经规则，量色质正常，2015年 1 月自然流产行清宫术后，月经周期提前，18～30 天 1 潮，7 日净，月经量时多时少，色暗有血块，经前乳房胀痛，平素腰膝酸软，夜尿 1～2次，兼患者流产后久不受孕，心情焦虑郁闷，难入睡，胃纳、大便尚正常，舌淡，苔白，脉弦细。检查：超声示子宫体大小正常，子宫内膜偏薄，双侧卵巢窦卵泡数目减少。双侧输卵管通液术示通畅，甲状腺功能正常，月经周期第 2 天，基础卵泡刺激素升高为 10.98IU/L，抗米勒管激素降低为0.11ng/mL。配偶精液检查正常。中医诊断：不孕。考虑该患者居住外地，就诊不宜，又需长期调理，选择膏方进行调治。

辨证 肾虚肝郁。

治法 补肾填精，疏肝养肝。

膏方 熟地黄 300g，山茱萸 150g，山药 150g，茯苓 100g，牡丹皮100g，砂仁 60g，枸杞子 150g，菟丝子 150g，续断 100g，巴戟天 100g，当归200g，党参 200g，柴胡 100g，制香附 150g，川芎 150g，丹参 200g，肉苁蓉150g，白芍 100g，合欢皮 100g，陈皮 100g，鸡内金 100g，山楂 150g，阿胶150g，芝麻 250g，核桃仁 250g，饴糖 500g，制成膏剂。每日中饭晚饭后 1h直接服用或温开水冲服 1 匙，21～30 天服完，患者连续服用膏方 2 月余，于2016 年 8 月复诊，诉月经推后 5 天未潮，血、尿 HCG 检测提示已怀孕，其后规律产检，无异常，预产期 2017 年 5 月。

参考文献 胡影琴，邬素珍，陈秀廉．陈秀廉运用妇科膏方经验浅析 [J]. 中国民族民间医药，2017，26（15）：88-90.

【验案】宋某，女，29 岁。初诊日期：2014 年 11 月 12 日。患者以结婚 5 年，自然流产 1 次，继发不孕 4 年就诊。患者 14 岁初潮，1～2 个月行经 1 次，经期 7 天，量中，无痛经，偶有腹胀。2010 年 11 月自然流产1 次，其后未再受孕。2011 年 4 月检查发现子宫纵隔，行宫腔镜下子宫纵隔切除术，术后出现经量减少约半，在他院接受中医治疗后，月经周期基本恢复正常（30～35 天行经 1 次，经量仍少，色淡，无块），但一直未孕。

患者分别于 2012 年 12 月及 2013 年 12 月两次行输卵管通液术，均通畅。刻诊：平素畏寒，四肢欠温，冬季尤甚；时感头晕乏力，性欲低下；食欲一般，睡眠可，二便正常；舌淡，苔薄白，脉细滑。诊断：继发性不孕。时至冬令进补季，先予固肾安胎丸调理 7 天，继以膏方缓调。

辨证 脾肾两虚。

治法 健脾补肾，佐以养血活血，通调胞络。

膏方 生黄芪 150g，全当归 150g，杭白菊 150g，大川芎 100g，茯苓 120g，怀山药 150g，菟丝子 120g，巴戟天 120g，制黄精 120g，陈皮 60g，青皮 60g，焦鸡内金 150g，桂心 150g，淫羊藿 120g，仙茅 120g，鹿角片 110g，炙鳖甲 100g，肉苁蓉 120g，天冬 100g，麦冬 100g，枸杞子 120g，潞党参 150g，炒白术 100g，茜草 120g，海螵蛸 150g，皂角刺 130g，路路通 120g，台乌药 60g，丝瓜络 120g，桑寄生 150g，蒲公英 100g，九香虫 100g，炙远志 120g，酸枣仁 120g，石见穿 100g，透骨草 100g，玉竹 100g，人参 250g，陈阿胶 250g，核桃仁 100g，莲子 50g，龙眼肉 50g，饴糖 250g，冰糖 250g，黄酒 1000mL。

上药以常规方法制备成膏剂，每次 1 汤匙，空腹时温开水冲服，每日早晚各 1 次，连服 90 天。嘱患者服药期间少食辛辣、刺激、生冷之品。若月经延期≥35 天，则及时复诊，检查血人绒毛膜促性腺激素（HCG）。

复诊（2015 年 2 月 11 日）：患者服药后诸症皆缓，30～32 天行经 1 次，月经量中等，色、质基本正常。末次月经 2015 年 1 月 4 日，经期 3 天。停经 36 天时，自查尿妊娠试验阳性（当日来诊时已停经 38 天）。查血 β-HCG：861U/L。予补肾健脾安胎汤药服用 14 剂。

停经 43 天（2015 年 2 月 16 日）：血 β-HCG 7027U/L。B 超检查提示纵隔子宫，右宫腔见孕囊 12mm×5mm×7mm，未见明显胚芽；左宫腔积液 39mm×18mm。

停经 66 天（2015 年 3 月 11 日）：血 β-HCG 104938U/L。B 超检查提示纵隔子宫，右宫腔孕囊内见胚芽及心管搏动。其后，于产科门诊定期产检，胎儿发育良好，孕期平顺，于 2015 年 10 月 9 日足月顺产一男婴。

参考文献 陈华，常卓琳，顾明君，等.齐聪运用膏方治疗不孕症验案 1 则 [J].上海中医药杂志，2017，51（1）：40-41，49.

第八章 ◈◈◈ 骨关节疾病

第一节 筋膜炎

【验案】张某，女，88岁。初诊日期：2018年10月23日。患者腰骶部疼痛，行走后加重多年，近半年症状加剧，于多家医院就诊，内服外用活血止痛中成药后疼痛可轻度缓解，停药后症状又如前。现双下肢无明显放射痛，无下肢水肿；胃纳可；二便调；夜寐欠安，偶有盗汗。外院腰骶部检查结果显示退变为主。既往存在胸腰椎椎体压缩性骨折病史。专科查体：脊柱轻度后突畸形，L3-S1棘旁、椎旁压痛（±），腰椎前屈活动受限（+）；"4"字左（±），右（±）；双髂后上棘处压痛（+），双臀中肌处压痛（++），双侧梨状肌压痛（–），双侧梨状肌紧张试验（–），腰骶部叩击痛（±）；双下肢等长，直腿抬高左65°，右65°；双下肢肌力Ⅴ级，双膝、跟腱反射对称引出，巴宾斯基征（–）；舌体胖大有瘀斑，苔薄，脉沉缓。西医诊断：筋膜炎。中医诊断：伤筋病。方用六味地黄丸合丹鹿通督汤加减。

辨证 气虚血瘀，肝肾阴虚。

治法 益气活血，滋补肝肾。

处方 熟地黄30g，山药15g，山茱萸9g，牡丹皮9g，茯苓15g，泽泻10g，鹿角9g，龟甲9g，水蛭9g，丹参15g，莱菔子9g，豆蔻6g，菟丝子10g，巴戟天9g，黄精9g，玉米须15g，车前子15g，仙鹤草15g，枳壳6g，桔梗6g。14剂。每日1剂，水煎，早晚温服。二诊（11月6日）：疼痛微缓，舌、脉如前。再行调治。前方加全蝎6g、蜈蚣3g、生鸡内金9g。7剂。三诊（11月13日）：症有减轻，无不适反应。时值冬令之季，仍守前法以膏滋药调治。

膏方 熟地黄200g，怀山药200g，山茱萸100g，云茯苓200g，泽泻

150g，牡丹皮 150g，枸杞子 150g，菟丝子 150g，狗脊 150g，巴戟天 150g，淫羊藿 150g，续断 150g，骨碎补 100g，盐杜仲 80g，黄精 100g，女贞子 150g，墨旱莲 150g，覆盆子 100g，肉苁蓉 150g，知母 100g，虎杖 80g，青皮 80g，陈皮 80g，川牛膝 90g，怀牛膝 90g，羌活 60g，独活 60g，仙鹤草 200g，萹草 150g，大血藤 150g，赤芍 90g，白芍 90g，全当归 100g，蜈蚣 10 条，生鸡内金 60g，炙鸡内金 60g，神曲 100g，枳壳 90g，桔梗 90g，莱菔子 90g。制膏方法：上药浓煎 3 次取汁；人参 150g、西洋参 150g，另煎兑入；鹿角胶 100g、龟甲胶 100g、阿胶 150g，烊化兑入黄酒 150g；再入三七粉 20g、全蝎粉 20g、紫河车粉 40g、铁皮石斛粉 40g、木糖醇 250g，文火收膏。用法：早晚各 1 汤匙（15～20mL），温开水冲服。四诊（2019 年 11 月 12 日）：疼痛明显缓解，因年事过高，现已回北京静养；日常生活能够自理，小区内可散步 10～15min，但活动过量及季节交替时仍会疼痛。此次家属代诊，再依前方配制膏方调治。

参考文献　苟海昕，詹红生．詹红生膏方调治慢性筋骨病损经验 [J]．上海中医药杂志，2020，54（10）：45-47.

第二节　关节炎

【验案】患者，女，45 岁，初诊 2003 年 12 月 18 日，诊断为"风湿性关节炎"，症见：关节酸痛 10 余年，常服芬必得片后痛止，夏季下肢皮肤常有红斑，红肿热痛，经治疗后减退，但很快又发，此起彼伏，舌质淡，苔薄白，脉细弱，辨为"痛痹"，拟膏方 1 剂。

辨证　肾虚风湿阻络。

治法　祛风化湿，补肾通络。

膏方　熟地黄 300g，赤芍、白芍各 300g，当归 300g，川芎 200g，骨碎补 150g，续断 150g，狗脊 200g，桑寄生 300g，杜仲 300g，枸杞子 300g，菟丝子 300g，伸筋草 300g，木瓜 200g，桂枝 200g，威灵仙 150g，鸡血藤 300g，炒党参 300g，茯苓 300g，炒白术 300g，苍术 300g，红花 200g，大枣 250g，陈皮 100g，炙甘草 100g，上药浓煎 3 次取汁，阿胶 250g，龟甲胶 250g，烊

化收膏，每日早晚各服 1 次，用开水送服。服用一冬季后，关节酸痛减轻，夏天下肢皮肤红斑只发 1 次，程度减轻。二诊：2004 年 12 月 23 日再处 1 膏方，以上药治之，服用后关节酸痛减轻。

参考文献 吴晋兰 . 膏方医案四则 [J]. 浙江中医学院学报，2005，29（4）：43-44.

【验案】患者，女，72 岁，2013 年 12 月 26 日就诊。患者自述确诊类风湿关节炎已 10 年，四肢关节疼痛肿胀，遇寒加重，得温痛减，冬季尤为严重，肢体常感困重，纳差，饭后时有腹胀，大便干，小便正常，无汗出，无恶心呕吐，舌暗苔白，脉沉细。中医诊断为痹证。

辨证 风寒湿痹。

治法 健脾化湿除痹，温经化瘀通络。

膏方 绵黄芪 300g，全当归 200g，潞党参 200g，川桂枝 150g，淫羊藿 150g，薏苡仁 250g，广陈皮 150g，怀山药 300g，云茯苓 200g，厚朴 150g，炒谷芽 150g，炒麦芽 150g，焦山楂 200g，建神曲 150g，白扁豆 200g，紫丹参 200g，桃仁 150g，红花 150g，鸡血藤 200g，醋青皮 150g，延胡索 150g，威灵仙 200g，杜仲 200g，天麻 150g，香附 150g，太子参 200g，甘草 50g，阿胶 200g，龙眼肉 100g，西洋参 100g，核桃仁 150g，银耳 100g，木糖醇 150g，莲子 100g，大枣 150g。患者自 2013 年起至今已服用膏方 3 次，现气色较佳，纳食可，二便调，肢体困重症状明显减轻，生活质量改善。

参考文献 郭锦晨，刘健，汪元，等 . 刘健教授运用冬令膏方调治类风湿关节炎的特色初探 [J]. 风湿病与关节炎，2016，5（7）：34-36，39.

第三节 骨关节炎

【验案】患者，男，44 岁，有关节炎病史 8 年余，西医诊断为"骨关节炎"，关节游走疼痛，尤以双膝关节为著，局部红肿，严重时活动受限。患者从 2008 年开始连续在洪老处服膏方 4 年，自觉关节肿痛情况改善明显，疼痛发作次数、程度均有减轻，未出现活动受限情况。遂于 2013 年 12 月 11 日复诊，希望洪老能继续予膏方调治。患者另有过敏性鼻炎史，平素易感冒、鼻塞、流涕、干咳，自觉记忆力减退，气短懒言，动辄汗出，有时肢体麻木，关节仍有游走性肿痛，不剧，舌淡红，苔薄白，脉弦滑。

辨证 肺脾气虚，营卫失调，卫外不固而致邪气乘虚而入，游走于骨节筋脉，闭阻气血。

治法 益气固表，健脾补肺，祛风通络。

膏方 生黄芪300g，炒白术150g，防风、荆芥各100g，潞党参、云茯苓各150g，前胡、桔梗、辛夷各100g，五味子90g，炒枳实、苦杏仁各100g，羌活90g，防己100g，秦艽、威灵仙、红景天、制黄精各150g，赤芍100g，鸡血藤300g，忍冬藤200g，白蒺藜150g，炒白芍150g，制远志100g，石菖蒲、云灵芝各150g，清甘草50g。上药煎取浓汁，文火熬糊，纳朝白参60g（另煎取汁），蛤蚧1对（打粉），阿胶150g（黄酒烊化），蜂蜜250g，冰糖200g，溶化收膏，每晨起、卧前各1匙。

参考文献 潘照，包洁．洪善贻教授膏方调治痹证验案举隅[J]．中国乡村医药，2020，27（24）：28-29．

第四节 骨质疏松症

【验案】患者，女，51岁，更年期综合征2年，1年前出现月经不调，月经周期紊乱，伴有烘热汗出，骨节酸痛，腰酸，神疲乏力，头痛，头晕耳鸣，苔薄脉细。骨密度测定：T值为 –1.8SD。

辨证 肝肾亏虚。

治法 滋阴平肝，调理阴阳。

膏方 知柏地黄丸加减，其药物组成：知母150g，黄柏120g，当归90g，川芎60g，鸡血藤150g，生地黄120g，熟地黄120g，枸杞子120g，丹参120g，牡丹皮120g，菊花120g，石决明300g，珍珠母300g，山药150g，山茱萸120g，泽兰90g，泽泻90g，地骨皮120g，煅龙骨300g，煅牡蛎300g，杜仲150g，狗脊150g，麦冬120g，石斛120g，五味子90g，羌活90g，独活90g，防风90g，地龙120g，淮小麦300g，甘草60g，女贞子120g，清半夏

90g，黄精 150g，陈皮 90g，山楂 90g，阿胶 200g。将上述药物制成膏剂，每次 15～20g，每日 2 次，开水调服，连服 3 个月后，上述症状缓解。

参考文献　石陨．膏方调治骨质疏松症探析 [J]．中医正骨，2016，28（6）：53-55．

第五节　强直性脊柱炎

【验案】许某，女，40 岁。初诊日期：2006 年 12 月 25 日。患者诉 2 年前无明显诱因出现腰骶部酸痛不适，曾在当地院查 HLA-B$_{27}$（+），X 线片示"双侧轻度腰骶关节炎"，被确诊为强直性脊柱炎；曾服用柳氮磺吡啶片、沙利度胺片（反应停片）等药，但因疗效欠佳而停用。半年前开始口服甲氨蝶呤片（10mg，每周 1 次）和莫比可片（7.5mg，每日 1 次），并从 4 个月前起来我院内科门诊服中药治疗，药后精神好转，诸症有所减轻。现为求进一步治疗，而求治于陈师。刻诊：腰骶部酸痛、下坠，足跟疼痛，晨僵不明显；大便欠畅，每日 1 行，小便可；纳食减少，寐可，月经正常；舌淡，苔薄白，脉细弱。既往有慢性胃窦炎和胆囊切除病史。此乃肾虚督寒，外邪入侵，日久成瘀，闭阻经络，不通则痛。

辨证　肾虚督寒，瘀血内阻。

治法　温肾强督，祛瘀，活血通络。

膏方　独活 120g，桑寄生 300g，土鳖虫 120g，川芎 90g，红花 100g，续断 150g，菟丝子 300g，巴戟天 200g，王不留行 150g，积雪草 150g，骨碎补 150g，肉苁蓉 150g，生地黄 150g，熟地黄 150g，生黄芪 150g，蕲蛇 100g，枸杞子 120g，潼蒺藜 120g，白蒺藜 120g，太子参 300g，生白术 120g，枳实 300g，野葡萄藤 300g，蒲公英 300g，菝葜 300g，白茯苓 120g，预知子 150g，陈香橼 120g，清甘草 90g，绿萼梅 120g，佛手 120g，砂仁 60g，豆蔻仁 60g，路路通 100g，人参 100g，阿胶（烊化兑入）300g，木香 90g，虎杖 300g。上药煎 3 次，去枯渣，取浓汁，加蜂蜜 500g 溶化后收膏；再加冰糖 200g 熬至滴水成珠为度。每日早晚各服 2 调匙，开水化服。

复诊（2007 年 2 月 26 日）：腰骶部酸痛、下坠感和足跟疼痛明显减轻，发作次数亦明显减少，无明显晨僵出现；二便基本正常，纳食正常，寐可，月经正常；舌淡红，苔薄白，脉细。膏方有效。适逢天气转暖，遂将上方加工成丸药后继续服用，以期巩固疗效。

参考文献　胡建国，陈湘君．陈湘君运用膏方治疗风湿病验案 2 则 [J]. 上海中医药杂志，2010，44（11）：7-8.

第九章 ◇◇◇ 皮肤疾病

第一节 湿疹

【验案】徐某，女，41 岁。初诊时间 2005 年 12 月 23 日。主诉全身反复发疹瘙痒 10 余年。既往有"肠炎"病史，经常腹泻。纳食一般，夜寐尚安，小便畅。检查：身片状红斑、丘疹、结痂，伴有少量脱屑，苔薄舌红，脉濡细。

辨证 肺风热内侵，脾虚湿邪内生，肝虚肌肤失养，肠虚湿注便溏，病损脏腑。

治法 肺健脾养血润肤，厚肠胃，利湿浊，风热可除。

膏方 黄芪 150g，北沙参 120g，百合 90g，党参、焦白术、茯苓各 120g，熟地黄 200g，当归、桑叶、菊花、荆芥、防风各 90g，金银花炭 120g，黄芩炭 90g，马齿苋 300g，山药 150g，焦白扁豆 120g，炒薏苡仁 300g，白鲜皮 150g，地肤子、苦参、煨木香、炒枳壳、桔梗、姜半夏、陈皮各 90g，谷麦芽各 150g，鸡内金 120g，徐长卿、乌梢蛇各 150g，首乌藤 300g，焦山楂 120g，焦六曲 150g，生甘草 30g。另：人参、西洋参、龟甲胶、鳖甲胶各 50g，饴糖、冰糖各 150g，共制成膏。感冒发热、腹泻或胃不适，暂停服药，症缓续服。复诊：2006 年 12 月 15 日。去年服膏方后皮疹未发，近日胸部瘙痒，腰酸，眠差，时便溏，苔薄舌红，脉细。前方有效，不予更改，酌加制狗脊、桑寄生各 120g，酸枣仁 90g，败酱草 150g，阿胶 100g。

参考文献 宋瑜，马绍尧，李咏梅.马绍尧教授应用膏方治疗皮肤病验案[J].浙江中西医结合杂志，2009，19（10）：596-598.

【验案】张某，女，47 岁，小学校长。2015 年 11 月 9 日初诊。主诉：全身反复皮疹 6 年余。患者 6 年前全身散在丘疹伴瘙痒，时轻时重，平素

工作忙以致压力较大，精神紧张，去新加坡学习 1 年好转。之后再发，近数日来全身皮肤干燥，伴瘙痒，曾多次口服西替利嗪及氯雷他定等抗过敏药，外用炉甘石洗剂、尿素霜等，均未见明显好转，纳可，夜寐欠安，大便欠畅，小便正常，月经延迟。刻诊：周身皮肤干燥，脱屑，伴抓痕及色沉，散在丘疹，部分呈苔藓样变，以下肢为重。舌淡苔薄，脉滑。中医诊断：湿疮。

辨证 脾虚湿蕴，肝肾不足，血虚风燥。

治法 健脾疏肝补肾，养血祛风，润燥止痒。

膏方 生黄芪 300g，太子参 150g，炒白术 150g，紫苏梗 120g，姜半夏 90g，广陈皮 120g，银柴胡 120g，赤芍 120g，炒白芍 120g，沙苑子 120g，炒蒺藜 120g，广郁金 150g，合欢皮 120g，佛手片 120g，熟地黄 300g，泽泻 150g，牡丹皮 150g，紫丹参 300g，怀山药 300g，山茱萸 150g，白茯苓 150g，茯神 150g，桑椹 150g，枸杞子 150g，覆盆子 120g，金樱子 120g，炒决明子 150g，菟丝子 150g，北五味子 150g，车前子（包煎）150g，白鲜皮 150g，地肤子 300g，紫草 150g，茜草 120g，苦杏仁（后下）120g，生地黄 300g，苦参 300g，荆芥 120g，防风 120g，蝉蜕 60g，乌梢蛇 120g，酸枣仁 150g，大血藤 300g，鸡血藤 300g，忍冬藤 300g，砂仁（后下）30g，珍珠母（先煎）300g，磁石（先煎）300g，生牡蛎（先煎）300g，赭石（先煎）300g，秦艽 120g，当归 120g，莪术 150g，薏苡仁 300g，地骨皮 120g，吴茱萸 30g，黄连 60g，生甘草 60g。上方 1 料，另加细料：人参 100g，西洋参 150g，阿胶 120g，黄明胶 120g，紫河车粉 60g，羚羊角粉 1.8g，冰糖 300g，饴糖 300g，蜂蜜 200g，黄酒 200g。文火收膏。冬至前后开始，每日晨起空腹及每晚睡前沸水冲服，每次 1 匙，连服 60 日。感冒发热、胃不适或腹泻，暂停服药，症缓续服。经过治疗，1 年后复诊，皮疹发作次数减少，病情明显好转，要求再服，拟守前方化裁。

参考文献 李淑，罗瑞静，彭勇，等．李斌膏方验案举隅 [J]．中医文献杂志，2019（1）：43-46.

第二节 黄褐斑

【验案】戚某，女，47 岁。患者于 1999 年 12 月 10 日因面部黄褐斑，伴夜寐欠安、头晕、乏力1年就诊。自述头昏、畏寒、乏力、夜尿多，腰部酸困，头发变白已有1年，面部黄褐斑明显。近来夜寐不安，胃纳尚可，大便干，余无不适，舌质淡略暗，苔薄白，脉弦细。

辨证 肝肾不足，阴血亏虚，且兼夹有心血瘀阻之象。

治法 补益肝肾，益气养血，佐以健脾活血。

膏方 黄芪300g，党参200g，丹参300g，猪苓150g，茯苓150g，炙何首乌150g，熟地黄120g，当归120g，黄精200g，淫羊藿120g，巴戟天120g，泽泻120g，知母、黄柏各120g，桂枝30g，炮附子30g，菟丝子120g，续断120g，狗脊120g，肉苁蓉150g，怀牛膝150g，泽兰120g，川芎60g，赤芍120g，桃仁120g，红花60g，杜仲120g，桑寄生120g，酸枣仁300g。膏方1料。另以人参50g，紫河车粉50g，阿胶200g，冰糖500g，黑芝麻200g，黄酒为引。2000年11月29日复诊：服膏方后头晕好转，面部黄褐斑已明显减退，现自觉手足冷，偶有惊悸，夜寐欠安，纳食久佳，大便干结，脉细舌净。上方加磁石300g，鸡血藤300g，灵芝300g，山楂150g，谷芽、麦芽各150g，去知母、黄柏，改怀牛膝300g，桂枝60g，炮附子60g，余药同上，再进膏方1料，诸症渐消。

参考文献 贺学林，李夏玉，邓跃毅.陈以平膏方验案举要[J].中医杂志，2002，43（11）：818-819.

【验案】 王某，女，48岁。初诊日期：2013年11月18日。患者面部色斑2年余。2年来颧颊部色斑渐渐增多，经过多种方法治疗，疗效欠佳。近3个月来色斑加重，经量趋少，经色暗黑，经期欠调，胃纳尚可，大便质黏，隔日1次，夜寐多梦，时有腰酸不适，潮热盗汗。查体：两颧颊部色素沉着，呈蝶形分布，境界清楚；舌暗红，苔剥，脉细。西医诊断：黄褐斑。中医诊断：黧黑斑。

辨证 肝肾不足，冲任失调，肤失濡养。

治法 滋阴清热，补益肝肾，调摄冲任。

膏方 熟地黄150g，柏子仁150g，首乌藤300g，合欢皮90g，白菊花90g，白茯苓150g，广木香90g，骨碎补150g，佛手片90g，金樱子150g，芡实 150g，肥知母 90g，关黄柏 120g，炒白芍 150g，五味子 60g，生甘草 90g，金狗脊 150g，制何首乌 150g，怀山药 150g，山茱萸 150g，枸杞子 150g，女贞子 150g，墨旱莲 150g，桑椹 150g，菟丝子 150g，福泽泻 120g，桃仁泥 150g，全当归 120g，北沙参 150g，麦冬 120g，川石斛 90g，怀牛膝 150g，川杜仲 150g，白蒺藜 120g，炒白术 120g，白鲜皮 90g，白僵蚕 90g，川楝子 90g，延胡索 120g，益母草 150g，白花蛇舌草 150g，北柴胡 90g，野葛根 120g，黄芩 90g，香橼皮 90g。辅料：西洋参 100g，高丽参精 70g，阿胶 200g，龟甲胶 50g，鳖甲胶 50g，冰糖 200g，饴糖 100g。黄酒为引，文火收膏。每日晨起空腹及夜间睡前服用。医嘱：感冒、发热、腹泻、伤食、咳嗽等暂停服食，治愈后再服。禁忌：浓茶、绿豆、芥菜、生萝卜等。复诊（2014 年 11 月 24 日）：服膏方后面部黄褐斑已明显减退，续以前方加减。

参考文献　李淑，彭勇，马绍尧，等．李咏梅运用膏方调治黄褐斑经验 [J]．上海中医药杂志，2016，50（12）：24-26．

【验案】姜某，女性，43 岁，公司会计。初诊日期：2014 年 12 月 9 日。主诉：面部色斑 3 年余。3 年来面部出现色斑，逐渐加重，先后去美容院及各医院中西医治疗，均未见明显好转，畏寒，手足凉，纳可，寐安，大便干，偶有隔日，月经量少，色暗。刻诊：颧颊部对称性淡褐斑片，舌淡苔薄白，脉沉细。中医诊断：黧黑斑。

辨证　脾肾亏虚，肝气郁结。

治法　健脾疏肝补肾，益气活血化瘀。

膏方　生黄芪 300g，太子参 150g，炒白术 150g，紫苏梗 120g，姜半夏 90g，广陈皮 120g，银柴胡 120g，赤芍 120g，炒白芍 120g，沙苑子 120g，炒蒺藜 120g，广郁金 150g，合欢皮 120g，佛手片 120g，熟地黄 300g，泽泻 150g，牡丹皮 150g，紫丹参 300g，怀山药 300g，山茱萸 150g，白茯苓 150g，茯神 150g，桑椹 150g，枸杞子 150g，覆盆子 120g，金樱子 120g，炒决明子 150g，菟丝子 150g，北五味子 150g，车前子（包煎）150g，白芷 120g，僵蚕 120g，制黄精 150g，冬瓜子 150g，桃仁 90g，红花 90g，酸枣仁 150g，柏子仁 120g，仙茅 90g，玫瑰花 90g，凌霄花 150g，益母草 150g，积雪草 300g，

桂枝 150g，淫羊藿 90g，红景天 150g，生牡蛎（先煎）300g，龙骨（先煎）300g，苦参 150g，川芎 120g，芡实 300g，生白术 150g，吴茱萸 150g，黄连 60g，生甘草 60g。上方 1 料，另加细料：人参 120g，西洋参 120g，阿胶 150g，黄明胶 100g，紫河车粉 60g，鹿角胶 150g，冰糖 300g，饴糖 200g，蜂蜜 300g，紫河车粉 60g，西红花 10g，黄酒 200g。文火收膏。冬至前后开始，每日晨起空腹及每晚睡前沸水冲服，每次 1 匙，连服 60 日。感冒发热、胃不适或腹泻，暂停服药，症缓续服。经过 1 年膏方调治，口服氨甲环酸片，配合面部祛斑面膜外用，色斑明显减轻，其他症状均有所缓解。

参考文献　李淑，罗瑞静，彭勇，等．李斌膏方验案举隅 [J]．中医文献杂志，2019（1）：43-46.

【验案】程某，女，37 岁。2015 年 12 月 5 日就诊。面色欠佳，时感乏力，腰酸，月经量少，便溏，眼眶周围黑色素生成，病延半年。查体：面部隐见黄褐斑，眶周黑素斑明显。舌淡、苔薄白，脉细。

辨证　肝肾亏虚。

治法　补益肝肾，活血祛斑。

膏方　砂仁、桃仁各 30g，红花、炙甘草、蜂蜜各 50g，核桃仁、龙眼肉、川芎、茵陈、白僵蚕、陈皮各 60g，山茱萸、麦冬、赤芍、杭白芍、青葙子、菟丝子、女贞子、玉竹、鹿角胶各 120g，柴胡、枸杞子、茯苓各 150g，冰糖、西党参各 200g，怀山药、全当归、制黄精、熟地黄、鸡血藤、阿胶、黄酒各 250g，丹参、黄芪各 300g，珍珠母 400g。1 料，制膏后服用。

参考文献　王敏磊，罗维丹，邬成霖．邬成霖应用膏方治疗皮肤病验案三则 [J]．浙江中医杂志，2017，52（11）：856.

【验案】林某，女，30 岁，已婚，2017 年 12 月 8 日初诊。患者诉 2 年前，因家务繁忙，压力骤增，鼻右上方出现色素沉着斑，后逐渐增大，发展到对侧面部，色暗，呈典型蝶状褐斑，伴胸闷不舒，时作太息（++），乳胀（++），神疲无力（+），痛经（++），腰酸（+），夜寐多梦（++），饮食可，偶有便秘。舌暗紫，苔薄白，脉弦缓兼涩。患者于外院予"祛斑霜"外涂，"维生素"口服效果不显。西医诊断：黄褐斑。中医诊断：黧黑

斑。予"祛斑膏方"加减。

辨证 肝郁脾虚，气滞血瘀。

治法 疏肝健脾，理气活血。

膏方 柴胡、郁金、白芍、白术、茯苓、当归、丹参、牡丹皮、女贞子、墨旱莲、菟丝子、桃仁、红花、珍珠母、茯神、白芷、青蒿、地骨皮、山药、益母草、决明子、阿胶、大枣、蜂蜜，5mL/次，2次/d，温水调服。

2017年1月6日二诊，服药一月，斑块明显缩小，颜色变淡，诉情绪较前明显改善，神疲无力（-），乳胀（+），痛经（+），腰酸（+），夜寐多梦（+），饮食尚可，二便尚调。舌淡红，苔薄白，脉弦缓。处方：上方去决明子，加茯神继服1月。

2018年2月7日三诊，患者面部色斑已基本消退，仅隐约可见。患者情志畅，胸闷、太息症状基本消除，神疲无力（-），乳胀（-），痛经（-），腰酸（-），饮食、睡眠可，二便调。舌淡红，苔薄白，脉缓。嘱患者调畅情志，避免阳光曝晒，保持充足睡眠，无须继予膏方治疗。后随访半年，未见复发。

参考文献 李巍群，王建锋，张虹亚.张虹亚运用膏方治疗肝脾失调型黄褐斑经验[J].中医药临床杂志，2019，31（4）：645-647.

第三节 瘙痒症

【验案】张某，男，75岁。初诊日期2005年12月1日。主诉全身皮肤瘙痒反复10余年。患者10年前冬季起病，其后持续反复发作皮肤瘙痒，冬季更甚，夜痒难眠，头晕乏力，时有便溏，曾服各种抗组胺药无效。伴冠心病，夜眠梦多，白日欲睡，血压正常。检查：皮肤干燥，脱屑，抓痕，血痂。苔少舌淡红，脉濡涩。

辨证 心脾肾不足，营血亏损。

治法 健脾益气生血，养血宁心安神，补肾填精和胃，以助运化。

膏方 党参、焦白术、茯苓、山药、焦白扁豆各150g，炙黄芪300g，制何首乌150g，熟地黄200g，当归120g，大白芍150g，山茱萸、金樱子各90g，制黄精、枸杞子各120g，女贞子100g，墨旱莲300g，丹参200g，川芎

90g，仙鹤草 300g，肥玉竹 120g，知母 90g，鸡内金 120g，桔梗 90g，姜半夏、陈皮各 90g，首乌藤 30g，酸枣仁、柏子仁各 90g，白鲜皮 150g，防风、火麻仁、大腹皮各 90g，瓜蒌皮 150g，焦山楂 120g，焦六曲 150g，生甘草 30g，淮小麦、大枣各 200g。另：人参、西洋参各 50g，阿胶 150g，龟甲胶、鳖甲胶各 50g，饴糖 150g，冰糖 100g，蜂蜜 50g，文火共制成膏。感冒发热，腹泻或胃不适，暂停服药，症缓续服。复诊：2006 年 11 月 24 日。服膏方后未再发疹，要求再服，无不适。苔薄舌淡红，脉濡细，拟前法前方。

参考文献　宋瑜，马绍尧，李咏梅．马绍尧教授应用膏方治疗皮肤病验案 [J]．浙江中西医结合杂志，2009，19（10）：596-598.

【验案】邹某，男，69 岁。2015 年 11 月 17 日就诊。皮肤干燥，瘙痒，入冬后四肢凉冷，已有 5 年，二便正常。查体：全身皮肤较干燥，以四肢为甚，伴有抓痕、脱屑，舌淡，苔薄白，脉浮。

辨证　气血不足，血虚风燥，肤失濡养。

治法　益肝养血，祛风止痒。

膏方　桃仁 30g，炙甘草 50g，川芎、羌活、芝麻各 60g，白僵蚕 90g，秦艽、五味子、桂枝、蜂蜜、龙眼肉各 100g，赤芍、杭白芍各 120g，地肤子、柴胡、制何首乌、山茱萸、枸杞子、炒白术各 150g，黄精、熟地黄、鸡血藤各 200g，全当归、太子参、怀山药、黄酒、冰糖各 250g，西党参、黄芪、丹参各 300g，珍珠母 400g，阿胶 500g。1 料，制膏后服用。

参考文献　王敏磊，罗维丹，邹成霖．邹成霖应用膏方治疗皮肤病验案三则 [J]．浙江中医杂志，2017，52（11）：856.

第四节　脱发

【验案】曹女士，36 岁。2003 年 11 月 22 日诊。患者精神疲乏，头晕且痛，脱发颇甚，竟致全脱，为肾精不足之征，"心为君主之官，神明出焉"，心烦，夜寐不安，乃心失所养，月经提前，则为肝肾失调，所幸纳谷尚可，胃气未伤，诊得舌质尖红苔薄白，示阴伤有热也，脉来细缓，为正气不足。

辨证 心肾两虚，肝肾失调。

治法 养心安神，滋补肝肾，调理气血。

膏方 丹参200g，郁金150g，炒酸枣仁300g，天麻150g，获神300g，制何首乌300g，玄参300g，栀子100g，枸杞子150g，黑豆300g，桑椹300g，连翘300g，菊花150g，黑豆衣300g，坎炁10条，五味子100g，生地黄200g，熟地黄200g，山茱萸100g，木香50g，珍珠母300g，生黄芪150g，首乌藤300g，女贞子150g，合欢皮300g，陈皮80g，石斛150g。上药煎3次，取汁。加阿胶（烊化）300g，冰糖500g收膏。随访：服膏方3月后脱发之处已生新发，精神渐振，夜寐得安。

参考文献 徐瑛，陈晓蓉. 张云鹏膏方医案举隅 [J]. 中医文献杂志，2004（4）：35-36.

【验案】患者，男性，20岁，学生，因"脱发2个月"于2001年12月17日初诊。正值高考备考之时，大片脱发，日落数百根，头顶稀疏，可见头皮，经服养阴补血之剂两月后脱发未减，而油腻反增，头发1日不洗即油腻不堪，而于同年10月17日求诊杨师。当时自诉多梦，心烦，易怒，头晕，耳鸣时作，腰酸，大便三日一行，舌质干红，苔薄中腻黄，脉弦细。证属肝肾阴亏，肝风上扰，湿热内蕴之象。予杨师自拟"养阴平肝方"加减，配合炒僵蚕、白蒺藜、丝瓜络祛风通络；忍冬藤、蒲公英、白鲜皮、地肤子清热利湿之剂治疗两月后，诉脱发大减，多梦、心烦、头晕等明显好转，大便正常，苔薄中腻，黄苔已除，但舌质仍干红，脉细弦。予膏方调理。

辨证 肝肾阴亏，湿浊内蕴。

治法 祛风除湿，补肾安神。

膏方 明天麻100g，枸杞子500g，钩藤150g，杭白芍150g，炙甘草50g，太子参300g，生地黄、熟地黄各150g，山药150g，山茱萸50g，牡丹皮100g，泽泻100g，茯苓150g，炒杜仲300g，炒狗脊150g，川石斛150g，北沙参300g，麦冬100g，炒僵蚕100g，丝瓜络150g，白蒺藜150g，制何首乌150g，制玉竹150g，炒酸枣仁300g，首乌藤300g，白鲜皮100g，地肤子

100g，炒谷芽、炒麦芽各 150g，绿梅花 100g，玫瑰花 30g，佛手片 60g，炙鳖甲 150g。1 料，诸药煎浓汁。另：龟甲胶 250g，阿胶 250g，核桃仁 250g，大枣 250g，冰糖 500g。收膏。服用膏方两月后诉脱发止，油腻除，头顶新发生，睡眠、二便正常。

参考文献　李航. 杨少山膏方调治疑难杂病验案举隅 [J]. 中医药通报，2007，6（5）：55-57，60.

【验案】钟某，女，41 岁。2013 年 1 月 2 日就诊。全身皮肤瘙痒，时感乏力，伴有脱发增多，月经量少，入冬手足凉冷，二便正常，病延数年。面部隐现肝斑，头发稍显稀疏，舌淡紫，苔薄白，脉浮细。

辨证　气血不足，肝肾阴亏。

治法　滋补肝肾。

膏方　西红花 8g，砂仁、桃仁各 30g，炙甘草 50g，芝麻、陈皮、丹皮、川芎各 60g，白僵蚕 90g，蜂蜜、桂枝、灵芝、核桃仁（研）各 100g，山茱萸、赤芍、杭白芍各 120g，女贞子、柴胡、枸杞子、制何首乌、炒白术、麦冬、玉竹各 150g，菟丝子 200g，全当归、黄芪、怀山药、太子参、制黄精、熟地黄、鸡血藤、冰糖各 250g，西党参、丹参 300g，珍珠母 400g，阿胶、黄酒 500g。1 料，制膏后服用。

参考文献　王敏磊，罗维丹，邬成霖. 邬成霖应用膏方治疗皮肤病验案三则 [J]. 浙江中医杂志，2017，52（11）：856.

【验案】患者，女，45 岁，2016 年 10 月 25 日初诊。主诉：反复脱发 5 年。现病史：5 年来头发稀疏、易落，发量渐少，夏秋季尤甚，经过多种方法治疗，疗效欠佳，伴头发早白，面部色斑。近 1 年脱发加重，无明显季节性，平均每日掉发 200～250 根，经期欠调，经量渐少，经行挟血块，胃纳尚可，大便日行，夜寐欠安，腰酸时作，潮热盗汗。查体：发量稀疏，发质油腻，头顶似见头皮，伴见少量白发，两颧颊部蝶形色素沉着。舌质红，苔薄，脉弦细。西医诊断为脂溢性脱发，中医诊断为发蛀脱发。

辨证　肝肾不足，冲任失调，发失濡养。

治法　补益肝肾，滋阴清热，调摄冲任。

膏方 生地黄、熟地黄各 150g，制何首乌 150g，怀牛膝 150g，川杜仲 150g，山茱萸 150g，枸杞子 150g，女贞子 150g，墨旱莲 150g，桑椹 150g，菟丝子 150g，骨碎补 150g，金狗脊 150g，生侧柏叶 120g，五味子 60g，山药 150g，福泽泻 120g，桃仁泥 150g，全当归 120g，酸枣仁 120g，柏子仁 150g，首乌藤 300g，合欢皮 90g，肥知母 90g，关黄柏 120g，牡丹皮 120g，丹参 120g，地骨皮 120g，白花蛇舌草 150g，葛根 120g，炒白芍 150g，茯苓 150g，芡实 150g，北沙参 120g，麦冬 120g，广木香 90g，佛手片 90g，川楝子 120g，仙茅 120g，淫羊藿 120g，巴戟天 120g，芝麻 90g，生甘草 90g。辅料：西洋参 100g，高丽参精 70g，金钗石斛 20g，阿胶 150g，龟甲胶、鳖甲胶各 50g，饴糖、冰糖各 150g。文火收膏。每日晨起及夜间睡前空腹服用，30g/ 次，温开水冲服，疗程为 2 个月。

2017 年 11 月 14 日复诊：服膏方后脱发数量明显改善，平均每日掉发 150～200 根，面部色斑减淡，续服前方加减。

参考文献 吴孙思，李咏梅．李咏梅教授运用膏方治疗脂溢性脱发临床举隅 [J]．中国中西医结合皮肤性病学杂志，2018，17（6）：546-549.

【验案】周某，男，49 岁，汽车城工人。2015 年 11 月 10 日初诊。主诉：头发多油 5 年伴头发脱落半年余。患者 5 年来头发多油，因工作需要经常倒夜班，近半年来出现脱发，曾服精乌胶囊、活力苏口服液，外用希尔生洗液、康王洗剂等，效果均不佳，于是每日洗头，油脂仍然较多，脉压差小，畏寒，腰膝酸软，骨质疏松，偶有胃部不适，夜寐易醒，大便干，小便有泡沫。刻诊：发顶稀疏，头皮外露，头发油腻，头皮无潮红及脱屑。舌淡苔薄，脉弦。中医诊断：发蛀脱发。

辨证 脾虚湿蕴，肾虚阳气不足。

治法 健脾除湿 补肾温阳，益气养血。

膏方 生黄芪 300g，太子参 150g，炒白术 150g，紫苏梗 120g，姜半夏 90g，广陈皮 120g，银柴胡 120g，赤芍 120g，炒白芍 120g，沙苑子 120g，炒蒺藜 120g，广郁金 150g，合欢皮 120g，佛手片 120g，熟地黄 300g，泽泻 150g，牡丹皮 150g，紫丹参 300g，怀山药 300g，山茱萸 150g，白茯苓 150g，茯神 150g，桑椹 150g，枸杞子 150g，覆盆子 120g，金樱子 120g，炒决明子

150g，菟丝子 150g，北五味子 150g，车前子（包煎）150g，黄精 300g，墨旱莲 150g，桂枝 120g，当归 300g，仙茅 120g，淫羊藿 120g，巴戟天 120g，肉苁蓉 120g，黄柏 120g，盐知母 120g，川芎 120g，白芷 90g，鹿角片（先煎）120g，龟甲 120g，制狗脊 150g，火麻仁 150g，柏子仁 120g，苦杏仁（后下）120g，虎杖 120g，牛蒡子 120g，薏苡仁 300g，砂仁（后下）30g，吴茱萸 30g，黄连 60g，生甘草 60g。上方 1 料，另加细料：人参 120g，西洋参 150g，阿胶 150g，黄明胶 100g，紫河车粉 60g，三七粉 60g，紫皮枫斗 60g，冰糖 200g，饴糖 200g，蜂蜜 200g，黄酒 200g。文火收膏。冬至前后开始，每日晨起空腹及每晚睡前沸水冲服，每次 1 匙，连服 60 日。感冒发热、胃不适或腹泻，暂停服药，症缓续服。经过 3 年膏方调治，上方辨证加减，头发出油量明显减少，已无明显掉发。

参考文献 李淑，罗瑞静，彭勇，等 . 李斌膏方验案举隅 [J]. 中医文献杂志，2019（1）：43-46.

【验案】谭某，女，33 岁，湖北随州人，初诊（2014 年 7 月 16 日）：患者诉脱发 5 年，伴头昏，乏力，心悸，气短，月经量少，皮肤瘙痒，头皮屑多，舌质暗红苔薄白，脉弦细。成师虑其 7 月炎炎酷暑，恐服膏方不便，遂予汤剂每日煎服。

辨证 肝肾不足，血虚风燥，兼有气虚。

治法 和血祛风，滋补肝肾，健脾化湿。

膏方 生地黄 30g，当归 12g，川芎 10g，白芍 15g，制何首乌 30g，白蒺藜 30g，女贞子 30g，墨旱莲 30g，羌活 10g，防风 10g，侧柏叶 10g，桑叶 10g，桑椹 30g，枸杞子 15g，补骨脂 15g，菟丝子 15g，白鲜皮 30g，黄芪 30g，茯苓 15g，鸡血藤 30g，透骨草 30g，砂仁 6g，火麻仁 15g。另予透骨草 1000g 煎水洗头。

二诊（2014 年 9 月 10 日）：诉服药后脱发减轻，皮肤瘙痒好转，月经量稍增，舌脉同上，守上方加减续进，予膏方 1 料：生地黄 300g，当归 150g，川芎 100g，白芍 150g，制何首乌 300g，白蒺藜 300g，防风 100g，羌活 100g，藁本 100g，女贞子 300g，墨旱莲 300g，桑叶 100g，侧柏叶 100g，人参 100g，生白术 150g，茯苓 100g，炒酸枣仁 200g，黄芪 300g，知母 150g，桑椹 300g，枸杞子 150g，菟丝子 150g，补骨脂 150g，黄柏 100g，火麻仁 150g，鸡血藤 300g，砂仁 60g，陈皮 100g，阿胶 150g，龟甲胶 100g，透骨草 300g，黑芝麻 250g，核桃仁 250g，饴糖为膏。每服 1 汤匙，日 3 次。

三诊（2015 年 1 月 14 日）：诉服膏方后脱发已愈，新发渐生，现为月经不调来诊。

参考文献　昝俊杰，雷辉，成肇仁．成肇仁临床运用方药治疗脱发的经验 [J]．湖北中医杂志，2018，40（8）：25-27．

第五节　带状疱疹

【验案】患者，女，75 岁，2014 年 7 月 15 日初诊。主诉：左侧胁肋部疼痛 3 年，加重 1 周。患者 3 年前患有胁肋部带状疱疹，经治疗症状好转，遗留有肋间神经痛症状，偶有发作，1 周前劳累后胁肋部疼痛症状加重，偶有胸闷憋气，腹部胀闷不适，情绪烦躁，平素畏寒，不欲饮食，乏力，眠差多梦，二便调。既往有高血压病史 10 年，口服苯磺酸氨氯地平，血压控制在 130/80mmHg；高脂血症病史 10 年，平日口服阿托伐他汀钙，血脂控制平稳；糖尿病病史 8 年，口服二甲双胍缓释片，空腹血糖维持在 6.7mmol/L，餐后 2h 血糖 9.0mmol/L；老年性白内障病史 3 年。体格检查：血压 135/80mmHg，神清，精神差，因胁肋部疼痛，偶有呻吟，左侧胁肋部皮肤颜色正常，皮温略高，无明显斑疹，无压痛及反跳痛。心肺听诊未见明显异常，双下肢不肿，舌暗红，苔稍黄腻，脉弦涩。心电图示：窦性心律，ST 段轻度改变。根据病史、查体及四诊合参，诊断为带状疱疹后遗神经痛。急则治标，缓解左侧胁肋部疼痛，并调理脾胃，给予开路方：丹参 30g，檀香 9g，砂仁 6g，川芎 10g，当归 20g，香附 12g，北柴胡 15g，白芍 15g，黄芩 12g，土茯苓 20g，马齿苋 20g，黄柏 10g，金银花 12g，苦参 15g，焦三仙各 30g，陈皮 10g，木香 10g，远志 10g，茯神 15g，延胡索 15g。7 剂，水煎服，每日 1 剂。2014 年 7 月 23 日二诊：疼痛症状缓解，睡眠改善，仍有腹部胀闷不适，在初诊方基础上加入鸡内金 10g，厚朴

12g，枳壳 12g，郁金 12g。14 剂。2014 年 8 月 5 日三诊：食欲增加，无明显腹部胀闷。进行膏方综合治疗，结合患者现有临床症状及高血压病、高脂血症、糖尿病、老年性白内障病史，处以膏方。

辨证 肝郁气滞，痰瘀阻络。

治法 益气养阴，清热解毒，行气活血，通络止痛。

膏方 黄芪 360g，麦冬 180g，五味子 108g，太子参 360g，炒栀子 180g，淡豆豉 140g，百合 140g，天麻 150g，川牛膝 150g，怀牛膝 150g，龙骨 150g，牡蛎 150g，石决明 150g，熟地黄 140g，生地黄 140g，陈皮 180g，木香 108g，焦三仙各 120g，延胡索 108g，北柴胡 180g，白芍 180g，黄芩 180g，黄精 180g，党参 180g，麸炒白术 180g，醋香附 108g，阿胶 108g，龟甲胶 108g，鳖甲胶 108g，大枣 60g，茯苓 180g，茯神 180g，远志 140g，酸枣仁 360g，龙齿 150g，柏子仁 108g，首乌藤 180g，鸡血藤 300g，桂枝 108g，小茴香 108g，赤芍 108g，川芎 108g，红花 108g，土鳖虫 60g，乌梢蛇 90g，密蒙花 108g，玫瑰花 108g，菊花 108g，黄连 150g，珍珠母 108g，胡芦巴 130g，葛根 130g，天花粉 180g，鬼箭羽 150g，山楂 150g，桑叶 150g，荷叶 150g，泽泻 130g，淫羊藿 108g，土茯苓 108g，蝉蜕 108g，苦参 150g，黄柏 150g，金银花 150g，野菊花 150g，蒲公英 120g，鱼腥草 300g，郁金 108g，厚朴 180g，枳壳 108g，炙甘草 108g。辅料为木糖醇。药物制成膏方共 120 袋，每袋 10g，早晚各服 1 袋。服用 60 天后，患者临床症状明显缓解，测空腹血糖 6.3mmol/L，血压 130/80mmHg，血脂控制平稳，纳食可，眠可，二便调，胁肋部疼痛未见复发。

参考文献 相田园，靳冰，宋芊，等．高普膏方治疗带状疱疹后遗神经痛经验 [J]．中医杂志，2016，57（7）：555-557．

第六节 银屑病

【验案】秦某，女，24 岁。初诊时间 2006 年 11 月 11 日。主诉全身皮疹伴瘙痒反复发作 20 年，复发 1 个月。患者有银屑病，病史逾 20 年，每年冬季发作，伴剧烈瘙痒，夜难安寐。曾经"迪银片"及中药治疗，皮疹仍时有发作。月前皮疹复发以来，瘙痒仍剧，纳可，夜寐差，二便尚调。检查：躯干、四肢散见大小不等点滴状至钱币状红斑，色泽鲜红至淡红，伴有少量细薄脱屑，皮肤干燥。苔薄舌红，脉细数。

辨证 气阴两虚，肝火易升，风邪外袭，夹内热蕴积，日久耗津，肌肤失养，血燥显现。

治法 养阴清热，益气养血，祛风止痒。

膏方 生地黄300g，玄参、麦冬各120g，赤芍、牡丹皮各90g，板蓝根300g，桔梗90g，白茅根、白花蛇舌草、白鲜皮各300g，苦参120g，土茯苓、菝葜、蜀羊泉、石见穿、丹参、虎杖、矮地茶各300g，苏木、煨木香、枳壳、柴胡、当归、黄芩各90g，生甘草30g，枸杞子、女贞子各120g，墨旱莲300g。另：人参、龟甲胶、冰糖各50g，阿胶、饴糖各100g，共制成膏。

复诊（2007年11月17日）：服膏方后皮疹未有复发，有乏力，夜尿多。苔薄舌红，脉濡细。乃气血渐复，肝肾有亏损之象，拟前方加补益肝肾之药。续守前方，酌加山茱萸、焦山楂各120g，桑寄生、焦六曲、谷麦芽各150g。另：人参、西洋参各50g，阿胶100g，龟甲胶50g，鹿角胶300g，鳖甲50g，饴糖、冰糖各150g。

参考文献 宋瑜，马绍尧，李咏梅.马绍尧教授应用膏方治疗皮肤病验案[J].浙江中西医结合杂志，2009，19（10）：596-598.

第十章 ◇◇◇ 眼耳鼻喉疾病

第一节 慢喉喑

【验案】林某，女，34岁，从事销售行业，既往声音嘶哑2年余。2012年6月于外院行左声带息肉手术，术后1个月自觉声音较前有所恢复。术后3个月因业务繁忙，工作压力大，声嘶再发，未予理会，日益严重，2012年12月20日于邱老师门诊求治。患者因工作常需出差在外，煎煮中药不便，故请求膏方治疗。刻下：面色萎黄，消瘦，声音嘶哑，说话费力，咽中痰黏感，微咽痛、咽干，无口苦，纳差，心烦多梦，白发增多，腰酸，白带多，呈豆腐渣状，阴部瘙痒，二便调。舌暗红，苔微黄白腻，脉细滑。喉镜下见杓间及声带肌暗红充血，左声带边缘前中1/3可见暗红隆起。

辨证 血瘀痰凝夹脾虚湿热，肾阴不足。

治法 行气活血，化痰开音，兼以健脾祛湿，补肾养阴。

膏方 白术150g，茯苓150g，甘草100g，当归100g，白芍150g，熟地黄200g，黑枣150g，熟党参200g，牡丹皮150g，栀子100g，柴胡100g，薄荷50g（后下），鸡血藤200g，首乌藤200g，木蝴蝶100g，丹参150g，燀桃仁100g，墨旱莲150g，女贞子100g，阿胶200g（烊化），鹿角胶100g（烊化），醋龟甲200g（先煎），蜂蜜500g，黄酒300mL，佛手80g，诃子100g，郁金100g，姜厚朴80g，陈皮50g。每日早晚1勺，白开水兑入150mL冲服，连服2个月。嘱放松心情，注意休息。服膏方后患者面色红润，自觉声音恢复尚可，说话费力程度较前减轻，无咽中痰黏感，无咽痛、咽干，纳眠可，白带正常。喉镜提示声带无明显充血，左声带息肉较前体积缩小。

参考文献　李丽君，巫丹，刘海媚，等．邱宝珊运用膏方治疗慢喉喑临床经验 [J].山东中医杂志，2018，37（2）：145-147.

第二节　口腔溃疡

【验案】患者林某，男，52 岁，从事行政领导工作，事物繁杂，应酬较多，常口腔溃疡反复发作，发时疼痛较甚，影响饮食，曾服用复合维生素 B$_2$、维生素 E 胶囊，局部外用"易可贴"、锡类散等药物治疗，但效果不显著，每月均发作 3～4 次。自觉夜寐梦多早醒，午后潮热，小便黄，口唇红赤，舌质偏红，苔薄黄腻，脉弦滑。

辨证　阴血火旺，热扰心神。

治法　滋阴降火，清心安神。

膏方　炙鳖甲 300g，生地黄 300g，玄参 360g，天冬 300g，大麦冬 300g，黄连 100g，生甘草 100g，白残花 150g，地骨皮 300g，熟酸枣仁 450g，知母 300g，首乌藤 450g，百合 360g，莲子心 100g，藿香 300g，芦根 450g，生蒲黄（包）300g，马勃 150g，诃子 180g，西青果 200g，黄柏 200g，凤凰衣 180g，赤芍 300g，炒谷芽、炒麦芽各 300g，炒六曲 300g，炙鸡内金 300g。以阿胶 300g，蜂蜜 1000g 收膏。早晚空腹各服 1 匙，开水冲服或含化。如遇感冒等急性病时暂停服。忌萝卜、烟酒、浓茶、辛辣及虾、蟹等发物。次年冬季患者仍来就诊，自述去年连续服用膏方共两剂，口腔溃疡每月发作次数发作频率渐少，尿色渐转清，但仍有间歇性失眠、焦虑，舌质红，苔黄腻，脉弦。原方加三七粉 100g，南沙参、北沙参各 360g，合欢皮 450g，如法治膏。半年后随访患者口腔溃疡基本未再发作，夜寐明显好转。

参考文献　范嵘．运用膏方治疗复发性口腔溃疡的体会 [J].内蒙古中医药，2011（15）：66.

【验案】患者，男，44 岁，2017 年 11 月 22 日初诊。患者有"口腔溃疡"病史，平素易感疲乏，胃脘胀，有时口气重，进食不慎后加重，伴眼花涩，口干，苔白微腻，脉细弦稍数。病位在胃与口腔黏膜。

辨证　胃脾不和，湿浊化热瘀结。

治法 运脾利气，清热化湿，散瘀和胃。

膏方 党参150g，北沙参150g，炒白术150g，苍术150g，猪苓、茯苓各100g，生薏苡仁300g，竹茹、竹叶各100g，陈皮100g，生黄芪300g，女贞子150g，生白芍150g，炒枳壳100g，六曲300g，鸡内金150g，怀山药300g，炒黄芩150g，茵陈300g，金银花150g，生蒲黄100g，枸杞子200g，菊花100g，川石斛150g，清甘草50g，土茯苓200g，萆薢150g，藤梨根300g。煎取浓汁，文火熬糊，纳朝白参200g（另煎取汁），西洋参100g（另煎取汁），阿胶100g（黄酒烊化），龟甲胶100g（黄酒烊化），冰糖200g，麦芽糖200g，溶化收膏，每晨起、卧前各1匙。2018年12月1日二诊，患者服膏方后胃脘不适症状已瘥，偶有作胀，口腔溃疡未作，有时感胸闷、眼花、烘热，苔薄白，脉细虚弦。再拟原法出入调治。

参考文献 李泉晶.洪善贻膏方调治脾胃病验案撷菁[J].中国乡村医药，2022，29（1）：15-16.

第三节　过敏性鼻炎

【验案】黄某，中年男性，公司主管。2010年10月就诊。患者平素容易反复感冒，有过敏性鼻炎病史多年，多处求医效果不显著。晨起打喷嚏、流清涕症状明显，畏寒，甚者热天仍需穿长袖衣服，天气转凉、入空调房或感冒后以上症状加重。患者初诊时，适逢感冒过后，打喷嚏、流清涕、畏寒，胃纳一般，眠可，二便尚调。舌淡，脉弦。

辨证 肺脾肾阳虚。

治法 补肺脾肾。

膏方 熟地黄150g，山茱萸150g，牡丹皮100g，泽泻100g，云茯苓150g，怀山药150g，北黄芪200g，白术150g，防风100g，白芷80g，陈皮50g，辛夷100g，桂枝80g，苍耳子80g，巴戟天100g，肉苁蓉150g，枸杞子100g，合欢皮100g，首乌藤150g，熟附子100g，法半夏100g，黄芩80g，黄连50g，金樱子100g，细辛30g，肉桂150g，党参200g，杜仲100g，桑寄生150g，大枣100g，鹿角胶250g，龟甲胶150g，蜂蜜500g，阿胶250g，紫河车 60g。患者服膏方 1 月余，畏寒、流清涕、打喷嚏等症状逐渐消失，自觉精力充沛，抵抗力增强，半年来未再发生感冒，效果显著。

参考文献　陈瑞芳，常少琼.膏方调治过敏性鼻炎验案举要 [J]. 光明中医，2012，27（6）：1228-1229.

【验案】冯某，女，44 岁，广州人，2015 年 11 月 18 日初诊。过敏性鼻炎 2 余年，反复不愈，发作时鼻塞流涕，打喷嚏，遇冷空气加重，四肢不温，素易患口腔溃疡，纳呆，餐后腹胀，嗳气，难入眠，烦躁，大便溏，每天解 2 次，小便清。舌质淡，苔薄黄，脉沉细。西医诊断：过敏性鼻炎。中医诊断：鼻鼽病。嘱患者先服用开路方，再服膏方。开路方如下：人参 15g，法半夏 10g，干姜 10g，黄芩 10g，黄连 5g，大枣 15g，黄芪 10g，丹参 10g，合欢皮 15g，首乌藤 30g，炙甘草 10g。7 剂，水煎服，每天 1 剂，早、晚温服，每次 200mL。

辨证　脾肺气虚，卫阳不足，兼寒热错杂。

治法　补益脾肺，调和寒热。

膏方　人参 80g，黄芪 60g，丹参 60g，盐杜仲 60g，盐牛膝 60g，车前子 60g，柴胡 60g，郁金 60g，法半夏 50g，干姜 50g，黄芩 80g，黄连 50g，大枣 60g，炙甘草 50g，合欢皮 60g，首乌藤 80g，玄参 60g，生地黄 60g，麦冬 60g，白术 60g，防风 50g，辛夷 60g，苍耳子 60g，白芷 60g，炙麻黄 60g，淡附片 50g，细辛 30g，酒萸肉 60g，当归 50g，紫河车 60g，枸杞子 60g，菟丝子 60g，黄精 60g，麦芽 50g。上药煎取浓汁，文火熬糊加入阿胶 100g，饴糖 150g，龟甲胶 100g，溶化收膏。每天早、晚各服 1 匙，温水冲服。2016 年 1 月 27 日复诊：患者诉诸症明显好转，予原膏 1 剂以巩固疗效。

参考文献　周波，张万年，黄丽娜，等.陈瑞芳在膏方中运用半夏泻心汤的经验 [J]. 湖南中医杂志，2017，33（4）：38-39.

第十一章 ◇◇◇ 血液肿瘤疾病

第一节 肺癌

【验案】李某，男，63 岁。2011 年 11 月 29 日诊。患者因咳嗽反复发作，查 CT 示肺占位，2011 年 3 月行左肺全切术，病理：中央型鳞癌，未见淋巴结转移。术后行 3 次化疗，6 月 28 日开始至门诊就诊，后服中药汤剂。刻下：咳嗽较前好转，仍见痰白易咳出，胃纳差，饥不欲食，乏力，体虚，易感冒，二便调，舌淡边见齿痕，苔白润，脉细。

辨证 肺阴不足。

治法 滋阴润肺。

膏方 枇杷叶 150g，南沙参 250g，北沙参 250g，天花粉 250g，苦杏仁 150g，鸭跖草 250g，百合 250g，玉竹 250g，桔梗 90g，麦冬 250g，浙贝母 150g，百部 250g，黄精 250g，熟地黄 250g，黄芩 150g，生地黄 250g，制半夏 150g，紫菀 150g，黄芪 250g，天冬 250g。上味共煎取浓汁，文火熬糊，再入龟甲胶 150g、饴糖 500g 等烊化收膏。同时服用经验方——解毒方（方含猫人参、石见穿、山慈菇、鸡内金等）。服膏方 1 月，复查 CEA、CA199、CA125、CA153、AFP、SCC 等均无异常。后复诊继服中药汤剂巩固治疗。

参考文献 汪猛，秦凯健，戴功建，等 . 凌昌全运用膏方治疗肿瘤验案 5则 [J]. 江苏中医药，2016，48（8）：45-47.

【验案】陈某，女性，71 岁，2013 年 1 月 23 日初诊。因"咳嗽胸痛反复半年余"于 2011 年末发现右上肺肿瘤，行右上肺肿瘤切除术 + 淋巴结清除术，术后病理提示腺癌，淋巴 5/11 转移，化疗 5 次。就诊时患者形体消瘦，颜面色黄，反复咳嗽，活动后明显，咳痰量少，色白质黏稠，声嘶，胸骨后灼热感，时有嗳气吞酸，饮食二便尚调，舌质淡暗，苔薄白有

瘀点，脉细。诊断为肺积。首予党参12g，黄芪15g，苦杏仁10g，紫苏子10g，山药12g，炒白术10g，炒白芍10g，薏苡仁12g，茯苓12g，麦冬10g，川贝母粉6g，煅瓦楞子12g，山慈菇12g，白花蛇舌草12g，甘草6g。共7剂，1日1剂，水煎分2次服用。1周后患者诉咳嗽稍减少，嗳气吞酸稍好转，予膏方服用。

辨证 气血亏虚，痰瘀毒互结。

治法 补益气血，健脾化痰，化瘀祛毒。

膏方 太子参120g，西洋参60g，黄芪150g，炙黄精120g，熟地黄120g，当归120g，炒白术100g，炒白芍100g，天冬110g，麦冬110g，川贝母粉70g，山慈菇120g，蜂房100g，夏枯草150g，煅牡蛎150g，白花蛇舌草150g，炒枳实100g，瓜蒌子60g，瓜蒌皮60g，制半夏100g，陈皮80g，薤白120g，砂仁40g，黄连45g，淡吴茱萸30g，煅瓦楞子120g，制香附100g，炙桑白皮100g，葶苈子100g，紫苏子100g，薏苡仁150g，紫菀100g，款冬花100g，炙百部100g，黄芩100g，山茱萸100g，枸杞子100g，女贞子100g，墨旱莲100g，猪苓120g，茯苓120g，木香60g，川芎100g，紫石英150g，郁金100g，山药350g，大枣200g，炙甘草60g，焦栀子100g，鹿角片60g，白果150g，阿胶90g。辅料选择莲子250g，银耳100g，核桃仁250g，蜂蜜150g，冰糖500g，生梨2000g。浓煎制膏，每日早晚各1匙，开水冲服。

参考文献 盛夏，单双双. 奚肇庆教授膏方调治肺癌的临床经验[J]. 中国现代医生，2018，56（22）：145-147.

第二节　肠癌

【验案】赵某，女，55岁。2011年12月13日诊。患者2010年1月始发现大便夹血，未予重视，后症情未减，2010年9月6日肠镜提示直肠癌，9月14日行直肠癌经腹前切除术+末端回肠造口术，术后行放疗29次，2010年12月始行化疗，共计6次，末次2011年5月6日。2011年6月15日至门诊就诊，后多次就诊调整处方。2011年11月查血常规：白细胞计数4.54×10^9/L，中性粒细胞比例73.5%，淋巴细胞比例18.3%，红细胞

计数 $3.85×10^{12}$/L，血红蛋白 95g/L，血小板计数 $345×10^{9}$/L，肝功能无明显异常，CEA 5.6μg/L。12 月 5 日肠镜示直肠癌术后复发，异时性多发大肠癌。刻下：腰酸，胃纳一般，伴恶心感，大便色黑，寐差，小便痛，腹隐痛，全身乏力，口苦，舌淡紫、苔白腻，脉细数。

辨证 湿滞血瘀。

治法 活血化瘀，芳香化湿。

膏方 丹参 250g，川芎 150g，赤芍 150g，桃仁 150g，红花 90g，郁金 150g，山楂炭 180g，淫羊藿 150g，鸡血藤 450g，石菖蒲 150g，灵芝 450g，黄精 250g，延胡索 250g，当归 150g，黄芪 250g，枸杞子 250g，首乌藤 250g，生地黄 250g，生牡蛎 450g，葛根 250g。上味共煎取浓汁，文火熬糊，再入龟甲胶 150g、饴糖 500g 等烊化收膏。同时服用藿香正气软胶囊。嘱服膏方月余，膏尽来诊。

参考文献 汪猛，秦凯健，戴功建，等. 凌昌全运用膏方治疗肿瘤验案 5 则 [J]. 江苏中医药，2016，48（8）：45-47.

第三节 食管癌

【验案】丁某，男，68 岁。2004 年 12 月 9 日初诊。患者年近古稀，患食管癌术后，近服外院抗癌中药后，泛吐清水，甚则食后呕吐，嗳气频作，多食则胃胀，大便溏而次数多，夜尿频多，四肢不温，伴形寒畏冷，尤其以胸口胃脘自觉如冰袋压迫之感，术后一直服用质子泵抑制剂、胃肠功力制剂以及香砂养胃丸等未效。舌淡暗，苔薄白而润，脉细弱。

辨证 胃腑阳气虚衰，阴寒凝结中焦。

治法 温肾补虚以益火之源。

膏方 肉桂 30g，干姜 30g，炙黄芪 300g，山药 200g，当归 60g，炒白术 120g，党参 150g，茯苓 120g，沉香 30g（后下），制半夏 90g，炙甘草 60g，紫河车 90g，陈皮 90g，枳壳 90g，杜仲 120g，乌药 60g，益智仁 90g，灵芝 120g，炒薏苡仁 200g，砂仁 30g（后下），吴茱萸 20g，炒白扁豆 120g，炒谷芽、炒麦芽各 120g，芡实 90g，防风 45g，海螵蛸 120g，丹参 120g。上味浓煎两次，取汁过滤，和入阿胶200g，鹿角胶90g，冰糖250g，绍酒少许，收膏早晚分服。遇感冒发热时暂停服用。服药后4周，胃脘怕冷、泛吐清水、嗳气诸症明显减轻，大便成形，夜尿明显减少，舌质转红。2005年1月7日诊：在原方基础上去乌药、益智仁，加补骨脂90g，党参易红参60g，旋覆花90g，炮鸡内金120g，再服1料膏方调理。随访至今身体康健。

参考文献　江松平，祝智宇.基于脏腑阴阳立论之慢性脾胃病膏方辨治验案4则[J].江苏中医药，2014，46（4）：56-57.

第四节　胃癌

【验案】患者薛某，男，72岁，既往有2型糖尿病病史，目前血糖控制良好。胃癌Ⅲ期（T3N2M0）术后7年，术后病理：胃小弯低分化腺癌，大小约3cm×2cm，侵及浆膜层，未累及邻近器官，淋巴结（11/19）。术后行FOLFOX4方案化疗6周期，顺铂腹腔灌注化疗2周期，定期复查均未见明显复发转移。7年来反复出现进食后胸骨后疼痛，有闷堵感，平素不欲饮食，少食后即饱胀，晨起及晚餐后至睡前反酸较重，平素时有嗳气并呕吐清水，腹部畏寒，得温则舒，四肢不温。2008年9月7日入院时患者形体消瘦（体重47kg），不思饮食，呕吐大量清水痰涎，反酸较重，无法平卧，大小便正常，睡眠尚可，舌质淡紫，苔薄白腻，脉沉细弱。入院后查胃镜提示：食道广泛糜烂，反流性食管炎。病理提示：慢性浅表性胃炎，伴淋巴滤泡增生；反流性食管炎。行PET-CT检查未提示有转移病灶。

辨证　脾胃虚寒。

治法　温中补虚，益气温阳。

膏方　党参150g，炙黄芪150g，炒白术100g，茯苓150g，山药150g，全当归100g，白芍100g，木香100g，砂仁（后下）30g，桔梗50g，炮姜炭30g，吴茱萸30g，肉豆蔻50g，台乌药100g，川厚朴100g，炒薏苡仁200g，炒白扁豆150g，枸杞子150g，煅瓦楞子（先煎）300g，山茱萸150g，生地黄、熟地黄各150g，枳壳100g，香橼皮100g，佛手150g，陈皮100g，法半夏100g，郁金100g，五味子50g，炙鸡内金100g，阿胶250g，生山楂150g，煅龙骨、煅牡蛎各 200g，蒲公英 150g，神曲 150g，炙甘草 30g，炒谷芽、炒麦芽各 150g。上方加西洋参 50g，人参 50g，木糖醇 100g，大枣 200g，核桃仁 200g，龙眼肉 100g 诸辅料熬膏，早晚各服 1 汤匙（约 30g），温水送服。患者坚持服用半年后食欲明显增加，饱胀感减轻，未再呕吐清水痰涎，嗳气反酸及腹部冷痛等症状显著好转。2009 年 10 月再次入院复查各项指标未见明显异常，体重增至 53kg。

参考文献　谷雨，刘沈林．刘沈林教授膏方调治胃癌术后虚证病案举隅 [J]．辽宁中医药大学学报，2010，12（11）：120-122.

【验案】患者王某，女，60 岁，胃癌 IB 期（T2N0M0）术后 4 年，术后病理：胃角低分化腺癌，大小约 2cm×1cm，侵及肌层、淋巴结（0/22）。术后行 FOLFOX4 方案化疗 4 周期，第 3 周期化疗过程中曾出现Ⅲ度骨髓抑制，行第 4 周期化疗时患者胃肠道反应较明显，后改为口服参一胶囊及中药汤剂治疗 1 年。近 2 年患者未服用任何药物，未定期复查，平素常自觉胸闷气短，活动后加重，自汗易感，进食后偶有呃逆，胃脘不舒，倦怠乏力，眩晕，腰膝酸软。2008 年 10 月入院，入院时患者面色萎黄，时有呃逆，气短乏力，体位改变时头晕明显，腰背部冷痛，大便溏薄，夜尿频多，睡眠不佳，多梦易惊，舌淡胖，苔薄，脉细弱。入院后查胸部及全腹部 MRI 未见明显异常，各项肿瘤指标均正常。

辨证　肺脾两虚，心肾不足。

治法　益气固表，温补脾肾。

膏方　太子参 150g，炙黄芪 200g，炒白术 100g，茯苓、茯神各 150g，炒薏苡仁 150g，全当归 150g，白芍 100g，煨木香 100g，砂仁（后下）30g，肉桂（后下）30g，制附片 50g，补骨脂 100g，菟丝子 100g，巴戟天 100g，鹿角胶 100g，生地黄、熟地黄各 150g，制何首乌 150g，泽泻 100g，明天麻 150g，杜仲 150g，桑寄生 150g，金毛狗脊 150g，续断 150g，黄连 30g，吴茱萸 30g，紫苏梗 100g，枳壳 100g，制香附 100g，酸枣仁 150g，柏子仁 150g，首乌藤 150g，山药 200g，防风 100g，炙乌梅 100g，女贞子 100g，阿胶 250g，碧桃干 100g，法半夏 100g，炙甘草 50g，炙黄精 100g，上方加冬虫夏草 30g，西洋参 50g，蜂蜜 150g，大枣 200g，核桃仁 200g，龙眼肉 100g 诸辅料熬膏，早晚各服 1 汤匙（约 30g），温水送服。患者 2009 年 1 月门诊复诊时诉已服用 3 个月，自觉腰膝酸软、乏力眩晕明显改善，出院后 3 个月内未再发生外感，2009 年 4 月再次复诊时，患者诉大便已实，睡眠尚佳。

参考文献　谷雨，刘沈林. 刘沈林教授膏方调治胃癌术后虚证病案举隅 [J]. 辽宁中医药大学学报，2010，12（11）：120-122.

【验案】男，57 岁，从事文案工作，2002 年 11 月 7 日初诊。因胃癌行胃大部切除术（切除 2/3），现术后 2 年，平日常感脘腹胀闷，食欲欠佳，时有嗳气反酸，肠鸣便溏，体倦乏力，记忆力减退，睡眠欠佳，夜晚常觉周身发热，并感双下肢乏力，时有腰酸，冬季自觉下肢发凉，房事欠佳，阳痿、早泄，夜尿频多，体检时又发现胆囊壁毛糙。舌暗红，苔薄，脉细弱无力。方用归脾汤合二仙汤加减。

辨证　心脾肾三脏虚弱，气血不足，阴阳两虚，夹有瘀血。

治法　健脾养心补肾，滋阴温阳益气补血为主，辅以活血化瘀。

膏方　党参 150g，炙黄芪 250g，炒白术 100g，炒白芍 200g，黄芩 100g，仙鹤草 150g，当归 100g，枸杞子 150g，百合 300g，首乌藤 300g，酸枣仁 150g，木香 50g，炒薏苡仁 300g，煅海螵蛸 150g，白及 100g，仙茅 150g，淫羊藿 150g，茯苓 120g，巴戟天 100g，金钱草 150g，半枝莲 150g，白花蛇舌草 150g，地骨皮 100g，车前子 150g（包），丹参 150g，红花 30g，天冬、麦冬各 150g，生地黄 150g，山茱萸 150g，川牛膝 100g，磁石 150g，石斛 150g，炙甘草 100g，石见穿 150g，益智仁 100g。细料：西洋参 100g，冬虫夏草 30g。辅料：大枣 250g，龙眼肉 250g，莲子 250g，核桃仁 250g，阿胶 300g，鹿角胶 200g，蜂蜜 500g。

参考文献　武建设，林晃，谢东宇. 单兆伟膏方调治胃癌术后经验 [J]. 山东中医杂志，2011，30（9）：659-660.

【验案】顾某，男，61 岁，因胃癌术后 5 月余伴消瘦于 2006 年 8 月 29 日来诊。初诊：患者面色少华，神疲乏力，纳谷尚可，体质量较术前减轻 10kg，大便易溏，夜寐不实，血压偏低，皮肤瘙痒。舌质红，苔薄黄，

脉弦涩。拟健脾和胃，甘淡实脾法，药后患者临床症状好转，后拟以膏方调养。

辨证 气血亏虚。

治法 益气健脾，养血祛风。

膏方 炙黄芪250g，党参150g，太子参150g，炒白术200g，茯苓200g，猪苓100g，炒薏苡仁200g，生薏苡仁200g，怀山药200g，制黄精200g，玉竹150g，麦冬150g，枸杞子150g，炒当归100g，炒白芍150g，防风100g，陈皮100g，木香60g，砂仁（后下）30g，肉桂（后下）30g，菟丝子150g，补骨脂150g，蛇蜕50g，白蒺藜150g，地肤子150g，百合200g，茯神200g，制香附100g，白花蛇舌草300g，半枝莲150g，石见穿150g，佛手100g，焦山楂150g，炒神曲150g，炒谷芽200g，炒麦芽200g，阿胶200g，鹿角胶200g，炙甘草60g，法半夏60g，西洋参60g，蜂蜜250g，大枣500g，冰糖250g，核桃仁250g，莲子500g。如法熬膏，每次1汤匙，每日2次，空腹温水调服，遇发热、吐泻暂停。复诊患者体质量增至手术前，胃脘部无明显不适，偶有肠鸣，纳谷尚可，大便调，舌质红，苔薄，脉弦。复查AFP、CEA、CA199、CA50均在正常范围。

参考文献 刘亚军，沈洪. 沈洪教授临床应用膏方经验 [J]. 吉林中医药，2012，32（8）：775-776.

【验案】 何某，男，78岁，2013年10月25日初诊。患者于2012年12月7日行胃淋巴瘤手术，术后因年事已高未行化疗，间或中药治疗，时有胃部不适，要求膏方治疗。刻下：体弱形瘦，时有头晕，入秋后手足清冷，常有便秘，夜尿四五次，食后间有胃胀，舌红，苔中部薄黄腻，脉小滑。

辨证 肝肾亏虚，胃热气滞，津气两伤。

治法 补益肝肾，清胃热，养气阴。

膏方 太子参360g，党参300g，南沙参、北沙参各300g，麦冬300g，石斛300g，生白术360g，仙鹤草450g，炒枳实360g，炙鸡内金300g，薏苡仁360g，薜荔（鬼馒头）450g，肿节风450g，鸡血藤450g，白花蛇舌草450g，桑寄生450g，砂仁100g（后下），茯苓300g，炒玉竹300g，炒六曲300g，陈皮180g，羊乳450g，丹参360g，泽漆360g，黄芪450g，制黄精300g，无花果450g，藤梨根450g，红景天360g，灵芝150g，核桃仁180g，人参100g（另煎兑入），三七粉100g（兑入），煨益智仁360g，阿胶300g，白果肉100g，蜂蜜1000g，如法制膏。

2014年10月23日复诊：膏方服完后，精神状态明显改善，胃纳如常，二便调畅，无身体不适，一年未到医院就诊，今来要求原膏方配制。

参考文献　陈顺中，叶放. 国医大师周仲瑛应用膏方辨治恶性肿瘤经验[J]. 中医药通报，2021，20（4）：12-14.

第五节　乳腺癌

【验案】2000年8月15日在皖某肿瘤医院行右乳腺肿瘤扩大根治术。病理：浸润性导管癌，右腋下淋巴结20/20（+），雌激素受体ER（+++），孕激素受体PR（++）。术后化疗CEF方案6次。化疗结束采用三苯氧胺内分泌治疗方法。初诊时患者头晕目眩，面色㿠白，心悸气短，神疲乏力，腰膝酸软，寐差易醒，头发稀少，右中颈部小淋巴结肿大。血常规：WBC 4.1×10^9/L，RBC 3.76×10^{12}/L，Hb 114g/L，血小板 196×10^9/L。B超示：脂肪肝，左乳小叶增生，部分导管扩张。舌质暗，边有齿痕，脉濡。嘱养心惜力，保持心情愉快。

辨证　正虚邪滞，脾肾两虚，心失所养。

治法　健脾益肾，养心安神以扶正，解毒化浊以祛邪。

膏方　炙黄芪300g，潞党参200g，于白术200g，云茯苓200g，广陈皮100g，砂仁（后下）30g，紫苏梗100g，佛手片100g，全当归300g，白芍药200g，生地黄200g，熟地黄200g，川芎100g，制何首乌300g，山茱萸150g，黄精200g，灵芝100g，淫羊藿150g，肉苁蓉150g，厚杜仲200g，桑寄生200g，天冬200g，枸杞子100g，远志150g，五味子100g，酸枣仁150g，生薏苡仁150g，莪术300g，干蟾皮30g。上方1料。另加核桃仁250g，大枣200g，阿胶500g，西洋参200g，人参200g，饴糖100g，锦纹冰糖400g，依法制膏。每日晨起或睡前沸水冲饮 1 匙。

参考文献　黄纲，程亦勤，楼映．唐汉钧膏方验案撷菁 [J]. 上海中医药杂志，2007，41（1）：13-15.

【验案】吴某，女，52 岁。2006 年 11 月 16 日初诊。2003 年 10 月 23 日在华山医院行左乳癌改良根治术，2004 年 3 月起在刘师门诊中药调治，经刘师调治后病情稳定，体质较弱，兼有较多内科疾病，有高血压、高血糖、高血脂病史，有心肌缺血史，欲服用膏方调理。刻下：神疲乏力，燠热汗出，头晕，腰酸，夜寐梦多，易感冒；苔薄，舌尖红，脉濡细。

辨证　气阴两亏，冲任失调。

治法　益气养阴，调摄冲任，兼以解毒。

膏方　生黄芪 300g，太子参 150g，茯苓 150g，白术 150g，南沙参 150g，枸杞子 150g，女贞子 150g，川石斛 150g，生地黄 200g，怀牛膝 200g，淫羊藿 150g，巴戟天 150g，山茱萸 90g，预知子 150g，广郁金 120g，佛手 120g，石见穿 300g，龙葵 300g，姜半夏 90g，陈皮 90g，砂仁 45g，制何首乌、当归各 120g，知母 90g，杜仲 120g，狗脊 120g，续断 120g，天麻 120g，川芎 300g，葛根 300g，豨莶草 300g，夏枯草 150g，三七 120g，王不留行 90g，生山楂 90g，防风 90g，首乌藤 300g，合欢皮 150g，绞股蓝 300g，膏方 1 料。另以龟甲胶 100g，鹿角胶 100g，饴糖 100g，木糖醇 100g，阿胶 80g，收膏。采用常规制膏法及服法。

2007 年 11 月 8 日复诊，燠热汗出仍有，较前好转，偶有头晕，余症平稳，舌红少津，苔薄，脉弦细。证同上，阴亏甚，上方去王不留行，加玄参 120g，玉竹 120g，麦冬 90g，原药胶加鳖甲胶 150g。余药同上，再进 1 料。

2008 年 11 月 21 日再次复诊，诸症已除，虚证较前明显改善，舌红，苔薄白，脉濡，上方去怀牛膝、绞股蓝，余药同上，再进 1 料。

参考文献　高秀飞，刘玲琳．刘胜膏方调治乳腺癌术后患者的经验 [J]. 辽宁中医杂志，2010，37（9）：1649-1650.

【验案】王某，女，54 岁。初诊：2007 年 11 月 29 日。2005 年 12 月 2 日行右乳癌改良根治术，ER（+）、PR（+）、CerbB（++），腋下淋巴结 0/7，未进行化疗，口服依西美坦（可怡）和阿那曲唑（瑞宁得），2006 年

10月发现骨转移，ECT：左侧第5肋局部，T12至L4椎体放射性摄取增高。腰背疼痛，腰膝酸软，情绪低落，神疲乏力，食纳不思。舌质淡胖，舌苔薄白，脉濡细。

辨证 正虚邪滞，肝肾不足，气血两虚，余毒炽盛，乘虚走窜复发，攻注骨骼。

治法 扶正祛邪，补养气血，补益肝肾，化浊解毒。

膏方 生黄芪300g，太子参200g，白术200g，茯苓200g，山茱萸150g，黄精150g，炙何首乌150g，当归300g，大熟地黄300g，豆蔻50g，杜仲150g，淫羊藿150g，灵芝150g，肉苁蓉150g，补骨脂150g，骨碎补150g，狗脊150g，薏苡仁150g，白花蛇舌草150g，龙葵150g，蜂房90g，石见穿150g，莪术300g，重楼150g，延胡索100g，陈皮50g，姜半夏50g，紫苏梗100g。上方1料。另加核桃仁100g，大枣100g，莲子100g，龙眼肉50g，阿胶300g，龟甲胶100g，鹿角胶100g，西洋参100g，人参200g，饴糖100g，锦纹冰糖350g，依法制膏。每日晨起沸水冲饮1～2匙。

二诊：2008年12月4日。乳岩骨转移腰背酸痛减轻，平素汤剂调治，入冬膏方调补，近查ECT：左侧第5肋局部、L2椎体放射性摄取与原相仿。偶有头晕，睡寐易醒，舌淡苔薄脉濡细。再拟前法巩固。药用：生黄芪300g，太子参300g，白术200g，茯苓200g，生薏苡仁150g，淫羊藿150g，肉苁蓉150g，黄精150g，山茱萸150g，灵芝150g，狗脊150g，杜仲150g，补骨脂150g，骨碎补150g，当归150g，川芎100g，三七100g，白花蛇舌草100g，延胡索100g，龙葵150g，菊花100g，夏枯草100g，五味子150g，酸枣仁150g，合欢皮150g，佛手片100g，紫苏梗100g。上方1料。另加核桃仁100g，大枣100g，莲子100g，龙眼肉50g，阿胶300g，龟甲胶100g，鹿角胶100g，西洋参100g，人参200g，饴糖100g，锦纹冰糖350g，依法制膏。每日晨起沸水冲饮1～2匙。

三诊：2009年12月3日。乳岩骨转移偶见腰背酸痛，ECT：左侧第5肋局部放射性摄取与原相仿，胸腰椎无明显异常。精神振作，面有光泽，食纳正常，舌苔薄腻，脉濡细。再拟健脾益气、补益肝肾、化痰散结。药用：生黄芪300g，太子参300g，白术200g，茯苓200g，当归150g，川芎100g，生地黄200g，熟地黄200g，砂仁50g，白芍150g，淫羊藿150g，肉苁蓉150g，黄精 150g，山茱萸 150g，灵芝 150g，狗脊 150g，杜仲 150g，补骨脂 150g，骨碎补 150g，赤芍 150g，生薏苡仁 150g，白花蛇舌草 100g，白芥子 150g，制天南星 50g，制半夏 50g，陈皮 50g，佛手片 100g，紫苏梗 100g，酸枣仁 150g。上方 1 料。另加核桃仁 100g，大枣 100g，莲子 100g，龙眼肉 50g，阿胶 300g，龟甲胶 100g，鹿角胶 100g，西洋参 100g，人参 200g，饴糖 100g，锦纹冰糖 350g，依法制膏。每日晨起沸水冲饮 1～2 匙。

参考文献 黄纲，周敏．唐汉钧膏方调治乳腺病验案 3 则 [J]．辽宁中医杂志，2011，38（11）：2250-2251.

【验案】沈某，男，47 岁。初诊：2010 年 12 月 9 日。乳岩术后，正虚邪滞，夜寐多梦，心悸胸闷，腰膝酸软，腿踝无力，肢冷畏寒。又有尿频、尿急，前列腺炎，舌苔腻，舌质淡红，舌边齿痕，脉濡细。

辨证 肝肾不足，脾虚湿停。

治法 益气健脾，温补肝肾以扶正，清化湿浊以祛邪。

膏方 炙黄芪 300g，党参 200g，白术 300g，茯苓 200g，黄精 300g，山茱萸 300g，制何首乌 300g，当归 300g，熟地黄 300g，赤芍 150g，白芍 150g，豆蔻（后下）50g，巴戟天 150g，锁阳 150g，丹参 300g，熟附块 50g，肉苁蓉 200g，杜仲 300g，桑椹 200g，川楝子 100g，蚕茧 100g，地锦草 150g，淫羊藿 200g，女贞子 100g，墨旱莲 100g，黄柏 100g，玉米须 100g，六月雪 100g，芙蓉叶 15g，白花蛇舌草 150g，莪术 200g，干蟾皮 50g，合欢皮 150g，五味子 150g，酸枣仁 100g。上方 1 料。另加核桃仁 150g，莲子 100g，龙眼肉 50g，大枣 100g，龟甲胶 100g，鹿角胶 100g，阿胶 300g，朝红参 100g，人参 150g，饴糖 200g，锦纹冰糖 100g 依法制膏。每日晨起或睡前沸水冲饮 1～2 匙。

参考文献 黄纲，周敏．唐汉钧膏方调治乳腺病验案 3 则 [J]．辽宁中医杂志，2011，38（11）：2250-2251.

【验案】王某，女，54 岁。2008 年 11 月 19 日初诊。患者右乳癌改良根治术后 2 年，气阴两虚，肺肾双亏，症见紧张时偏头痛，手足心热，腰腿酸痛，皮肤焮红干燥脱屑；舌红苔薄白，脉细涩。

辨证 阴血亏虚，气滞血瘀，濡养失司。

治法 益气养阴，清肺益肾。

膏方 沙参120g，麦冬120g，玉竹200g，黄精200g，生地黄120g，山茱萸120g，山药120g，牡丹皮120g，茯苓120g，黄芪200g，白术120g，陈皮80g，砂仁80g，豆蔻80g，莲子120g，白芷120g，白茅根200g，地骨皮120g，杜仲120g，桑寄生120g，女贞子120g，广郁金120g，玫瑰花120g，桑白皮120g，紫苏子60g，桑叶80g，川芎100g，佛手片120g，蒲公英200g，半枝莲200g，炒麦芽200g，大枣200g，薏苡仁200g，膏方1料。另以鹿角胶250g，龟甲胶250g，冰糖500g，黄酒250g，芝麻、核桃仁适量和入药汁中收膏切片。早晚各2～3片分服，如遇伤风停滞等症，则暂缓服用。

参考文献 胡袁媛，赵虹．楼丽华教授膏方调治乳腺癌术后患者经验[J]．内蒙古中医药，2011（1）：54-55.

【验案】魏某，女，40岁。2011年12月6日诊。患者2010年9月行右乳改良根治术，术后病理：右乳浸润性导管癌Ⅱ-Ⅲ级，术后恢复可。继于2010年10月15日行首次化疗，10月26日至门诊就诊，后服中药汤剂1年余，同时配合化疗。2011年11月患者查血常规、空腹血糖、肝肾功能、CEA、AFP等均无明显异常，B超：脂肪肝，右乳根治术后，余无异常。刻下：口腔溃疡迁延难愈，手心热，寐艰，胃纳可，二便调，舌红，苔黄腻，脉沉细。

辨证 阴虚血瘀。

治法 滋阴养血，活血化瘀。

膏方 莲子150g，灵芝450g，当归150g，熟地黄180g，川芎150g，白芍250g，黄精250g，鸡血藤250g，茯苓250g，肉桂50g，仙鹤草450g，巴戟天90g，山药450g，山楂炭180g，黄芪450g，陈皮90g，炙甘草90g，薏苡仁250g，党参250g，白术250g。上味共煎取浓汁，文火熬糊，再入鳖甲胶90g、龟甲胶150g、饴糖500g等烊化收膏。另配平消胶囊同服。服膏方1月后患者一般情况尚可，继服中药汤剂治疗。

参考文献 汪猛，秦凯健，戴功建，等．凌昌全运用膏方治疗肿瘤验案5

则 [J]. 江苏中医药, 2016, 48 (8): 45-47.

【验案】孔某, 女, 50 岁。初诊日期: 2019 年 11 月 21 日。现病史: 患者于 2014 年 5 月在某省级肿瘤医院行左乳癌改良根治术, 术后病理示: 左乳浸润性导管癌Ⅱ级, 雌激素受体 (ER) 和孕激素受体 (PR) 均为阳性, Her2 阴性, Ki67 (45%)。术后行 EC×4-T×4 化疗, 化疗期间曾多次出现Ⅱ度骨髓抑制, 均予对症治疗后好转。因患者已绝经, 故口服来曲唑内分泌治疗, 至 2019 年 9 月停药。刻下: 双乳无明显不适, 平素易烦躁、郁闷, 偶有气虚、头胀、头晕, 夜寐不易入睡, 时有心慌, 潮热汗出, 指节僵硬, 纳可便调; 舌质稍红, 苔薄, 脉弦细。

辨证 肝郁血虚, 心神失养。

治法 养血柔肝, 补肾健脾, 佐以疏肝解郁, 养心安神。

膏方 方予补中益气汤、六味地黄汤合甘麦大枣汤加减。生黄芪 150g, 党参 300g, 人参 200g, 茯苓 150g, 茯神 150g, 炒白术 90g, 制狗脊 150g, 炒杜仲 150g, 生地黄 150g, 熟地黄 150g, 山茱萸 90g, 枸杞子 150g, 灵芝 150g, 赤芍 90g, 白芍 90g, 百合 150g, 麦冬 150g, 丹参 150g, 合欢皮 150g, 川石斛 150g, 远志 120g, 炒酸枣仁 300g, 煅龙骨 300g, 煅牡蛎 300g, 鸡血藤 300g, 生甘草 60g, 淮小麦 300g, 大枣 90g, 怀牛膝 300g, 川芎 90g, 郁金 90g, 白花蛇舌草 300g, 蜈蚣 60g, 铁皮石斛 30g, 西红花 5g。细料 (另入): 阿胶 200g, 龟甲胶 90g, 鹿角胶 90g, 饴糖 200g, 核桃仁 200g, 芝麻 100g。制膏方法: 取以上中药饮片 (细料及其他辅料除外), 加适量水浸泡 24h, 用文火煎煮 3 次, 所得药汁混合, 静置后沉淀过滤, 入锅火煎浓缩至 2000～3000mL 的稠膏。再加入细料及其他辅料, 加热混匀收膏, 装入清洁干净瓷质容器内妥贮。服法: 每日早晚空腹各服 1 汤匙, 温开水调服。冬至日起服, 连续 4～6 周。

参考文献 殷玉莲, 程一凡, 仲芜沅, 等. 陈红风运用膏方辨治乳腺癌术后的临床经验 [J]. 上海中医药杂志, 2021, 55 (4): 21-23.

第六节 鼻咽癌

【验案】赵某, 女, 57 岁。2012 年 1 月 17 日诊。患者 2010 年 3 月右

侧头面部不适未予重视，8 月触及右颌下肿块，无压痛，至当地医院予抗感染治疗后肿块缩小。2010 年 3 月至 8 月期间曾晕厥数次，查头颅 MRI 未见明显异常。2010 年 12 月患者颌下肿大，至当地医院行右颌下淋巴结切除术，术后病理示：右颌下淋巴结浸润式转移性低分化癌。2011 年 1 月患者 CEA、CA199、CA125、AFP、NSE、CA724、SCC 等肿瘤标志物均无异常。2011 年 1 月 19 日开始至门诊就诊，后服中药汤剂治疗近 1 年，同时配合放疗、化疗。2011 年 4 月鼻咽部 CT 示鼻咽部肿瘤放疗后，右鼻咽部软组织伴邻近软组织肿，邻近骨质破坏，右侧上颌窦炎症，B 超示胆囊息肉。查血常规无异常。刻下：口干，进食无味，夜间偶有潮热盗汗，余无明显不适，舌淡红，苔白，脉细缓。

辨证 气阴两亏挟瘀。

治法 益气养阴，温阳补肾，活血化瘀。

膏方 黄芪 250g，巴戟天 90g，淫羊藿 150g，菟丝子 250g，枸杞子 180g，杜仲 150g，金樱子 250g，桑椹 250g，女贞子 180g，川芎 150g，麦冬 180g，五味子 90g，黄精 250g，陈皮 90g，炙甘草 90g，丹参 150g，炙何首乌 250g，熟地黄 180g，牛膝 90g。上味共煎取浓汁，文火熬糊，再入鹿角胶 150g、龟甲胶 150g、饴糖 500g 等烊化收膏。患者服膏方 1 月后一般情况尚可，继服中药汤剂治疗。

参考文献　汪猛，秦凯健，戴功建，等. 凌昌全运用膏方治疗肿瘤验案 5 则 [J]. 江苏中医药，2016，48（8）：45-47.

【验案】杨某，男，55 岁。2013 年 12 月 4 日诊。患者 2010 年 9 月出现咽痛伴吞咽不适，CT 示左侧咽旁间隙肿物，考虑神经源性可能。2010 年 10 月 19 日行左咽旁间隙肿块切除术，术后病理：低分化鳞状细胞癌。术后行化疗、放疗多次，2011 年 6 月 1 日至门诊就诊，后服中药汤剂 2 年余，其间未再行放化疗。2013 年 12 月 3 日患者查血常规、肝功能无异常。喉镜：鼻咽癌放疗 3 年复查，未见肿瘤复发。B 超：肝胆胰脾肾未见异常。刻下：咳嗽痰黄，夜间咳甚，胃纳一般，便干，三日一行，小便黄，舌红苔薄黄腻，脉弦数。

辨证 阴虚内热。

治法 滋养肝肾。

膏方 生地黄 250g，熟地黄 250g，玉米须 250g，苍术 150g，茯苓 180g，白芍 250g，黄芩 150g，山药 250g，玄参 250g，乌梅 150g，丹参 250g，黄精 250g，枸杞子 250g，石斛 250g，麦冬 250g，山茱萸 180g，当归 250g，天花粉 250g，炙黄芪 450g，生山楂 250g，知母 150g，炒白术 450g，葛根 250g，荷叶 250g。上味共煎取浓汁，文火熬糊，再入龟甲胶 150g、饴糖 500g 等烊化收膏。服膏方月余，患者一般情况良好，停药，嘱定期复查。

参考文献 汪猛，秦凯健，戴功建，等.凌昌全运用膏方治疗肿瘤验案 5 则 [J].江苏中医药，2016，48（8）：45-47.

第七节 膀胱癌

【验案】高某，女，44 岁，2007 年 12 月 5 日初诊。患者于 2006 年 4 月行膀胱癌手术，并因子宫肌瘤行子宫摘除术，术后长期进行膀胱灌注，时有尿血，常见尿频、尿急、尿痛，劳累易发，腰酸，胃胀。今春体检见甲状腺肿大，甲状腺功能正常，乳腺增生。舌苔淡黄薄腻，质暗隐紫，脉细滑。

辨证 肝肾亏虚，气阴两伤，下焦湿毒郁结不尽。

治法 滋补肝肾，益气养阴，化湿解毒。

膏方 炙鳖甲 360g，炙龟甲 200g，党参 360g，枸杞子 300g，生地黄 360g，山茱萸 300g，炙女贞子 300g，墨旱莲 360g，地锦草 360g，仙鹤草 450g，土茯苓 450g，薏苡仁 450g，焦白术 300g，黄芪 300g，石斛 300g，金毛狗脊 450g，白毛夏枯草 300g，肿节风 300g，薜荔 450g，炙鸡内金 300g，海藻 300g，炒六曲 300g，制香附 300g，预知子 360g，青皮 180g，陈皮 180g，半枝莲 360g，龙葵 360g，鸡血藤 360g，炒谷芽 300g，炒麦芽 300g，阿胶 300g，三七粉 100g（兑入），蜂蜜 1000g。如法制膏，每日早晚各 1 次，每次 1 匙。

2008 年 11 月 14 日复诊：服用后不适症状逐渐消除，今年尿中未见出血，期间复查甲状腺肿大、乳腺增生如前。目前无不适症状，苔黄薄腻质暗红，脉细，要求膏方治疗。守上方加老鹳草 360g，冬凌草 360g，玄参 300g，黑木耳 150g，白茅根 450g，如法制膏。

参考文献　陈顺中，叶放.国医大师周仲瑛应用膏方辨治恶性肿瘤经验 [J].中医药通报，2021，20（4）：12-14.

第八节　淋巴瘤

【验案】患者，男，69 岁，临床确诊淋巴瘤 1 年余，2016 年 11 月 19 日本院血液病科门诊首诊。现患者症见反复低热，盗汗，双侧颈部可触及淋巴结肿大，体力下降，无心慌，裂纹舌，脉细，纳眠可，二便调。行左颈部肿物穿刺活检示：霍奇金淋巴瘤，混合细胞型。骨髓穿刺病理结果示：淋巴细胞肿瘤，骨髓流式符合 CD5 阴性，成熟 B 细胞淋巴瘤 / 白血病免疫表型。血常规示：白细胞 $4.85×10^9$/L，血红蛋白 136g/L，血小板 $248×10^9$/L。

辨证　肾阴不足。

治法　滋阴清热。

膏方　方用补肾阴膏方加减治疗，整方如下：知母 60g，青蒿 100g，鳖甲 100g，川芎 100g，神曲 100g，炒栀子 100g，牡丹皮 100g，玄参 200g，生地黄 200g，黄柏 60g，菊花 100g，鸡血藤 300g，首乌藤 200g，枸杞子 150g，女贞子 200g，墨旱莲 200g，炒山药 200g，茯神 100g，茯苓 200g，白芍 200g，麦冬 150g，天冬 150g，泽泻 100g，砂仁 30g，焦山楂 60g，炒麦芽 60g，炒谷芽 60g，甘草 60g，阿胶 200g，龟甲胶 100g，饴糖 200g；收膏，服 1 料。服法：温开水冲服，早晚各 1 次。1 个月后复诊，自觉体力明显好转，偶有低热，盗汗减轻，双侧颈部可触及淋巴结仍肿大，纳眠可，二便调。此次加用软坚散结之品，荔枝核 100g、夏枯草 90g、半枝莲 300g。继服 1 料，服法：温开水冲服，早晚各 1 次。复查血常规示：白细胞 $7.85×10^9$/L，血红蛋白 138g/L，血小板 $230×10^9$/L。患者于 2017 年 3 月 10 日第 3 次就诊，自述一般状况可，体力明显恢复，无发热，淋巴结未触及明显肿大，纳眠可，二便调。复查未见任何复发及转移迹象。嘱其继续服用，以巩固疗效。

参考文献　张婷，徐瑞荣．中医膏方治疗淋巴瘤患者 1 例 [J]．亚太传统医药，2017，13（20）：108-109．

第九节　前列腺癌

【验案】罗某，男，82 岁。2004 年 12 月 25 日初诊。主诉：神疲乏力，汗多尿频 2 年，既往有高血压病史，2 年前行前列腺癌手术并摘除睾丸，2 年来感神疲乏力，频频自汗，动则尤甚，汗后恶风，腿软无力，不耐行走，时发昏晕，口干，夜尿频多，纳食不多，舌苔薄滑，脉沉细。

辨证　肾精亏损，阴阳失调，脾虚湿困，神机失展。

治法　脾肾双补，阴阳兼顾，动静结合，寒热并用。

膏方　生黄芪 15g，太子参 15g，山药 15g，猪苓 12g，茯苓 12g，泽泻 6g，熟地黄 10g，制山茱萸 10g，枸杞子 10g，菟丝子 12g，覆盆子 12g，金樱子 10g，炒桑螵蛸 10g，淫羊藿 10g，巴戟天 10g，制女贞子 12g，炙杜仲 12g，黑豆 15g，黄柏 5g，制何首乌 12g，煅五花龙骨 12g，煅牡蛎 12g，莲须 5g，景天三七 12g，炙龟甲 15g，阿胶 10g（烊化），茯神 12g，炙远志 5g，合欢皮 12g，炒酸枣仁 10g，石菖蒲 6g，川郁金 10g，砂仁 3g，炒谷芽、炒麦芽各 12g，玉竹 10g，丹参 12g，炒白术 10g，碧桃干 10g，浮小麦 12g，陈皮 6g，枫斗 1g（另煎），冬虫夏草 1g（研粉）。照上方 20 剂取药，浓煎取汁，兑入枫斗汁、冬虫夏草粉，纳入阿胶，以白糖 400g 收膏。早晚各 1 匙，开水兑服。随后 4 年，该患者每年冬季均以此膏方为基础定制膏方服用，体质明显改善，原有诸症相继消失或减轻。

参考文献　徐长松．刘永年运用膏滋方治疗前列腺癌术后验案 1 则 [J]．江苏中医药，2010，42（10）：45-47．

第十节　贫血

【验案】张某，女，29 岁，2014 年 3 月 6 日初诊。患者再障病史 3 年余，骨髓细胞学：骨髓增生低下。① 粒系：仅见中幼粒以下粒细胞，比值减低，形态大致正常。② 红系：仅见少数中、晚幼红细胞，形态大致正常，RBC 轻度大小不一。③ 淋巴系：比例明显增高占 68.0%，形态大致正常。④ 全片未见巨核细胞，PLT 少见。符合再生障碍性贫血骨髓象。期间间断输血及口服司坦唑醇（康力龙）、强的松等激素药物治疗，效果欠佳。刻下：面色萎黄，爪甲色淡，头晕乏力，心悸气短，盗汗，伴畏寒肢冷、腰膝酸软，时有齿衄、鼻衄；纳呆，二便调，月经量多。舌淡白，苔黄厚，脉沉细弱。血常规示：白细胞 3.45×10^9/L，血红蛋白 50g/L，血小板 35×10^9/L。

辨证　肾阳虚型，兼有脾虚。

治法　温肾助阳，填精益髓，兼以健脾益气，养血止血。

膏方　予补肾阳膏方加减治疗。药用：鹿角霜 300g，补骨脂 200g，骨碎补 200g，酒苁蓉 200g，菟丝子 200g，巴戟天 100g，墨旱莲 150g，女贞子 150g，附子 90g，肉桂 20g，茯神 100g，茯苓 200g，炒白术 150g，炒山药 200g，白芍 200g，天冬 150g，麦冬 150g，熟地黄 200g，牡丹皮 100g，泽泻 100g，酒萸肉 200g，连翘 100g，砂仁 30g，焦山楂 60g，焦神曲 60g，焦麦芽 60g，饴糖 400g。收膏，1 料。服法：1 袋，温水冲服，每天 2 次。

2014 年 5 月 7 日复诊：服完上料后，腰膝酸软症状较前明显缓解，鼻衄及齿衄消失，时有头晕、心慌，手足心热，纳尚可。查血常规：白细胞 3.82×10^9/L，血红蛋白 68g/L，血小板 72×10^9/L。加用青蒿 100g、鳖甲 100g、知母 60g、鸡血藤 300g、黄芪 500g、当归 100g，继服 1 料，服法：1 袋，温水冲服，每天 2 次。

2014 年 7 月 10 日三诊：患者自述头晕心慌、畏寒肢冷、腰膝酸软、盗汗、手足心热等症状消失，体力可，纳眠可，二便调。舌淡红、苔薄白，脉沉。复查血常规：白细胞 5.8×10^9/L，血红蛋白 91g/L，血小板 112×10^9/L。嘱患者继续服用膏方。

参考文献　宋楠欣，徐瑞荣. 徐瑞荣用膏方治疗慢性再生障碍性贫血 1 例 [J]. 湖南中医杂志，2016，32（2）：121-122.

【验案】赵某，女，58 岁，因"输卵管癌姑息术后 5 年余"于 2017 年 6 月 28 日初诊。患者自诉 2012 年 3 月体检发现输卵管癌伴双侧卵巢转移。

2012 年 4 月至外院行"子宫及双附件切除术＋淋巴结清扫术"。2013 年 3 月外院复查发现左侧盆底转移灶，遂行手术切除，术后予 TC（紫杉醇＋卡铂）方案化疗 6 个疗程。2014 年 8 月发现右盆底囊性肿物，边缘强化。2015 年行正电子发射断层 -X 线计算机断层组合仪（PET-CT）检查示多处淋巴结转移，在外院行白蛋白结合紫杉醇＋贝伐珠单抗化疗 6 个疗程。于 2015 年 12 月口服艾坦 500mg（qd）治疗 3 个月，后因甲沟炎、手足综合征用量减半。2017 年 5 月复查 CT 示：子宫术后缺失，未见明显复发征象；右侧髂血管旁淋巴结较前增大，考虑转移瘤。遂于 2017 年 5 月 24 日在外院行盆腔肿物切除＋复杂肠粘连松解＋右侧盆腔淋巴结清扫＋腹壁疝修补术＋腹腔热灌注术（铂类药物，具体不详）。2017 年 6 月初出现下消化道出血，肌酐高达 800μmol/L，予对症处理后肌酐仍维持在 380μmol/L 左右。患者为求中西医结合治疗，遂至本院门诊就诊。刻下见患者神清，精神一般，头晕，疲倦乏力，腹部隐痛，无发热恶寒，无胸闷心悸，无腹胀腹泻，纳一般，夜寐欠安，二便正常，近半年体重下降 5kg。舌淡暗，苔薄白，脉细。血分析示：血红蛋白 71g/L。生化：肌酐 384μmol/L、尿酸 667μmol/L。西医诊断：输卵管恶性肿瘤（姑息术后并多发淋巴结转移）；肾功能不全；中度贫血；高尿酸血症。中医辨病为癥瘕。汤药治疗以祛邪扶正为主，拟化痰祛瘀、健脾补肾为法，配合膏方健脾益气，补肾生髓。

辨证 痰瘀互结，脾肾亏虚。

治法 健脾益气，补肾生髓。

处方 土鳖虫 6g，焯桃仁 10g，醋莪术 15g，川芎 15g，醋香附 15g，红景天 6g，红豆杉 6g，当归 10g，甘草 6g，黄芪 30g，酸枣仁 15g，酒苁蓉 20g，姜厚朴 10g，麸炒枳实 10g，熟地黄 20g，熟党参 30g。10 剂，每日 1 剂，水煎并复渣煎，煎取 250mL，早晚各 1 次，饭后分服。为控制肿瘤，予白蛋白结合紫杉醇单药姑息化疗（200mg；第 1、第 8 天静脉滴注）。期间复查肌酐，已降至 297μmol/L，但血红蛋白降低至 63g/L。

膏方 龟甲 200g，鳖甲 200g，鹿角霜 150g，党参 150g，枸杞子 150g，黄精 150g，女贞子 200g，墨旱莲 200g，陈皮 100g，饴糖 250g。放阴凉处保存，每日 3 次，分 15 天服用。

患者在中药及膏方的辅助调理下顺利完成白蛋白结合紫杉醇单药化疗。

第二程化疗期间继续全程配合汤剂及膏方治疗，患者诉头晕、疲倦乏力明显好转，纳可，眠颇安，二便调。期间复查贫血情况，较前明显好转，肌酐未见升高。

参考文献　余玲，林洁涛，张少聪，等．林丽珠运用膏方治疗肿瘤相关性贫血经验[J].广州中医药大学学报，2017，34（6）：925-928.

第十一节　血小板减少症

【验案】赵某，女，46 岁。2018 年 12 月 8 日初诊。主诉：反复皮肤紫癜 4 年。患者 4 年前出差劳累后全身皮肤出现针尖样出血点，色鲜红，四肢为主，无发热咽痛，无关节疼痛，无腹痛腹泻。于当地医院查血常规提示血小板减少，约为 $23×10^9/L$，白细胞、红细胞、血红蛋白、尿常规及凝血功能正常，B 超检查无肝脾肿大，骨髓形态学检查提示骨髓巨核细胞成熟障碍。经地塞米松注射液（具体用量不详）静脉滴注、重组人促血小板生成素皮下注射治疗 1 周，出血症状消退，血小板升至正常水平出院。医师嘱出院后口服泼尼松片维持治疗，但患者担心药物副作用自行停药。约 3 个月后患者因急性上呼吸道感染口服头孢他啶治疗 2 天，遂又出现全身皮肤紫癜，伴牙龈出血，复查血小板下降至 $12×10^9/L$，当地医院予以静脉注射丙种球蛋白、地塞米松注射液冲击治疗 4 天，血小板升至 $98×10^9/L$。此后 3 年多时间内患者皮肤紫癜多因劳累、外感等诱发，并出现糖皮质激素耐药，环孢素、达那唑等治疗无效，曾口服清热凉血中药近 1 年，疗效不显，患者不愿采取脾切除治疗，遂求助于我院血液科门诊采用中医药治疗。刻诊：四肢皮肤紫癜，色紫暗，双下肢静脉曲张，形体消瘦，肌肤不荣，乏力，易疲劳、外感，情绪低落，动辄汗出，胸背冷感，手足心热，月经量少，经期缩短，色暗淡，有血块，经期腰膝酸软，失眠多梦，纳谷不馨，进食生冷后腹部隐痛、易腹泻，小便基本正常，舌红，苔薄白，舌下络脉迂曲，脉弦细。血常规：白细胞 $3.8×10^9/L$，血红蛋白 107g/L，血小板 $33×10^9/L$。血生化未见明显异常。西医诊断：慢性自身免疫性血小板减少性紫癜。中医诊断：紫癜病。

辨证 气阴亏虚，寒热错杂，兼夹瘀血。

治法 益气温阳，养阴清热，活血养血。方用益气养阴和血经验方化裁，以膏代煎，同时进行心理疏导，减轻压力，以图全局。

膏方 炙黄芪 150g，熟地黄 150g，生地黄 150g，三七粉 100g，羊蹄根 150g，仙鹤草 150g，肿节风 150g，水牛角 150g（先煎），生地榆 150g，女贞子 150g，墨旱莲 150g，炒黄柏 100g，盐知母 100g，春柴胡 100g，白芍 100g，全当归 100g，薤白 100g，制仙茅 100g，磁石 150g（先煎），首乌藤 150g，生白术 100g，云茯苓 100g，春砂仁 30g，广枳壳 100g，炙甘草 50g。另加阿胶 100g、鳖甲胶 150g、鹿角胶 150g、黑芝麻 100g、核桃仁 100g、冰糖 100g、木糖醇 200g 收膏。每天 1 匙，早起空腹开水冲服或含化。交代服用膏方期间的生活注意事项，嘱劳逸结合，加强调摄。

2019 年 1 月 19 日复诊：患者服用膏方期间未出现外感、消化道症状等，服用膏方 6 周诸症明显改善，诉不耐劳力，肌肤磕碰后仍出现局部瘀斑，月经量少，有少许血块，夜寐梦扰，大便每日 2 次、成形，舌淡红，苔薄白，脉弦。复查血常规：白细胞 $4.6×10^9/L$，血红蛋白 112g/L，血小板 $53×10^9/L$。效不更方。

参考文献　代兴斌，章亚成，季建敏. 慢性免疫性血小板减少症之膏方治疗撷要 [J]. 江苏中医药，2022，54（3）：46-49.

【验案】患者，女，38 岁。2014 年 5 月 14 日初诊，因"口腔黏膜血疱，双下肢偶见巴掌大瘀斑伴乏力 2 月余"就诊。患者于外院诊断为原发性血小板减少性紫癜 1 年余，予激素等西药治疗，血小板计数上升不明显。患者现症见：双下肢乏力，加重伴皮肤紫癜密布，口腔黏膜及舌尖可见血疱，伴头晕，心悸气短，自汗，口干而不欲饮，纳呆，月经量多，大便干燥，面色淡白少华，眼睑色淡，舌淡，苔薄白润，脉细弱。血常规：PCT $41×10^9/L$，WBC $6.3×10^9/L$，Hb 91g/L。B 超提示：脾大。骨髓检查：增生明显活跃，粒红二系增生活跃；全片见巨核细胞 78 个，以颗粒型为主，未见产板巨核细胞。予升血小板膏方加减治疗。

辨证 气阴两虚，兼营热内扰。

治法 益气养阴止血，兼清营热为法。

处方 仙鹤草30g，地锦草30g，桂枝20g，生地黄6g，牡丹皮10g，麦冬10g，白及10g，黄芪40g，山药50g，女贞子20g，墨旱莲20g，鸡血藤30g，枸杞子20g，大枣8枚。14剂，水煎服，每日1剂，早晚分服。另继续服用三粉冲剂（羚羊角粉0.3g，水牛角粉2g，三七粉2g），每日分2次冲服。患者服药2周后于门诊复诊，全身皮肤紫斑消失，体力可，无头晕、心悸，舌淡苔白，脉细弱。

膏方 甘草60g，玄参200g，生地黄200g，紫草100g，地骨皮100g，赤芍100g，牡丹皮100g，卷柏100g，藕节炭300g，白及100g，麦冬150g，天冬150g，炒麦芽60g，炒谷芽60g，金银花炭100g，地榆炭200g，地耳草300g，天南星300g，地锦草300g，墨旱莲300g，仙鹤草300g，黄芪300g，太子参300g，水牛角150g，阿胶250g，饴糖500g。收1料，做成膏方。服法：每次1袋（20g），温水冲服，每日2次。另予羚羊角粉0.3g，水牛角粉2g、三七粉2g，每日分2次冲服。

2个月后二诊：患者自述服药1周后，口腔黏膜及舌尖的血疱吸收。服完上料后，全身皮肤散在紫斑，较前明显减少，双下肢乏力减轻，仍时有头晕心悸，舌淡红，苔厚腻。血常规：WBC 8.6×10^9/L，Hb 118g/L，PCT 60×10^9/L。加用益气健脾养血之药，略减清热凉血之品：黄芪加量至400g，改太子参为党参300g，增强益气健脾养血之功，加用山药400g、当归200g健脾养血，加用女贞子200g清虚热补肝肾，继服1料。服法：每次1袋（20g），温水冲服，每日2次。另予羚羊角粉0.3g、水牛角粉2g、三七粉2g，每日分2次冲服。

2个月后三诊：服完上料后，全身皮肤紫斑偶见，基本消失，体力尚可，无头晕、心悸，舌淡红少苔，脉细弱。血常规：WBC 5.9×10^9/L，Hb 130g/L，PCT 58×10^9/L。予补肝肾、健脾生血之药。

参考文献 张树森，徐瑞荣. 徐瑞荣治疗原发性血小板减少性紫癜的经验[J]. 广西中医药，2016，39（1）：50-51.

第十二节　骨髓增生异常综合征

【验案】患者，男，68岁，骨髓增生异常综合征 - 难治性贫血（MDS-

RA）病史3年余，多次于河北省中医院（以下简称"我院"）血液科住院进行血液制品输注治疗（每1～2个月1次），并间断于我院门诊口服中药汤剂，血红蛋白维持在40～70g/L。2020年2月7日患者因自觉乏力再次就诊于我院门诊，血常规示血红蛋白64g/L。刻诊：面色白，神疲乏力，倦怠喜卧，活动稍剧则心悸气促，时有腰膝酸软，纳可，夜寐欠安，二便调，舌淡暗，苔薄白，脉沉细。患者自诉汤剂服用日久，现闻其味道有恶心之意，故予膏方治疗。

辨证 脾肾亏虚。

治法 健脾益肾，辅以温阳益气、活血化瘀之法。

膏方 女贞子200g，枸杞子200g，益智仁200g，菟丝子200g，补骨脂150g，鹿角胶120g，龟甲胶100g，肉苁蓉150g，黄精200g，太子参200g，北沙参200g，黄芪200g，当归200g，薏苡仁150g，芡实150g，白术150g，龙眼肉200g，熟地黄100g，生地黄100g，仙鹤草200g，鸡血藤120g，丹参120g，大枣150g，槟榔100g，陈皮50g，麦冬200g，三七70g，炒僵蚕90g，石韦200g，并加入黑芝麻、黄酒、饴糖等辅料。

2020年5月8日二诊：患者乏力较前改善，自觉脾气稍暴躁、眼干，仍有腰膝酸软，夜寐可，纳可，舌暗苔薄白，脉弦细，血常规示血红蛋白81g/L，较上方加用柴胡60g、黄芩60g、山茱萸120g滋水清肝。

2020年8月7日三诊：患者口苦、眼干症状均已消失，腰膝酸软症状有所改善，纳寐可，舌淡苔薄白，脉细。血常规示血红蛋白83g/L，较上方去柴胡、黄芩，加焦麦芽100g、焦神曲100g、焦山楂100g，继续服用，3个月后复诊。患者服用膏方期间住院输血间隔约为3个月，较前明显延长，继续随访，争取脱离输血。

参考文献 刘涵钰，肖汇颖，王永敏，等.胡冬菊教授运用膏方治疗血液病贫血的临证经验 [J].中国医药导报，2020，17（36）：155-158，176.

【验案】张某，女，35岁，2009年12月初诊。确诊骨髓增生异常综合征1个月余。血常规：白细胞（WBC）$1.88×10^9$/L，红细胞（RBC）$2.59×10^{12}$/L，血红蛋白（HGB）76g/L，血小板（PLT）$28×10^9$/L。骨髓细胞学：增生明显活跃。① 粒系：增生尚活跃，中晚粒细胞比值偏低，部

分粒细胞质内颗粒增多、粗大。②红系：增生明显活跃，早幼红以下各期幼红细胞均见，比值明显增高（占59%），多呈团分布，部分幼红细胞形态呈巨幼样变，部分幼红核畸形（小于5%），RBC大小不一，多数偏大。③淋巴系：比值减低，形态大致正常。④全片见巨核细胞38个，PLT少见。NAP：阳性率70%，积分95分。Fe：外铁（+）铁粒幼红细胞占40%。PAS：幼红细胞（−）。意见：MDS-RCMD。流式细胞术：CD55 98.91%、CD59 98.79%。骨髓活检：增生性活组织象，红系增生明显，可见少数不典型幼稚前体细胞异常定位（ALIP）样结构。症见：面色萎黄晦暗，乏力倦怠，腰脊酸软，偶有头晕、胸闷、心悸，时有无明显诱因出现牙龈出血，皮下散在出血点，自觉低热，无盗汗，体温正常，舌苔白，关尺脉细弱，纳眠差，二便尚可。

辨证 脾肾气虚，气不摄血。

治法 健脾益气，养血止血，补肾填精益髓。

膏方 予以补气益髓经验膏方加减治疗，药用：红参90g，西洋参150g，黄芪500g，当归100g，茯苓300g，灵芝180g，炒白术200g，桂枝60g，薏苡仁300g，赤小豆300g，炒山药200g，淡竹叶100g，炒麦芽60g，鸡内金100g，砂仁30g，补骨脂150g，骨碎补150g，甘草60g，白花蛇舌草300g，半枝莲300g，小蓟300g，蒲公英300g，牡丹皮300g，清半夏150g，苍术200g，阿胶350g，饴糖500g。收膏，1料。服法：1袋，温水冲服，每天2次（30天用量）。

1个月后二诊：患者面色略黄，乏力、腰脊酸软较前减轻，仍偶有头晕、胸闷、心悸，目前无牙龈出血，皮下出血点较前减少，无发热、盗汗，舌苔白，关脉缓尺脉细，纳可眠差，二便尚可。血常规：WBC 2.01×10^9/L，RBC 2.65×10^{12}/L，HGB 82g/L，PLT 50×10^9/L。上膏方去清半夏，调炒麦芽300g、蒲公英100g。服法：1袋，温水冲服，每天2次（30天用量）。

2个月后三诊：患者面色略黄，偶有乏力、腰脊酸软感，时有头晕，无胸闷、心悸，目前无牙龈出血，皮下少量出血点，无发热、盗汗，体温正常，舌苔白，尺脉细弱，纳可眠差，二便尚可。血常规：WBC 2.10×10^9/L，RBC 3.0×10^{12}/L，HGB 90g/L，PLT 73×10^9/L。上膏方去苍术，调茵陈200g、佛手 300g、酸枣仁 300g、远志 100g。服法：1 袋，温水冲服，每天 2 次（30 天用量）。

3 个月后四诊：患者面色略黄，无乏力，偶有腰脊酸软，无头晕、胸闷、心悸、牙龈出血，皮下无出血点，无发热、盗汗，舌苔白，脉象较前缓和有力，睡眠质量改善，纳可，二便尚可。血常规：WBC $2.70×10^9$/L，RBC $3.2×10^{12}$/L，HGB 95g/L，PLT $92×10^9$/L。上膏方调小蓟 150g、牡丹皮 100g。服法：1 袋，温水冲服，每天 2 次（30 天用量）。嘱患者继续服用膏方。患者坚持服用膏方至今，每个月调整一次组方用药，截至 2016 年 7 月，患者体力尚可，面色正常，无乏力，无头晕、胸闷、心悸，无牙龈出血、皮下出血点，无发热，舌苔白，纳眠可，二便调。血常规：WBC $2.99×10^9$/L，HGB 120g/L，PLT $101×10^9$/L。

参考文献　张芮铭，徐瑞荣.徐瑞荣膏方治疗骨髓增生异常综合征 1 例 [J].湖南中医杂志，2017，33（11）：98-99.

第十二章 ❖ 儿科疾病

第一节 感冒

【验案】患儿，女，10岁，2018年1月2日就诊。主诉：反复感冒咳嗽3年余。近1年来，上呼吸道感染5次，下呼吸道感染2次，予抗生素治疗缓解后，短期再次发作。刻下：形体瘦弱，面色不华，汗多乏力，易感作咳，纳谷一般，二便尚调，舌苔薄腻，二脉较弱。西医诊断：反复呼吸道感染。中医诊断：反复感冒。

辨证　肺脾气虚。

治法　补益脾肺，填补精气，少佐化痰消滞。

膏方　生黄芪150g，焦白术120g，防风60g，党参120g，茯苓150g，清甘草30g，陈皮30g，姜半夏100g，熟地黄150g，制何首乌120g，芡实120g，金樱子120g，制黄精100g，核桃仁100g，当归身60g，龙眼肉60g，莲子120g，百合100g，款冬花100g，薏苡仁120g，厚朴100g，鸡内金100g，佛手100g，六神曲120g，炒谷芽100g，泽泻100g；另：人参60g，冬虫夏草20g，阿胶（烊化）150g，冰糖500g，黄酒适量，收膏1料（可服用40天左右）。

参考文献　李梦瑶，董继业.董氏儿科运用膏方调治小儿慢性虚损性疾病的临证经验[J].中华中医药杂志，2021，36（11）：6537-6539.

- -

【验案】王某，男，9岁，2018年12月1日初诊。主诉：反复呼吸道感染1年余。家长诉患儿平素易感，近1年来患急性上呼吸道感染5次以上、急性支气管炎2次，每次均表现为发热、咳嗽明显，反复迁延难愈，需抗生素输液等治疗。刻下症见：面色欠华，神倦乏力，形体消瘦，胃纳欠佳，二便尚调，时有鼻塞流涕，色白质黏，晨起喷嚏频频，动则汗出较多，舌淡红，苔薄白，脉细数。西医诊断：反复呼吸道感染（缓解期）。中医诊断：感冒。

辨证 肺脾气虚。

治法 益气健脾，养阴润肺，兼以养血祛风。

膏方 方用异功散、玉屏风散合沙参麦冬汤加减：太子参120g，北沙参90g，炒白术120g，茯苓150g，麦冬120g，制玉竹120g，山药150g，陈皮60g，白芷60g，辛夷60g，芦根150g，炒麦芽120g，炒鸡内金90g，山楂90g，炙黄芪90g，防风30g，浮小麦120g，炙甘草30g，制黄精90g，熟地黄120g，丹参60g，牡丹皮60g，苍耳子60g，大枣泥250g，莲子250g，麦芽糖250g，冰糖100g。上述药物炼制为膏，一料约600g，每日早晚冲服10～15g。服药时忌服生萝卜、腌制品、巧克力、棒棒糖等。如遇发热、咳嗽、腹泻等暂停服。

2018年12月29日二诊：患儿服药期间未出现急性呼吸道感染，精神转佳，无喷嚏、流涕及汗出，纳可，寐佳，二便调，舌淡红，苔薄白，脉细数。嘱患儿服完膏方后即可停药，日常生活中注意保暖，适当加强锻炼。随访1年，患儿生长发育情况良好，上呼吸道感染2次，急性发作时症状较前明显减轻，仅稍有流涕、咳嗽，经中药口服治疗3～4天后痊愈。

参考文献 汪如镜，陈华. 陈华教授运用膏方治疗小儿反复呼吸道感染缓解期经验[J]. 中医儿科杂志，2021，17（3）：23-25.

【验案】患儿，男，6岁，2018年11月15日初诊。主诉：患儿近3年常反复患"急性上呼吸道感染""急性支气管炎""肺炎"等呼吸系统疾病，2018年一年，约患急性上呼吸道感染6次，患"支气管肺炎"4次，平素喜食肉类，今为调理免疫来诊。平时多汗，晨起易打喷嚏，易出荨麻疹，夜寐转侧，大便偏干，面白，略胖，舌淡边有齿痕，舌尖略红，苔薄白稍腻，脉沉细滑。

辨证 肺脾气虚，兼有湿热。

治法 益肺健脾扶正，固表祛湿清热。

膏方 党参、煅龙骨、煅牡蛎、北沙参、黄芪各100g，茯苓、白术、炙甘草、防风、黄精、山药、苍术、桂枝、白芍、陈皮、厚朴、半夏、枳实、苦杏仁、砂仁、神曲、石菖蒲、焦山楂、麦芽、白扁豆、薏苡仁、女贞子、枸杞子、菟丝子、大枣、桔梗、辛夷、苍耳子、白鲜皮、麦冬各 70g，麻黄根、紫菀、款冬花、黄芩各 50g。加阿胶 100g，冰糖 500g，黄酒 250mL，熬成膏剂，每次 10mL，日 3 次口服。二诊：患儿已服药 1 月半，期间未患病，晨起喷嚏减少，汗出明显减少，寐安，大便不干，舌淡，苔薄白，脉较前有力。遵原方再服药 1 剂，跟踪随访 1 年，患儿患急性上呼吸道感染 3 次，患急性支气管炎 1 次，均经口服用药治愈。

参考文献　马传贞，温玉玲，王佳 . 杜萍主任运用膏方治疗小儿反复呼吸道感染经验浅析 [J]. 中国中西医结合儿科学，2020，12（6）：544-546.

第二节　腹痛

【验案】患儿，男，7 岁，2018 年 1 月 5 日就诊。主诉：反复腹痛 1 年。刻下：当脐腹痛，时有发作。彩超显示：肠系膜淋巴结肿大数个，大者 6mm×13mm。平素易感，动辄汗多，面色不华，形体消瘦，纳谷不香，便下松软，舌苔薄净，脉弱。西医诊断：肠系膜淋巴结肿大。中医诊断：小儿腹痛。

辨证　脾虚气滞。

治法　健脾和胃，兼调理气机。

膏方　党参 120g，焦白术 100g，茯苓 120g，清甘草 30g，陈皮 30g，生黄芪 120g，芡实 100g，金樱子 100g，益智仁 100g，当归身 60g，大枣 30g，制香附 120g，柴胡 100g，炒枳壳 100g，佛手 100g，延胡索 100g，川楝子 60g，台乌药 100g，鸡内金 100g，缩砂仁 30g，槟榔仁 60g，广藿香 60g，陈香橼 120g，山药 100g，炒谷芽 100g；另：人参 80g，阿胶（烊化）100g，冰糖 500g，黄酒适量，收膏 1 料（可服用 40 天左右）。

参考文献　李梦瑶，董继业 . 董氏儿科运用膏方调治小儿慢性虚损性疾病的临证经验 [J]. 中华中医药杂志，2021，36（11）：6537-6539.

第三节 扁桃体炎

【验案】顾某，女，4岁，于2015年11月14日来诊。患儿近1年来反复发热，1～2个月1次，每次门急诊就诊，诊断为急性扁桃体炎，予补液抗感染及清热解毒治疗，症状好转。平素咳嗽较多，喘息史1次，自汗、盗汗，纳少，寐一般，大便干，小便正常。查体：神清气平，咽红，双侧扁桃体无肿大，心肺查体无异常，舌红苔薄白，脉数无力。中医诊断：乳蛾。

辨证 气阴两虚。

治法 益气养阴，疏风解表。

膏方 黄芪100g，生白术60g，防风60g，太子参80g，白茯苓80g，生地黄80g，山药80g，甘草30g，姜半夏50g，陈皮30g，南沙参80g，橘络30g，生山楂100g，生麦芽200g，炒谷芽200g，柴胡50g，赤芍80g，炒枳实80g，黄芩60g，连翘80g，玄参100g，天花粉100g，浙贝母100g，桔梗50g，牡丹皮80g，炙麻黄30g，葶苈子100g，苦杏仁80g，款冬花100g，蝉蜕60g，僵蚕100g，板蓝根80g，炙百部60g，柏子仁80g，石菖蒲60g，女贞子80g，枸骨叶80g。辅料：核桃仁200g，莲子200g，黑芝麻200g，冰糖400g，饴糖100g，蜂蜜150g。早晚各1勺开水冲服，空腹服用。

参考文献 王婷婷，江丽红，董必浩，等.钱正修运用膏方治疗儿童反复化脓性扁桃体炎经验[J].中医文献杂志，2018，36（5）：46-49.

- -

【验案】张某，男，11岁，2010年11月24日来诊。患儿经常发热，每月1～2次，门诊诊断为"急性化脓性扁桃体炎"，予补液抗感染及清热解毒治疗，症状好转。平素盗汗，纳可，寐一般，大便偏干，小便正常，偶有遗尿。查体：神清气平，咽红，双侧扁桃体Ⅱ度肿大，心肺查体无异常，舌质淡红苔薄白，脉沉无力。中医诊断：乳蛾。

辨证 肺肾两虚兼有里热。

治法 补益肺肾，兼清热散结。

膏方 黄芪200g，炒白术100g，防风60g，党参100g，白茯苓100g，

生地黄 150g，南沙参 100g，北沙参 100g，麦冬 100g，山药 100g，陈皮 50g，川厚朴 60g，炙鸡内金 100g，炒谷芽 150g，炒僵蚕 100g，炒柴胡 60g，玄参 150g，黄芩 90g，赤芍 100g，牡丹皮 100g，生甘草 60g，丹参 150g，天花粉 150g，浙贝母 100g，桔梗 60g，三棱 100g，莪术 100g，土鳖虫 100g，夏枯草 150g，马勃 30g，土牛膝 100g，五味子 30g，浮小麦 150g，地骨皮 100g，瓜蒌皮 100g，射干 60g，菟丝子 100g。辅料：西洋参 30g，核桃仁 300g，黑芝麻 200g，冰糖 500g，蜂蜜 250g，龟甲胶 50g，黄酒 1 料。早晚各 1 勺开水冲服，空腹服用。

参考文献　王婷婷，江丽红，董必浩，等．钱正修运用膏方治疗儿童反复化脓性扁桃体炎经验 [J]．中医文献杂志，2018，36（5）：46-49．

【验案】徐某，男，15 岁，于 2014 年 12 月 27 日来诊。患儿近 2～3 年来反复发热，每月 1 次门急诊就诊，诊断为：急性扁桃体炎，予补液抗感染及清热解毒治疗，症状好转。平素自汗、盗汗，纳少，挑食，寐一般，大便小便正常。查体：神清气平，咽红，双侧扁桃体无肿大，心肺查体无异常，颈项部有青春痘，舌质红苔白，脉数。中医诊断：乳蛾。

辨证　肺脾气阴两虚兼有热。

治法　益气健脾养阴，兼清热解毒。

膏方　黄芪 200g，生白术 150g，防风 80g，甘草 60g，白茯苓 150g，玄参 150g，生地黄 150g，牛膝 150g，射干 150g，南沙参 150g，北沙参 150g，天冬 150g，麦冬 150g，山药 150g，生山楂 150g，金银花 100g，天花粉 150g，赤芍 100g，柴胡 80g，枳壳 150g，牡丹皮 150g，板蓝根 100g，淡竹叶 100g，葛根 100g，黄芩 100g，芦根 150g，决明子 100g，野菊花 100g，泽泻 100g，枸杞子 100g，女贞子 100g，徐长卿 150g，枸骨叶 100g。辅料：核桃仁 250g，莲子 250g，阿胶 100g，冰糖 400g，黄酒 1 料。早晚各 1 勺开水冲服，空腹服用。

参考文献　王婷婷，江丽红，董必浩，等．钱正修运用膏方治疗儿童反复化脓性扁桃体炎经验 [J]．中医文献杂志，2018，36（5）：46-49．

第四节　支气管炎

【验案】贾某，男，5岁。初诊日期：2014年8月7日。患儿因"咳嗽3天伴喘息1天"就诊。3天前因受凉出现咳嗽，以干咳为主。1天前出现明显喘息，未予治疗。刻诊：间断性咳嗽，咳声重浊，昼轻夜重，以后半夜为甚；晨起咳嗽频繁，痰多黏腻，色黄白相间，难以咳出；喘息明显，难以平卧，影响睡眠及活动；体胖；平素易感冒，易出汗，活动后明显；鼻塞流清涕，无发热；不思饮食，大小便可；舌淡红，苔白腻，脉滑数。既往有喘息性支气管炎病史。查体：咽红充血，双侧扁桃体不大，双肺呼吸音粗，可闻及明显痰鸣音。X线示：双肺纹理增粗。西医诊断：喘息性支气管炎。中医诊断：咳喘。

辨证　外感风寒，肺胃郁热，痰湿内阻。

治法　解表清里，止咳平喘。

处方　炙麻黄5g，苦杏仁5g，白芍7g，黄芩7g，地龙7g，葶苈子7g，紫苏子7g，橘红7g，炙款冬花10g，紫菀10g，桑白皮7g，天竺黄6g，紫苏梗10g，法半夏6g，砂仁10g，豆蔻10g，甘草5g。每天1剂，水煎服。正值三伏天并配合穴位贴敷疗法。

二诊（2014年8月14日）：喘息较前明显好转，鼻塞流涕止，夜寐安；晨起仍有咳嗽、咳痰；汗出衣湿后咳嗽加剧，纳差；舌质淡，苔薄白，脉细滑。处方：桑叶10g，菊花10g，黄芪12g，山药10g，茯苓10g，焦白术12g，砂仁10g，豆蔻10g，川贝母15g，法半夏6g，橘络12g，橘红12g，芡实10g，五味子10g，淮小麦10g。

三诊（2014年8月18日）：喘息止，咳嗽较前明显好转，汗出稍减，白天活动后仍有间断性少许干咳。因患儿拒服汤药，遂予自制膏方养肺定喘膏服用，每日早晚用开水冲服两包，连服两周，养肺润肺、培元补肾，以缓图之，以资巩固。

膏方　养肺定喘膏：黄芪、白芍、五味子、山药、半夏、阿胶、砂仁、地龙、太子参、白术等，有润肺养肺、培元补肾、纳气平喘之效。

参考文献　孙君阳，王媛媛，汪宇，等．赵和平治疗小儿喘息性支气管炎经验 [J].上海中医药杂志，2016，50（7）：21-22.

第五节　儿童哮喘

【验案】患者，男，5 岁，2012 年 11 月 14 日来诊。患儿自 11 个月大时开始出现哮喘症状，反复发作，每次感冒都会诱发哮喘，每年发作 10 余次，发作时很顽固，平素痰多，寐间汗多，纳可，大小便正常，舌苔薄白尖红，脉细无力。父亲患有哮喘。诊断：哮喘。

辨证　肺脾气阴两虚兼气逆痰阻。

治法　益气养阴健脾为主，兼宣肺化痰降气。

膏方　炙黄芪 150g，生白术 100g，清防风 60g，净蝉蜕 60g，炒僵蚕 100g，潞党参 100g，茯苓 100g，生甘草 30g，姜半夏 100g，制陈皮 60g，南沙参 100g，北沙参 100g，天冬 100g，麦冬 100g，五味子 30g，炙麻黄 30g，苦杏仁 100g，葶苈子 100g，淡黄芩 90g，净橘络 50g，紫苏子 100g，川贝母 30g，炙款冬花 100g，旋覆花 100g，生山楂 100g，生麦芽 150g，广地龙 100g，炙百部 60g，生地黄 100g，山药 100g，胡颓叶 100g，炙枇杷叶 100g，紫丹参 100g。辅料：核桃仁 200g，莲子 200g，蛤蚧 2 对，清阿胶 50g，白冰糖 500g，蜂蜜 200g。

2013 年 11 月 5 日服膏方后，过去 1 年期间发作次数减少，雾化治疗后痊愈，喉间仍有痰，顽固不化，寐时汗多，纳可，大小便正常，舌苔薄白，脉细。

治法　益气健脾化痰为主，兼宣肺降气。

膏方　潞党参 100g，茯苓 100g，生甘草 30g，姜半夏 100g，制陈皮 60g，南沙参 100g，北沙参 100g，天冬 100g，麦冬 100g，五味子 30g，炙麻黄 30g，苦杏仁 100g，葶苈子 100g，淡黄芩 90g，净橘络 50g，紫苏子 100g，川贝母 40g，炙款冬花 100g，旋覆花 100g，生山楂 100g，生麦芽 150g，广地龙 100g，炙百部 60g，生地黄 100g，山药 100g，胡颓叶 100g，炙枇杷叶

100g，紫丹参 100g，光射干 80g，淡黄芩 60g，鹅管石 150g。辅料：核桃仁200g，莲子 200g，蛤蚧 2 对，清阿胶 50g，白冰糖 500g，蜂蜜 200g。

2014 年 12 月 6 日患儿症情好转，喘息发作次数明显减少，鼻塞，喉中痰渐化，纳寐可，大小便正常，舌苔薄白舌尖红，脉沉。

治法 益气健脾补肾，兼宣肺降气化痰。

膏方 炙黄芪 150g，生白术 100g，清防风 60g，净蝉蜕 60g，炒僵蚕100g，潞党参 100g，白茯苓 100g，生甘草 30g，姜半夏 100g，制陈皮 60g，南沙参 100g，北沙参 100g，天冬 100g，麦冬 100g，五味子 30g，炙麻黄 30g，苦杏仁 100g，葶苈子 100g，淡黄芩 90g，净橘络 50g，紫苏子 100g，川贝母 40g，炙款冬花 100g，旋覆花 100g，生山楂 100g，生麦芽 150g，广地龙120g，炙百部 60g，生地黄 100g，山药 100g，胡颓叶 100g，炙枇杷叶 100g，紫丹参 100g，光射干 80g，制乌梅 60g，灵芝 100g，辛夷 100g，徐长卿 100g，山茱萸 60g，巴戟天 60g，淫羊藿 60g，紫河车 50g。辅料：核桃仁 200g，莲子 200g，蛤蚧 2 对，清阿胶 50g，白冰糖 500g，蜂蜜 200g，人参 20g。

参考文献 王婷婷，董必浩，江丽红，等. 钱正修教授运用膏方治疗儿童哮喘经验总结 [J]. 中医临床研究，2021，13（35）：48-50.

【验案】患儿，男，5 岁，2018 年 6 月 21 日初诊。主诉：间断咳嗽 3个月余。晨起咳嗽喘息，剧烈活动后及夜间咳喘明显加重，体温正常。期间多次间断服用头孢类、大环内酯类等抗生素药物治疗无效，后经布地奈德雾化治疗、异丙托溴铵吸入治疗及孟鲁司特钠等抗哮喘药物治疗后，夜间咳嗽基本控制，但仍晨起咳喘及活动后咳喘。刻诊症见：干咳，晨起咳嗽，运动后咳嗽，无痰，食纳可，夜寐安，大便干，三五日一行，小便正常。舌质红，少苔，脉浮细数。脉冲振荡肺功能报告示：气道阻力未见异常。总 IgE＞200IU/mL（参考区间＜100IU/mL），对猫、皮屑过敏。患儿出生后易感染呼吸道疾病，有湿疹史。其母有哮喘病史。西医诊断：咳嗽变异性哮喘。中医诊断：咳喘。经过中药汤剂治疗，咳喘基本消失，病情进入慢性持续期中后阶段，复诊时改为膏方调理。

辨证 风咳兼阴虚内热。

治法 消风止咳，清热养阴。

膏方 连翘、防风、辛夷（包煎）、石菖蒲、桑白皮、北沙参、麦冬、枇杷叶、款冬花、紫苏子、火麻仁、瓜蒌子、生地黄、白芷各50g，百合75g，苦杏仁、枳壳各30g，紫草、甘草、桔梗各40g，甜叶菊15g，饴糖150g。上方1料制作膏方30袋，每袋15g，每次1袋，每天两次口服。后继服3料膏方，病情稳定，咳喘平息。随访半年咳喘未复发。

参考文献 程五中，佘继林．膏方在儿童支气管哮喘中的应用 [J]．中医杂志，2021，62（11）：1006-1007，1012．

【验案】患儿，男，9岁，2012年11月13日初诊。患儿自幼有哮喘病史，遇寒则发，现用布地奈德福莫特罗粉吸入剂，每日2次。喉中痰多，咳吐白色泡沫痰，鼻流清涕，面色苍白，纳可，大便尚调，盗汗，舌淡红，苔白，脉细滑。西医诊断：支气管哮喘。中医诊断：哮喘。

辨证 寒证。

治法 益气健脾，化痰平喘。

膏方 黄芪100g，白术、白芍各100g，姜半夏40g，陈皮30g，防风30g，茯苓100g，补骨脂100g，淫羊藿100g，山药100g，生薏苡仁、熟薏苡仁各100g，甘草40g，桃仁、苦杏仁各100g，紫菀、款冬花各100g，桑白皮100g，地骨皮100g，紫苏子100g，葶苈子100g，细辛30g，辛夷100g，黄芩100g，川贝母50g，桂枝80g，生地黄、熟地黄各100g，山茱萸100g，黄精100g，枸杞子100g，北沙参60g，麦冬100g，五味子30g，牡丹皮、丹参各100g，川芎100g，赤芍100g，淮小麦90g，大枣250g，百合100g。辅料：人参80g，蛤蚧1对，阿胶（烊）150g，冰糖300g，饴糖500g，核桃仁250g。制备：上药清水浸泡30min后煎煮3次，合并滤液，再入辅料，熬膏收敛后成品。每日早晚各1袋，兑水约30mL，饭后30min服用。

2013年11月17日二诊：服用膏方后，布地奈德福莫特罗粉吸入剂改为每日1次，晨起喷嚏少涕，咽部不适，时而胸闷，手足欠温，今年天气变化后哮喘共发作2次，口服解痉抗炎药物可控制，纳可，大便尚调，汗出减，舌淡红，苔薄白，脉细。

第二篇

治法 扶正潜阳，健脾化痰。

膏方 黄芪 100g，白术、白芍各 100g，姜半夏 40g，陈皮 30g，防风 30g，当归 30g，补骨脂 100g，淫羊藿 100g，熟附片 60g，牡蛎（先煎）150g，生薏苡仁、熟薏苡仁各 100g，薤白 90g，全瓜蒌 90g，郁金 90g，桃仁、苦杏仁各 90g，紫苏子 90g，葶苈子 90g，辛夷 90g，黄芩 90g，白芷 90g，炙麻黄 30g，射干 30g，生地黄、熟地黄各 90g，山茱萸 90g，牡丹皮、丹参各 90g，矮地茶 90g，地龙 90g，当归 50g，川芎 90g，黄精 90g，枸杞子 90g，北沙参 60g，麦冬 90g，五味子 30g，山楂 90g，枳壳 90g，淮小麦 90g，大枣 250g。辅料：人参 100g，蛤蚧 1 对，阿胶（烊）200g，冰糖 300g，饴糖 500g，核桃仁 250g。制备服法同前。

2014 年 12 月 9 日三诊：病情稳定，哮喘未发，布地奈德福莫特罗粉吸入剂每日 1 次，外院复诊查指标一氧化氮值高于正常，目前鼻塞不显，汗出减少，余同前。守方去白芷，改熟附片为 90g，加磁石 150g、菟丝子 90g，辅料及制备服法同前。

2015 年 12 月 27 日四诊：哮喘基本未发，已停用布地奈德福莫特罗粉吸入剂，纳食明显增加，夜寐安稳，鼻息通畅，舌红，苔薄白，脉滑。守方去紫苏子、葶苈子，加白果 90g、夏枯草 90g。辅料及制备服法同前。

参考文献 马晶，姜之炎 . 姜之炎温潜法调治幼疾膏方经验 [J]. 中国中医药信息杂志，2017，24（11）：112-114.

第六节 抽动障碍

【验案】李某，男，6 岁。初诊日期：2015 年 9 月 10 日。患儿不自主眨眼，翻白眼，清嗓 1 年。自 2015 年 1 月起，患儿喉中声响，皱眉眨眼，嘴角抽动，肢体动摇；脾气乖戾，夜卧不安，纳少厌食；大便 2～3 日 1 行；舌淡苔白，脉沉缓。曾于外院眼科就诊，行眼部抗过敏治疗后症状无减轻，平均每月感冒 1～2 次。西医诊断：妥瑞症（Tourette Sydrome，TS），耶鲁评分 41 分，属中度抽动。中医诊断：抽搐。

辨证 外邪袭肺，肝风内动兼脾虚痰聚。

治法 疏风通窍祛外风，平肝通络息内风，健脾化痰。

处方 全蝎 5g，天麻 10g，钩藤 10g，伸筋草 10g，木瓜 10g，辛夷 10g，青葙子 10g，蝉蜕 10g，锦灯笼 10g，陈皮 10g，半夏 10g，茯苓 6g，甘草 6g。每日 1 剂，水煎服。服药 3 个月后，患儿耶鲁评分 8 分，减分率 80.5%，临床基本控制。

复诊（2015 年 12 月 4 日）：适逢冬至前后，患儿偶有眨眼，清嗓；胃纳欠佳，口中气味重；腑气不畅，大便 2～3 日 1 行，小溲偏黄；易感冒，喷嚏时作；舌质淡红、苔薄白，脉沉滑。

辨证 外风袭肺，肝风内动，脾虚痰聚。

治法 疏风通窍祛外风，平肝通络息内风，健脾化痰。

膏方 全蝎 40g，天麻 100g，钩藤 100g，木瓜 100g，伸筋草 100g，生黄芪 150g，白术 100g，苍术 100g，太子参 150g，茯苓 150g，山药 100g，白扁豆 100g，防风 50g，补骨脂 100g，山茱萸 100g，菟丝子 100g，坎炁 3 条，半夏 100g，陈皮 50g，桔梗 30g，沉香 20g，枳实 100g，黄芩 100g，射干 100g，山海螺 150g，柴胡 100g，莪术 50g，五味子 50g，煅龙骨 150g，煅牡蛎 150g，浙贝母 100g，生谷芽 300g，生麦芽 300g，生山楂 150g，僵蚕 100g，佛手 100g，砂仁 50g，辛夷 100g，白芷 50g，当归 50g，丹参 50g，玫瑰花 50g，乌梅 50g，凌霄花 100g，萹草 100g，炙紫菀 100g。服用 1 料，共计 45 日。膏方服用完成后，复诊，耶鲁评分 4 分，耶鲁评分减分率为 82.6%，临床治愈。并分别于 3 个月后、6 个月后、1 年后对患儿进行随访，均未复发。

参考文献 赵欣，张欣，姜科宇，等 . 吴敏运用海派膏方治疗儿童抽动障碍临证特色 [J]. 上海中医药杂志，2018，52（1）：18-20.

第七节 小儿厌食病

【验案】苏某，男，3 岁 5 个月，2019 年 9 月 6 日初诊。家属代诉患儿平素不欲饮食，食谷不化，大便稀溏，日行 1～2 次，形体偏瘦弱，面色萎黄，精神疲乏，夜寐尚安，小便调。舌质淡，有齿痕，苔白腻，脉缓。诊断：厌食病。

辨证 太阴证。

治法 健脾益气，消食开胃。

膏方 太子参 10g，茯苓 20g，炒白术 20g，炒白扁豆 10g，山药 10g，甘草 6g，莲子 10g，砂仁 10g，桔梗 10g，薏苡仁 20g，神曲 10g，炒麦芽 10g，焦山楂 10g，鸡内金 10g，鹿角胶 10g。7 剂，制膏，每日早晚各 1 匙，空腹或饭后 1h 以 150mL 开水调服。

2019 年 9 月 20 日二诊：食量较前增加，大便先硬后溏，一日一行，面色转红润。效不更方，续服 7 剂以巩固治疗。

2019 年 10 月 15 日电话随访，其父诉患儿纳食尚可，大便正常，无特殊不适，嘱其慎食生冷瓜果，避免着凉。

参考文献 卢雪琴，陈伟彬，章浩军.章浩军运用膏方从六经辨治小儿厌食病 [J].中医药通报，2021，20（3）：21-23.

【验案】罗某，女，4 岁 3 个月，2019 年 7 月 25 日初诊。家属代诉患儿 1 个月前屡次进食辛辣烤炙之品后始出现纳食减少，食欲不振，大便干结难行，曾就诊于外院，予促胃肠动力药治疗（具体不详）后，症状未见明显改善，发育较前明显迟缓，遂来就诊。辰下：不欲饮食，伴口气重，腹部胀闷，汗多，偶有鼻塞、流涕，夜寐欠安，小便黄，大便质干，二三日一行，舌红，苔黄白相兼，脉滑。诊断：厌食病。

辨证 太阴阳明证。

治法 清利肠热，健脾开胃。

膏方 栀子 5g，淡豆豉 10g，姜厚朴 10g，寒水石 10g，石膏 10g，琥珀 6g，桂枝 10g，白芍 20g，大枣 10g，生姜 10g，甘草 10g，龙骨 30g，牡蛎 30g，茯苓 20g，山药 10g，白术 20g，莲子 10g，麦芽 10g，炒鸡内金 10g，焦山楂 10g，姜半夏 10g，黄芩 10g，黄连 3g，干姜 10g，阿胶 5g，鹿角胶 6g，鹿角霜 10g。7 剂，制膏，每日早晚各 1 匙，空腹或饭后 1h 以 150mL 开水调服。

2019 年 8 月 14 日二诊：食欲明显改善，排便较前通畅，大便质软，一二日一行，余症亦减轻，舌红苔薄白，脉滑。效不更方，嘱患儿续服 7 剂。

2019 年 8 月 30 日三诊：患儿诸症已除，体重渐增，纳寐佳，二便正常。

故予原方再进 7 剂，巩固疗效。

参考文献　卢雪琴，陈伟彬，章浩军．章浩军运用膏方从六经辨治小儿厌食病 [J]．中医药通报，2021，20（3）：21-23.

第八节　过敏性紫癜

【验案】患儿，女，8 岁，2017 年 12 月 25 日就诊。主诉：过敏性紫癜并发紫癜性肾炎 2 月。刻下：经中、西医治疗后，现紫癜未发，尿检显示蛋白微量，隐血（＋）。平素易感，形神尚可，纳谷一般，二便尚调，舌苔薄黄，脉浮细。西医诊断：过敏性紫癜。中医诊断：斑疹。

辨证　阴血不和，湿邪未尽。

治法　滋养肝肾，健脾化湿。

膏方　生地黄 120g，山茱萸 60g，制何首乌 120g，冬青子 120g，墨旱莲 120g，制黄精 100g，山药 120g，生黄芪 120g，太子参 100g，炙鳖甲 120g，川石斛 100g，蝉蜕 30g，金银花 100g，杭菊花 100g，绵茵陈 60g，薏苡仁 150g，白茅根 150g，牡丹皮 100g，赤芍 60g，大枣 50g，陈皮 30g，炒谷芽 120g，玉米须 120g；另：人参 50g，龟甲胶（烊化）80g，冰糖 500g，黄酒适量，收膏 1 料（可服用 40 天左右）。

参考文献　李梦瑶，董继业．董氏儿科运用膏方调治小儿慢性虚损性疾病的临证经验 [J]．中华中医药杂志，2021，36（11）：6537-6539.

第九节　特发性矮小症

【验案】李某，男，6 岁 3 个月。2018 年 8 月 21 日初诊。因纳差、反复易感、较周围同年龄儿童身高矮小就诊。生长缓慢 2 年余，年生长速率＜4cm。平素胃纳欠佳，挑食，面色萎黄，形体瘦削矮小，肌肉松软，毛发稀疏，注意力不集中，小动作较多，容易疲乏，汗出偏多，动则尤甚，夜寐欠安，反复易感，1 周前感冒后使用抗生素等药物，胃纳更差，外院予益生菌等药物治疗未见明显改善，大便溏，舌质淡，苔白略腻，脉细弱。体格检查：身材匀称，身高 107.6cm，体重 16.6kg，两颊部有略呈黄白色的小片状斑点。于 2018 年 3 月外院查骨龄：约 5 岁。中医诊断：疳证。西医诊断：特发性矮小症。先予中药汤剂健脾和胃，补肾养心。连服 1 月后，患儿胃纳增加，汗出减少，夜寐渐安，大便成形。嘱冬至后来院予膏方调治。11 月 6 日来院就诊，患儿胃纳尚可，面色无华，余症同前，舌质淡，苔白，脉细弱。

辨证 脾肾两虚证。

治法 健脾和胃，补肾养心。

膏方 炒白扁豆、薏苡仁、蒲公英、芦根各 60g，明党参、茯苓、炒白术、炒白芍、淮小麦、百合、核桃仁各 30g，黄芪、益智仁、陈皮、厚朴花、炒莱菔子、炒谷芽、炒麦芽各 20g，泽泻、牛膝各 15g，三余神曲 2 块，饴糖 50g。山药、芡实、大枣（蒸熟去核捣）、莲子（去心）各 100g 自备，收膏用。服法：制膏用，初服可每日晨起空腹服用 1 次，1 周后可改为每日早晚空腹各服 1 次。并叮嘱家属保障患儿营养均衡，加强户外锻炼，保证睡眠充足。2019 年 4 月复诊，家属述患儿冬日感冒次数明显减少，疲劳感减轻，胃纳增加，面色光泽，复测身高 111.2cm，生长平均速度较前加快。

参考文献　时晔，倪京丽．倪京丽运用膏方调治特发性矮身材儿童经验 [J]．浙江中医杂志，2021，56（10）：719，769．

【验案】张某，男，3.5 岁，身高 95.5cm，体重 14.6kg，足月，剖宫产，出生身长 50cm，体重 3.3kg。近半年生长速度缓慢，易感冒，易疲劳，汗多，挑食，喜吃零食，手足心热，大便干，舌质淡，舌苔厚，脉沉细。

辨证 脾虚挟滞之证，兼有肾气不足。

治法 健脾益气，消食化滞，佐以强筋壮骨为法。

膏方 太子参 90g，白术 90g，苍术 90g，茯苓 90g，甘草 30g，木香 30g，砂仁 60g，枳实 30g，清半夏 30g，陈皮 60g，黄芪 90g，莲子 60g，茯苓 90g，炒白扁豆 60g，焦山楂 60g，焦神曲 60g，炒麦芽 60g，生地黄 90g，熟地黄 90g，吴茱萸 90g，山药 90g，泽泻 60g，牡丹皮 60g，牛膝 90g，骨碎补 60g，黄精 120g，益智仁 90g，枸杞子 60g，决明子 60g，蜂蜜 500g，收膏，每次 9g，每天 2 次，连服 1 个月。嘱患儿规律饮食，补充足够的蛋白质及微量元素，保证充足睡眠，多参加户外活动。1 个月后复诊，小儿食量增加，汗多症状较前好转，大便正常，抵抗力较前增强，守方续服 1 个月。患儿共服 2 个月，重新测其身高为 97.4cm，其生长平均速度增加，体弱多病体质得到改善，达到临床效果。

参考文献　蒋会莉，李瑞星，琚玮．琚玮教授膏方促进偏矮儿童生长经验总结 [J]. 中国中医药现代远程教育，2017，15（13）：56-58.

附 ◈ 中医养生保健技术操作规范·膏方

膏 方

1 范围

本《规范》规定了膏方的术语和定义、处方、制备和使用的指导原则、药材选配、生产条件、制作方法、质量分级与检测以及服用膏方应注意的问题。

本《规范》适用于有关部门对于膏方养生服务行业的管理，指导膏方处方专业人员合理开具处方，规范膏方制作加工机构的规模化生产，以及指导个人正确服用膏方等。如个人自行加工膏方的，也可以此作为参照。

2 术语和定义

下列术语和定义适用于本《规范》。

2.1 膏方

"膏方"是以养生保健为主要目的所服用的中药膏剂，又称"膏滋"。这类口服膏剂是由资深的中医药学专业人员，根据服用者的体质状况，遵循中医整体观与辨证论治的思想，选择单味药或多味药合理配伍组方，经过严格的特定工艺加工而成，主要用于滋补强身、抗衰延年、防病治病。

2.2 荤膏

膏方在制作过程中，如果加入有动物胶（如阿胶、龟板胶等）或动物药（如胎盘、鹿鞭等），称为"荤膏"。

2.3 素膏

膏方在制作过程中，如果没有加入动物胶（如阿胶、龟板胶等）或动物药（如胎盘、鹿鞭等），称为"素膏"。

2.4 蜜膏

膏方在制作过程中如果加入有糖类（如蜂蜜、冰糖、白糖、红糖、饴糖等），称为"蜜膏"。

2.5 清膏

膏方在制作过程中如果没有加入糖类（如蜂蜜、冰糖、白糖、红糖、饴糖等），称为"清膏"。

2.6 饮片

指膏方处方中的常规药物，是膏方药材组成的主体部分。

2.7 细料

是膏方处方中较为贵重药物的统称，是体现补益虚损的重要部分。

2.8 药胶

是常规膏方中阿胶、鹿角胶、龟板胶、鳖甲胶等的统称，有补益虚损，助于膏滋固定成形的作用。

2.9 熬糖

是糖类在用于膏方制作前的预加工方法。将冰糖或红糖等入锅中加热熔化，期间不断搅拌，以防滞底焦枯，至糖全部熔化呈老黄色即可。

2.10 炼蜜

是蜂蜜在用于膏方制作前的预加工方法。锅中加入蜂蜜加热熔化，至糖蜜表面呈老红色老蜜即可。

2.11 辅料

在膏方处方中常指黄酒，其本身具有活血、通络、散寒的功效，主要用于浸泡阿胶等动物胶，使之软化，还能解除药胶的腥膻气味。

2.12 挂旗

是在膏方制作过程中判断收膏效果的重要标准之一，是长期以来制膏行业中通用的约定俗称。指以搅拌棒沾取药汁并水平提起，药汁沿棒边呈片状垂下或滴下。

2.13 滴水成珠

是在膏方制作过程中判断收膏效果的重要标准之一，是长期以来制膏行业中通用的约定俗称。指以搅拌棒沾取药汁，滴入清水，药滴不会马上散开溶解，短时间内仍保持珠状。

2.14 返砂

膏方的成品放置过久可能有糖的结晶体析出，表面看似细小的砂粒状物。

2.15 忌口（又称食忌）

是指根据个体状况和用膏的需要，要求在服膏期间，忌食某些食物，以防止食物和膏内药物发生相互作用，而降低预期效果或产生不良反应。

2.16 开路方

部分使用者在服用膏方前针对性地服用的汤药，目的是调整其生理状态，或者去除影响膏方疗效的某些病理因素，从而更好地发挥膏方养生的功效。

3 处方、制备和使用的指导原则

3.1 膏方的处方人员，必须具有深厚的中医药学理论知识和丰富的实际工作经验。各开展膏方养生服务的属地有关部门，应按照国家及属地的相关规定，对膏方处方人员进行相应的管理。

3.2 膏方养生不是一味专补，切忌盲目堆砌名贵补药。处方应注重固本培元，兼论攻邪，对于机体状态的偏胜偏衰做到有的放矢，调整体内阴阳气血等方面，使之重新达到相对平衡状态。应针对个体状况的特点，在注重补益脾肾的基础上，做到整体考量、循因施药、补泻兼顾。

3.3 膏方中各味药材都应符合《中国药典》和《炮制规范》的要求。

3.4 膏方加工制备场地要考虑周围空气质量、四季（以冬季为主）主要风向、水源水质等条件，必须符合国家规定的中药加工生产相关要求。

3.5 膏方加工制备厂房等设施应总体布局合理，区域分隔清晰，不得互相妨碍。须安装防止昆虫、鸟类等动物进入的设施，设置备用照明，并合理配置消防设备。

3.6 膏方的制作必须严格按照特定的加工工艺进行。

3.7 膏方的加工生产必须配备与膏方生产相适应数量的，具有专业知识、生产经验及组织能力的管理人员和技术人员。

3.8 膏方的加工制备过程中，需设立一系列相应的管理制度，并落实到各级人员执行，以保证膏方的正常生产，降低各种差错及事故的发生，提高生产的质量。

3.9 膏方养生适用于阴阳、气血、津液失衡的人群，主要是体质虚弱者、老年人、亚健康人群以及慢性病患者等。

3.10 服用者在服用膏方前需对其生理、心理状态，以及一些生活方式进行适当的调整，以更好发挥膏方养生的功效。

3.11 膏方的成品应存放在阴凉干燥处，机构宜用冷房，家庭宜用冰箱。

4 药材选配

膏方的药材选配一般由饮片、细料、胶类、糖类和辅料等五部分组成。

4.1 饮片

一般 20～35 味，约 3000～5000g，在一些特殊情况下可更多。处方时药味过少，易致效验不彰，并且成膏不足，但如果如盲目追求大处方，则造成目的不明，浪费药材。

4.2 细料

应根据补益需要，酌情配伍，切勿滥用。

4.3 胶类

即药胶，可按其各自功效特点，针对不同体质而辨证选用，可单选一味，或多胶合用。一般每料膏方参考用量为 200～400g。在膏方制作前，应先将选用的胶类用黄酒浸泡软化，隔水炖烊备用。

4.4 糖类

常用的有蜂蜜、冰糖、饴糖、红糖、白糖等，可改善膏方的口感，还有一定的补益缓中作用，也有助于膏方的固定成形。一般用量为 250～500g。制膏前需做预加工。糖尿病患者可用一些低热量的甜味剂代替，常用的有元贞糖、木糖醇、阿斯巴甜等，但选剂、用量、比例等，应严格按其产品使用说明进行换算，不可滥用，作为糖类替代品的甜味剂在制膏时可直接加入，无需预加工。

4.5 辅料

一般用量为每 250g 黄酒可辅配 250～500g 药胶。

5 生产条件

5.1 制作场所的要求

5.1.1 膏方加工场地附近须无废气、废水、废渣等污染源。

5.1.2 周边不得有产生污染排放的生产单位（企业），如燃煤性单位、化工厂、电厂等。

5.1.3 地面、路面及运输交通等不可直接或间接地对膏方生产造成污染。周围如有裸露的泥地，应进行绿化或者铺装。

5.1.4 如附近有不可避免的房屋建设施工、道路与管线施工、房屋拆除、物料堆放等，应作适当遮盖或经常作淋水防尘，设置不低于 2m 的硬质密闭围挡。

5.2 制作设施的要求

5.2.1 饮片储藏区

用于饮片储藏。建设要求同各地中医院饮片储藏室的建设要求；面积可根据生产所需饮片的使用量和周转期决定；宜阴凉干燥，通风良好，运送便利。

5.2.2 细料配方区

用于细料、贵重药的储藏，并将饮片、细料和辅料等按处方配齐、分装（袋装）后送入加工区。建设要求见 5.2.1，需要提高防盗的安全等级。

5.2.3 浸药区

用于浸泡饮片。面积应满足每批可同时生产制作的膏方数量所对应浸泡桶的数量；地面要整齐，方便摆放浸泡用具，并留出通道便于袋装饮片运送；有冷、热水进水，用于饮片浸泡和地面清洗；地面排水通畅，必须保证地面水渍不得流向煎煮区；废水排入生化池经处理后排放；合理配置紫外线消毒灯。

5.2.4 煎煮区

用于提取、浓缩、收膏、分装等工序的操作。面积以每批可同时生产制作的膏方数量，对应的大、小炉灶数而合理配备；大灶和小灶应分设操作台，各大灶灶心间距应不小于 600mm，小灶操作台宽度不小于 800mm；室内通道宽度不小于 1200mm；建筑高度应综合考虑台面、灶具、锅具、排风等因素，大灶台台面高度一般为 500mm 左右，不宜过高；装饰宜简洁、实用、易清理，面材选择应耐磨、防滑，并能耐受多种清洁剂和消毒剂的反复使用；顶面要考虑能尽量避免产生冷凝水；大灶台、小灶操作台等处安装冷、热水进水，排水处理要求同前；在大灶台上方安装大功率排风设备，能及时充分排出煎煮时产生的水蒸气，避免冷凝水形成及回滴，一般按每小时换气 5～10 次设计；根据实际需求合理配置用电量，适当留有余量，开关、插座等须选择安全配置，并配有漏电保护装置，合理配置紫外线消毒灯；根据预设生产量度合理配套燃气流量；可加设一处药渣出口，须是向外的单向通道。

5.2.5　凉膏区

用于凉膏及封装操作。应可控制室内温度、湿度，室内温度宜控制在10℃以下，湿度宜控制在45%～65%；适当增加紫外线消毒灯配置。

5.2.6　冷藏区

用于储藏、发放封装好的膏方成品。应可控制室内温度、湿度，室内温度宜控制在10℃左右，湿度宜控制在50%～70%；适当配置紫外线消毒灯；领药窗口不宜与冷藏区直接相通。

5.3　常用器具的要求

5.3.1　浸泡容器

浸泡饮片用的容器宜选用陶瓷、铜质、不锈钢等材质的桶或锅，忌用铁质容器。

5.3.2　煎煮药锅

煮药用的锅宜选铜锅，其中以紫铜锅为最佳，也可用不锈钢锅或砂锅，忌用铁锅；大药锅一般直径500mm左右，高400mm左右。

5.3.3　搅拌用具

搅拌棒宜选用竹片，一般大锅用的竹片长600～700mm，宽30～50mm，厚5～10mm；小锅用的竹片长350～450mm，宽15～30mm，厚3～5mm。

5.3.4　过滤用具

浓缩时过滤用80目药筛（或用4层纱布代替）；收膏时过滤用60目药筛（或用3层纱布代替）。

5.3.5　成品容器

盛放膏方成品的容器以棕色、广口的药用玻璃瓶为佳，也可用广口、不透明的药用塑料瓶，或用自动分装机灌装至真空塑料包装袋。

5.3.6　存放货架

放置膏方成品可用木制或金属的货架，每层间隙一般为成品容器高度的

1.5 倍以上；也可用消毒柜存放。

6 制作方法

膏方的制作方法属于传统加工工艺，共有配方、浸药、提取、浓缩、收膏、分装、凉膏等七个步骤。

6.1 配方

按照处方将饮片、细料和其他辅料等配齐分装（袋装），送入加工区。

6.2 浸药

将饮片倒入专用浸药容器（桶、锅）加水浸泡，一般水面需高于饮片15cm，浸泡时间不少于 2h。

6.3 提取

将浸透的饮片送煎煮区，入药锅煎煮，持续煮沸不少于 2h，取出药汁，锅内另加水淹没饮片即可，再持续煮沸 1h 后，取出药汁，合并 2 次药液，再将药渣充分压榨，压榨出的药汁并入上述药液，置于中转容器放置沉淀不少于 6h；同时可用小锅将细料和贵重药另行煎煮取汁。

6.4 浓缩

把上述药汁做滤过处理后重新置于药锅中，加入另以小灶煎煮的细料药液（也可在收膏时加入），一起加热至沸，改用文火，不断搅拌至药液呈稠糊状。

6.5 收膏

在浓缩药液中加入已预处理过的药胶和（或）糖，不断以搅拌棒搅拌至胶块完全烊化，经滤过，再倒入药锅继续加热，并不断搅拌。搅拌至提起搅拌棒见药汁"挂旗"，或"滴水成珠"，及时加入小锅取汁或研粉的贵重药，充分搅拌，熄火停煮，即成膏滋。

6.6 分装

膏滋乘热快速倒入事先经清洗并消毒过的专用成品容器中。

6.7 凉膏

将分装好的膏方成品放于净化凉膏区中凉放，待完全冷却至室温后，再行封盖，送冷藏区备取。

7 质量分级与质量检测

7.1 分级

7.1.1 合格膏方

合格的膏方嗅之无焦味、无异味，没有糖的结晶析出，即"返砂"现象。

7.1.2 优质膏方

加工道地、质量上乘的膏方，可见膏体外观细腻、黑润而有光泽，膏体稠厚适中，呈半固体状，并且嗅之有药物的清香。

7.2 检测

膏方内在质量的检测主要是对膏方成品进行"不溶物检测"。取膏方成品5mL 置于玻璃检验容器内，加入 90℃左右的开水 200mL，持续搅拌，膏体应在5min 内完全溶解，溶解后放置3min 再观察，容器内不得有焦块、药渣等异物。

8 服用膏方应注意的问题

8.1 禁忌证

8.1.1 慢性病患者在急性发作阶段不宜服用膏方。

8.1.2 外感急性疾病时不宜服用膏方。

8.1.3 传染病患者在急性期和活动期均不宜服用膏方。

8.1.4 处于经期的女性，以及妊娠者（尤其是前三个月之内）不宜服用膏方。

8.2 服用前的个体状态调整

8.2.1 心理调节

安定情志，遇事不怒，避免因怒与思虑而损伤肝脾。如遇肝胆失衡，须调治脾肾，配合调泄肝胆，通利水湿。

8.2.2 生理调节

8.2.2.1 预防感冒。凡遇外感风寒之邪，侵袭人体之后，应先予疏风散寒，调和脾胃。

8.2.2.2 饮食得当，避免暴饮暴食而大伤脾胃。凡遇有伤食中寒，出现腹胀、腹痛、泄泻等症状，应以散寒消滞、和中化湿之法调整。

8.3 服用期间的注意事项

8.3.1 服用方法

8.3.1.1 冲服

取一汤匙膏方置于杯（碗）中，冲入 90℃ 左右的开水，调匀溶解后服用。少数有特殊需要者，也可按医嘱用温热的黄酒冲服。

8.3.1.2 调服

用适当的汤药或适量黄酒等，隔水炖热，调和均匀服下。主要用于一些胶剂，如阿胶、鹿角胶等的研细末。

8.3.1.3 含服

将膏滋含在口中慢慢溶化后，咽下膏汁。

8.3.2 服用时段

常规情况下膏方需连续服用 50 天左右，以冬令膏方为例，是从每年的冬至起，即冬至以后的"一九"开始，到"六九"结束；或服至次年的立春前结束。

8.3.3 服用剂量

膏方每次服用 1 汤匙，约 10～20g。

8.3.4 服用时间

8.3.4.1 常规情况下膏方宜在餐前服用，每日 1～2 次。

8.3.4.2 如餐前服用因空腹而自觉胃肠不适者，可改在餐后 30～90min 内服用。

8.3.4.3 对于主要用于补心脾、安心神的膏方，宜在睡前 15～30min 服用。

8.3.5 其他要求

8.3.5.1 在进服膏方期间，可适度运动，但要防止劳倦过度。

8.3.5.2 在进服膏方期间，应避免烟酒过度。

8.4 "忌口"要求

8.4.1 服用膏方的常规"忌口"要求是避免进食辛辣、肥腻、生冷等不易消化及有特殊刺激性的食物。

8.4.2 服用滋补性膏方不宜饮茶、咖啡、可乐等；人参膏忌服萝卜；首乌膏忌猪、羊血及铁剂。

8.4.3　阴虚体质者，需忌食辛热食品，如狗肉、牛肉、姜、蒜、葱、甜食等，同时也需忌食海鲜之类发物，如黄鱼、带鱼等。

8.4.4　阳虚体质者，需忌食寒性食品，如蟹、柿子、黄瓜等，并忌用或避免过用厚味腻滞之品。

8.4.5　温补肾阳之品切忌滥用，食服鹿鞭、牛鞭、羊肉等要注意观察有无虚火表象，以防助火动血、产生变证。

8.5　不适反应及处理

8.5.1　消化滞缓

服用膏方几天后如出现不思饮食、腹胀等胃纳不利状况，应暂停服用膏方，改服1~2周理气和胃消导药后，再恢复少量服用，逐步加量。第二年服用膏方前的开路方，应尽可能祛除湿浊，调整好胃肠功能。

8.5.2　内热过重

服用膏方几天后如出现齿浮口苦、鼻衄、面部升火、低热、大便秘结等状况，可用清热泻火解毒通腑药煎煮取汁，放入膏方中一起服用，以纠偏差；或随时就诊，以汤药调理。

8.5.3　肠道刺激

服用膏方几天后如出现大便溏薄甚至泄泻，应先暂时停服膏方，可用一些理气健脾的药物，配合清淡易于消化的饮食，待脾胃功能恢复后，从少量开始恢复服用，根据自身消化能力，逐步加量。